Echt künstlich

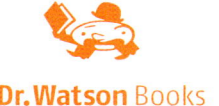

Dr. Watson Books

Kleinkind 63 ff.
Klischees 10
Kommunikationstipps 37
kompetentes Baby 34
Konflikte lösen 79, 84
Konsequenz 78, 86
Kontakt halten 145
Krankheiten 59 ff.
Krisenmomente 84
Krupphusten 59
Kuscheln 71
Kuscheltier 91 f.
Küsschen 71

◇ L
Lächeln 42
Langsamkeit 69
Liebe 170 ff.
Lieblingsoma/-opa 42 f.
Lieder 130 f.
Lob 78, 105

◇ M
Machtkämpfe 77
Mädchen 21, 22, 87 f.
magisch 119
Malen 137
Märchen 124 f.
Medien 138 f.
Menschenkenntnis 35
Mit-Großeltern 42 ff.
Mithelfen 117
Morgenritual 93
Motorik 33
Musikinstrument 131
Mutterbild 64

◇ N
Nähe und Distanz 28
Namenssuche 22 f.
Nasenbluten 60

»neue« Großeltern 67, 72
Notfall-Telefonnummern 60

◇ O
Oma-Typen 14
Opa-Typen 15

◇ P
Perfektion 77
Persönlichkeit 30 f.
Pflichten erfüllen 117
Pseudokrupp 59

◇ R
Ratschläge 38 ff., 75, 105
Regeln 75 ff., 82, 90 ff., 96
Reisen 148 ff.
Rituale 90 ff., 164 f.
Rollenspiele 113 ff.
roter Faden 76
Rückzugsmöglichkeiten 150

◇ S
Säuglingsnahrung 54 f.
Schenken 97 ff.
Schlafen 38, 57 f.
Schnuller 55
Schnupfen 59
Schrammen 60
Schwiegereltern 166 f.
Sekundärtugenden 74
Selbstvertrauen 104 ff.
Singen 118 ff.
Sinneserfahrungen 52
Skepsis 16
Söhne 167
soziales Verhalten 35
Spielen 51 ff., 106 ff., 112 ff.
Spielzeug 53, 99 f.
Sprache 35, 90
Stillen 54
Stolz 116

Streicheleinheiten 52, 71
Streiten 84 ff.

◇ T
Telefonieren 146
Tiefs 36 f.
Töchter 166
Traum 119
Turnen 61

◇ U
Unterstützung 28, 36 f., 50, 65
unterwegs 51, 68 f.
Urlaubsreise 154 ff.

◇ V
Verantwortung 75
Vererbung 20 f.
Vergleiche 43
Verwandte 42 ff.
Verwöhnen 95 ff.
Vorbild 78
Vorfreude 10 ff., 20 ff.
Vorlesen 118 ff.
Vorname 22 f.
Vorsicht 47 f.

◇ W
»warum?« 115
Waschen 58
Wehwehchen 59 ff.
Werkeln 136 f.
Werte 81 ff.
Wickeln 58
Wünsche 97

◇ Z
Zufüttern 55
Zusammengehörigkeitsgefühl
  28, 33, 143, 166 ff.
Zuständigkeiten 72 f., 145
Zweifel 16 ff.

ÜBER DIE AUTORIN

Christiane von Grone, Grund- und Realschullehrerin, leitete das »Komitee Sicherheit für das Kind« und war später jahrzehntelang als Journalistin für eine Nachrichtenagentur, Radio und Zeitschriften tätig. Sie hat zwei Söhne und ist leidenschaftliche Großmutter von bisher vier Enkelkindern.

IMPRESSUM

© 2012 GRÄFE UND UNZER VERLAG GmbH, München
Alle Rechte vorbehalten. Nachdruck, auch auszugsweise, sowie Verbreitung durch Bild, Funk, Fernsehen und Internet, durch fotomechanische Wiedergabe, Tonträger und Datenverarbeitungssysteme jeder Art nur mit schriftlicher Genehmigung des Verlages.

Projektleitung: Reinhard Brendli
Lektorat: Barbara Kohl
Bildredaktion: Henrike Schechter

Umschlaggestaltung und Layout: independent Medien-Design, Horst Moser, München
Herstellung: Claudia Häusser
Satz: griesbeckdesign, München
Reproduktion: Repromayer, Reutlingen
Druck: Firmengruppe APPL, aprinta druck, Wemding
Bindung: Firmengruppe APPL, m.appl, Wemding

ISBN 978-3-8338-2177-6

1. Auflage 2011

Bildnachweis
Fotos: Corbis: S. 6; F1 online: S. 8, Cover hinten (links); Getty: S. 62, 102, 140; P. Raider: Cover vorn und hinten (rechts), S. 1, 22

Illustrationen:
Belicta Castelbarco

Syndication:
www.jalag-syndication.de

Dank
Für die kompetente Unterstützung beim Verfassen des Manuskriptes bedankt sich die Autorin ganz herzlich bei Cornelia Nitsch.

Wichtiger Hinweis
Alle Ratschläge in diesem Buch wurden von der Autorin sorgfältig recherchiert und in der Praxis erprobt. Dennoch können nur Sie selbst entscheiden, ob und inwieweit Sie diese umsetzen können und möchten. Lassen Sie sich in allen Zweifelsfällen zuvor durch einen Arzt oder Therapeuten beraten. Weder Autorin noch Verlag können für eventuelle Nachteile oder Schäden, die aus den im Buch gegebenen praktischen Hinweisen resultieren, eine Haftung übernehmen.

Umwelthinweis
Dieses Buch ist auf PEFC-zertifiziertem Papier aus nachhaltiger Waldwirtschaft gedruckt.

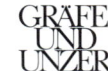

GRÄFE UND UNZER

Ein Unternehmen der
GANSKE VERLAGSGRUPPE

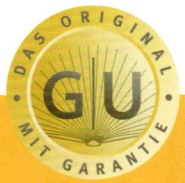

Hans-Ulrich Grimm / Bernhard Ubbenhorst

Echt künstlich

Das Dr. Watson-Handbuch
der Lebensmittel-Zusatzstoffe

Unter Mitarbeit von Maike Ehrlichmann
Mit Fotos von Joachim E. Röttgers

Wissenschaftliche Beratung
Prof. Dr. med. Stephan C. Bischoff, Stuttgart-Hohenheim
Dr. Hermann Kruse, Kiel
Prof. Dr. med. Brunello Wüthrich, Zürich

Dr.Watson Books

Impressum

Bibliographische Information der Deutschen Nationalbibliothek
Die Deutsche Nationalbibliothek verzeichnet diese Publikation
in der Deutschen Nationalbibliographie;
detaillierte bibliographische Daten
sind im Internet über http://dnb.d-nb.de abrufbar.

ISBN 978-3-9810915-1-9

1. Auflage 2007
Copyright © Dr. Watson Books, Stuttgart–Bad Cannstatt 2007
www.watson-books.de
Gestaltung und Satz: deblik, Berlin
Fotografie Umschlag: Wolfgang Gscheidle, Stuttgart
Druck und Bindung: Kösel, Altusried-Krugzell
Gedruckt auf alterungsbeständigem Papier

Inhalt

Chemie im Essen kann Ihre Gesundheit gefährden

KAPITEL 1

Echt künstlich 9
Die schöne bunte Welt der Lebensmittel-Zusatzstoffe
Wie eine Sekretärin einen Fruchtjogurt nur knapp überlebte » Neu in kanadischen Schulen: Der Umgang mit dem allergischen Schock » Tödlich binnen einer halben Stunde » Sind wir geschaffen für das, was wir essen? » Reines Design: Sachen gibt's, die gibt's gar nicht

KAPITEL 2

Hexenküche der Chemie 20
Über die Fälschung des Geschmacks und ihre Folgen
Butterbetrug im Kartoffelpüree von Maggi? » Wie der Geschmacksverstärker Glutamat zu Gefräßigkeit führt » Lahme Arme, Blässe im Gesicht: Ein Sozialpädagoge im China-Restaurant » Eine Pille, die schlank macht » Aroma-Pulver im Wein: Und wo bleibt die Wahrheit?

KAPITEL 3

Generation Fruchtzwerg 32
Die Belastung der Kinder durch die Chemie im Essen
Wie Haribo einmal sehr besorgt und einmal sehr hartherzig reagierte » Warnhinweise auf Süßigkeiten? » Zusatzstoffe in Kaugummis, Chips und Bonbons: Gemeinsam sind sie unausstehlich » Amerikanische Wissenschaftler fordern Maßnahmen gegen hohen Cola-Konsum

KAPITEL 4

Bittere Wahrheit 44
Über Risiken und Nebenwirkungen der künstlichen Süßstoffe
Jugend forscht am Kaugummi » Wie gefährlich ist Cola Light? » Der Freispruch für den Süßstoff Aspartam und die Industrie-Verbindungen der Experten » Welt der Wunder: Süßstoffe machen Schweine dick und Menschen dünn

KAPITEL 5

Butter für Arme 57
Zusatzstoffe in Lebensmitteln: Was ist erlaubt?

Der Fall Buttergelb: Wie ein Farbstoff seine Unschuld verlor » Idyllische 50er-Jahre: Gesunde Skepsis gegen Chemie im Essen » Wer bestimmt, was auf den Tisch kommt? » Lebenslänglich Zusatzstoffe: Ist das noch gesund? » Wie sich das Gift im Körper anreichert

KAPITEL 6

Vornehme Zurückhaltung 66
Über die Selbstverantwortung der Verbraucher

Als die beiden Mädchen endlich wieder lächeln konnten » Wie eine Behörde einmal Warnhinweise für Soft Drinks forderte – und dann einen Rückzieher machte » Leider weiß niemand, wie viel Chemie wir essen » Wie viele 5-Minuten-Terrinen dürfen wir verspeisen?

Lexikon der Lebensmittel-Zusatzstoffe 75

ANHANG 1
Aromen 185

ANHANG 2
Technische Hilfsstoffe und Enzyme 187

ANHANG 3
Gentechnik und Zusatzstoffe 189

ANHANG 4
So arbeitet Dr. Watson 191

LITERATUR

Literatur zum Textteil 193
Literatur zum Lexikon 199

REGISTER

Sach- und Personenregister 217
Register der gesundheitlichen Risiken 227
Alphabetische Liste der Zusatzstoffe 231

Chemie im Essen kann Ihre Gesundheit gefährden

Dr. Watson im Internet: www.food-detektiv.de

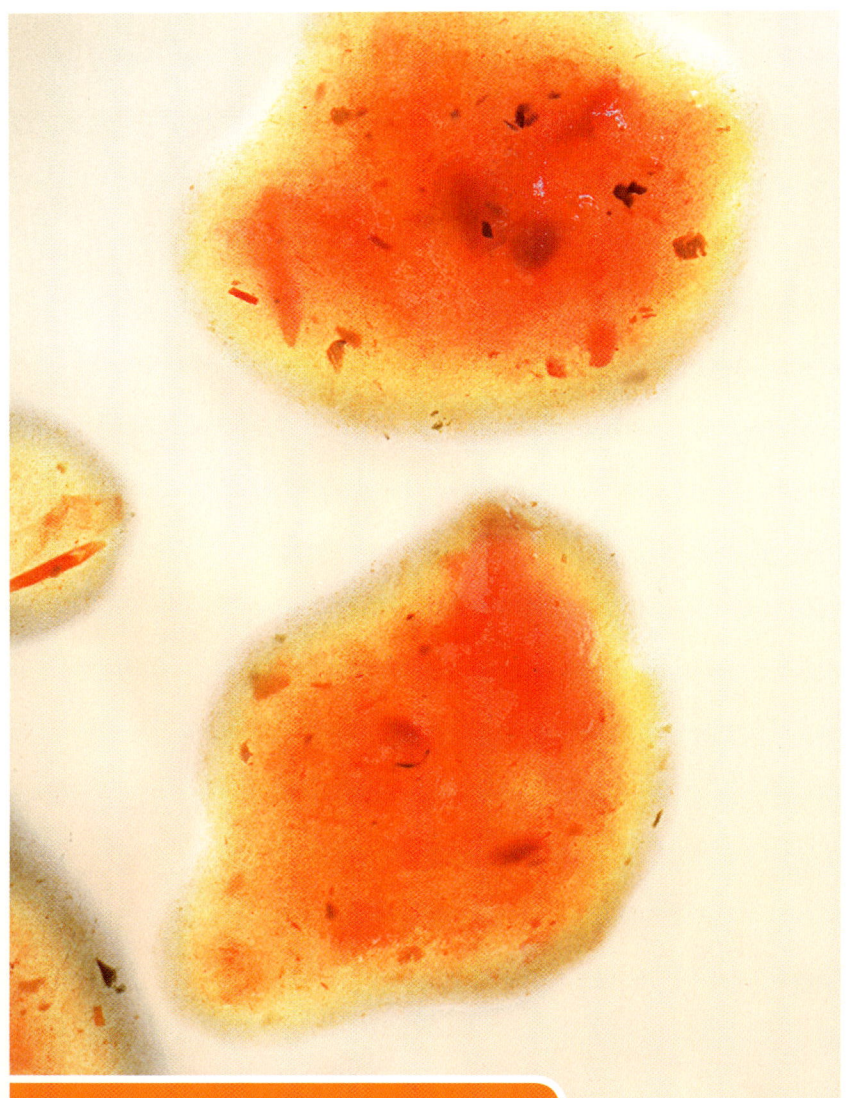

Fertigtomatensoße

Die interessante Zutat Modifizierte Stärke

Wozu das denn? Hält Tomatenstückchen und Kräuter in der Schwebe

Nachteil Erhöht die Chemiedosis im Essen

Die sanfte Alternative Bio Fertigtomatensoße

Radikale Lösung Selbst kochen – oder zu einem ehrenwerten Italiener gehen

Echt künstlich
Die schöne bunte Welt der Lebensmittel-Zusatzstoffe

Wie eine Sekretärin einen Fruchtjogurt nur knapp überlebte » Neu
in kanadischen Schulen: Der Umgang mit dem allergischen Schock
» Tödlich binnen einer halben Stunde » Sind wir geschaffen für das,
was wir essen? » Reines Design: Sachen gibt's, die gibt's gar nicht

Jogurt ist ja gesund, mit gemischten Früchten erst recht. Doch die
junge Frau aus dem französischen Nancy hätte den Genuss fast mit
dem Leben bezahlt. Kaum hatte sie ein paar Löffel gegessen, brei-
teten sich kleine, rote Flecken über ihren Körper aus, dann bekam
sie kaum noch Luft, sie erstickte fast, schließlich schwollen ihr die
Augenlider zu. Sie wurde sofort ins Zentralkrankenhaus eingelie-
fert, wo die Ärzte umgehend mit lebensrettenden Sofortmaßnah-
men begannen. Sie überlebte, dank der schnellen Behandlung.
Die Ärzte fahndeten nach den Gründen für den Anfall, und sie
fanden die unscheinbare Ursache. Es war der Fruchtjogurt, der die
35-jährige Sekretärin fast umgebracht hätte. Genauer: der Farbstoff
im Fruchtjogurt. Die Sekretärin hat, wenn man das so sagen möchte, noch Glück gehabt: Solche Schockreaktionen können auch tödlich enden. Und zwar binnen einer halben Stunde. Nur wenn die
Betroffenen sofort eine Adrenalinspritze bekommen, notfalls durch
die Kleidung hindurch, kann ihr Leben gerettet werden.
Bei Allergien denken die meisten Menschen an Hautausschlag, an
harmlose Reaktionen. Dass sie auch tödliche Folgen haben können,
ist nicht so bekannt. Und bisher kamen die so genannten anaphylaktischen Schocks auch sehr selten vor.
Jetzt geschehen sie immer häufiger. So häufig, dass die Regierung
im kanadischen British Columbia bereits handeln musste: Dort
lernen Lehrer und Eltern in den Schulen jetzt den Umgang mit lebensrettenden Maßnahmen. »Immer mehr Kinder haben lebens-
bedrohliche Nahrungsmittelallergien«, so ein Ratgeber des zuständigen Familienministeriums.
In Großbritannien stieg die Zahl der anaphylaktischen Schocks seit
dem Jahr 1990 um 600 Prozent, die Zahl der Nahrungsmittelallergien um 400 Prozent, wie eine im September 2006 veröffentlich-
te Untersuchung ergab.

Im Vereinigten Königreich ist die Sensibilität gegenüber den potenziell tödlichen Allergien groß. Das ist unter anderem einem Mann namens David Reading zu verdanken, dem Gründer der Aufklärungsbewegung »Anaphylaxis Campaign« (»Anaphylaxis Kampagne«).

Seine Tochter Sarah war, siebzehnjährig, im Oktober 1993 im Städtchen Ash bei London gestorben. Sie hatte in einem Schnellrestaurant eine britische Süßspeise, einen so genannten Zitronen-Pie, gegessen, ein Fertigdessert, das winzige Spuren von Erdnüssen enthielt. Sie wurden der jungen Frau zum Verhängnis. Sie waren, wie in Restaurants üblich, nicht deklariert und daher für das Mädchen nicht zu erkennen gewesen (siehe Hans-Ulrich Grimm: »Die Suppe lügt«).

Todesfälle nach einem anaphylaktischen Schock: verglichen etwa mit Verkehrsunfällen ein eher kleines Problem. Genaue Statistiken gibt es nicht. Schätzungen reichen bis zu etwa zwei Todesfällen auf eine Million Einwohner. Das sind dann allerdings doch relativ viele tödliche Schocks: etwa 120 solcher Todesfälle in Großbritannien, etwa 160 in Deutschland und etwa 600 in den USA.

»Schwere Anaphylaxien sind nicht selten«, schrieben die Allergologen Professor Johannes Ring und Knut Brockow im Sommer 2006 in der Zeitschrift »MMW Fortschritte in der Medizin«. Nahezu jeder hundertste Patient in den Notfallambulanzen komme wegen allergischer Reaktionen, bis zu 2 Prozent aller schweren Anaphylaxien würden tödlich enden.

Auslöser solch lebensbedrohlicher Reaktionen seien Medikamente, aber auch Nahrungsmittel und Zusatzstoffe.

Die Zusätze im Essen werden immer öfter zum Gesundheitsrisiko. Denn wer die bunten Packungen aus dem Supermarkt kauft, nimmt immer auch eine Portion Chemie mit. Von den Fruchtzwergen bis zur Milchschnitte, von Maggis 5-Minuten-Terrine bis zu Knorr-Fix, Pfanni-Püree und Dr. Oetkers Pizza, vom Landliebe-Erdbeerjogurt bis zu Dany mit Sahne und Müllers Milchreis: alles voller Zusatzstoffe. Die Gummibärchen von Haribo, die Smarties, das Magnum-Eis: Vor allem Kinder bekommen ihre tägliche Dosis.

Farbstoffe und Konservierungsstoffe, Geschmacksverstärker und Aromastoffe, Emulgatoren, Verdickungsmittel und Stabilisatoren. Ohne solche Zusätze geht gar nichts in der Welt der industriellen Nahrungsproduktion.

Die Zusatzstoffe werden nur in winzig kleinen Dosen eingesetzt. Ein paar Milligramm hier, ein halbes Gramm da. Doch zusammen genommen sind es gewaltige Mengen: 750.000 Tonnen Süßstoffe und 300.000 Tonnen Konservierungsstoffe. Zu den Rekordhaltern gehört die Zitronensäure: Etwa 1,4 Millionen Tonnen werden jedes Jahr weltweit produziert, das meiste davon für Nahrungsmittel (siehe Kapitel 6).

Allein für den Geschmack werden riesige Mengen an Stoffen ins Essen gemischt: In der EU sind es fast 190.000 Tonnen Aromen jedes Jahr. Weltweit werden jährlich etwa 1,7 Millionen Tonnen Geschmacksverstärker eingesetzt (siehe Kapitel 2). Beim weltweiten Handel mit Lebensmittelzusatzstoffen werden jährlich mehr als 18 Milliarden Euro umgesetzt.

Die Ingredienzen aus dem Chemielabor dienen dazu, die Sachen schön bunt aussehen zu lassen. Sie ermöglichen lange Haltbarkeit, denn im Supermarkt müssen die Sachen mitunter viele Monate ausharren. Die Chemikalien dienen deshalb auch dazu, ein Sahnehäubchen auf Schokoladenpudding dauerhaft in Form zu halten und beim Kartoffelpüree das Verderben zu verzögern. Und sie dienen dazu, Geschmack herbeizuzaubern und zu erhalten.

Zusatzstoffe allüberall.

Immer mehr Menschen reagieren mit gesundheitlichen Beschwerden, Allergien oder auch nur mit einer diffusen Abneigung gegen die Chemikalien mit den so genannten E-Nummern.

Natürlich können auch natürliche Stoffe Allergien auslösen. Äpfel, Eier, Soja, Fisch, Getreide und vor allem Nüsse.

Allerdings sind Äpfel und andere Naturnahrungsmittel sofort als solche zu erkennen. Die Allergiker können sie problemlos meiden. Anders ist es bei Industriekost: Dort herrscht regelmäßig ein verwirrendes Gemenge.

Das Bundesgesundheitsblatt warnte deshalb in einer Sonderausgabe 2001 vor Fertiggerichten: »Der Genuss von Lebensmitteln, die nicht selbst zubereitet werden, stellt für Allergiker ein nicht kalkulierbares Risiko dar.«

Doch die Allergien sind nicht die einzigen gesundheitlichen Probleme, die mit den industriellen Zusätzen in der Nahrung zunehmen.

Geschmacksverstärker, wie etwa Glutamat, stehen in Verdacht zu Krankheiten wie Alzheimer und Parkinson beizutragen.

Farbstoffe können zu Lernstörungen führen. Auch Hyperaktivität und Migräne können von Lebensmittelzusätzen ausgelöst werden. Süßstoffe stehen sogar unter Krebsverdacht. Konservierungsstoffe können den Darm schädigen und das Immunsystem stören.

Die Menschheit ist dank der Fortschritte in Hygiene, Nahrungsproduktion und vor allem in der Medizin an einem Punkt angelangt, an dem viele Infektionskrankheiten ausgerottet oder eingedämmt wurden. Die neuen Geißeln der Menschheit sind allerdings die chronischen Krankheiten, allen voran Diabetes und Bluthochdruck, aber auch Herzleiden und Krebs. Übergewicht grassiert als globale Epidemie und zieht Folgeerkrankungen nach sich.

Und es mehren sich die Hinweise, dass bei diesen chronischen Krankheiten die chemiebelastete Zivilisationskost aus dem Supermarkt ursächlich beteiligt ist.

Fest steht: Wer davon nur wenig isst, und von robuster Konstitution ist, hat nichts zu befürchten. (Bei Allergikern kann ein Milligramm vom Falschen allerdings schon tödlich sein.)

Sicher ist: Die einzelnen Zusatzstoffe werden in immer größeren Mengen produziert. Und vor allem Kinder essen oft mehr, als ihnen gut tut. Das ergab eine Studie der EU-Kommission aus dem Jahr 2001. Die ist als lückenhaft und vorläufig zu betrachten. Aber die Ergebnisse sind für viele Fachleute, auch aus den Behörden, alarmierend (siehe Kapitel 6).

Trotz alledem wiegelten Ernährungsexperten und Gesundheitspolitiker bisher ab: Wer seine Kinder ausgewogen ernähre, sei auf der sicheren Seite. Außerdem seien die E-Stoffe auch in ganz natürlichen Früchten enthalten. Schon ein Apfel, wenn man seine Bestandteile als Zusatzstoffe kennzeichnen müsse, hätte diverse E-Nummern auf seinen Bäckchen. Etwa E 296 (Apfelsäure), E 420 (Sorbit), E 300 (Vitamin C) und E 330 (Zitronensäure).

Nur: Im Apfel sind diese Stoffe seit jeher in dieser Kombination enthalten. Auch steigt der Apfelverzehr eines Einzelnen nicht plötzlich ins Immense.

Anders bei den Zusatzstoffen. Weil sie massenhaft verzehrt werden, können auch völlig natürliche Stoffe plötzlich zum Gesundheitsrisiko werden. Etwa die Zitronensäure. Ein völlig natürlicher Stoff, auch in Zitronen, Orangen, ja sogar im menschlichen Körper enthalten. Und früher völlig unauffällig. Als Zusatzstoff aber kommt

sie in unzähligen Supermarktprodukten vor – und wird jetzt plötzlich zum Gesundheitsrisiko. Sie kann die Zähne schädigen – und
dazu führen, dass etwa Metalle wie Aluminium leichter ins Gehirn
transportiert werden (siehe Kapitel 6).

Hinzu kommt: Es gibt auch überraschend viele Zusatzstoffe, die es
in der Natur überhaupt nicht gibt. Reine Designerstoffe, die maß-
geschneidert sind für die Bedürfnisse der Nahrungs-Ingenieure bei
Nestlé und Knorr und Dr. Oetker.

Die Industrie ist der Auffassung, ihre Produkte seien unbedenklich – und verweist auf die behördliche Zulassung. Die Behörden
allerdings weigern sich zunehmend, als Garant für die Unbedenklichkeit der Chemienahrung herangezogen zu werden. Sie haben
den Überblick längst verloren und verweisen auf die Industrie, die
ihre Produktionszutaten als Betriebsgeheimnisse betrachtet.

Viele Zusatzstoffe entstanden gleichsam am Reissbrett, wurden ei-
gens konstruiert, damit beispielsweise Puddingcreme auch nach
Wochen noch wie frisch angerührt aussieht und die Tiefkühltorte
wie frisch gebacken erscheint.

So zum Beispiel die so genannten »Mono- und Diglyceride von
Speisefettsäuren« (E 471, E 472) und ihre Esterverbindungen. Das

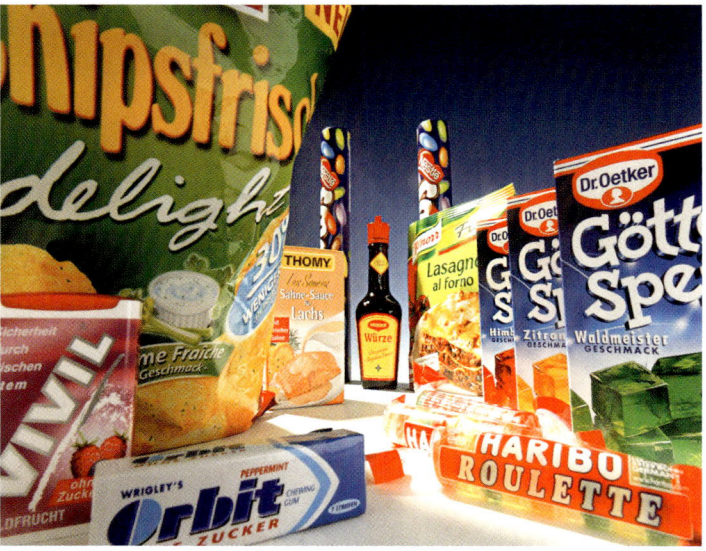

**Gemeinsam sind sie unausstehlich: Zusatzstoffe wirken zusammen
um ein Vielfaches schädlicher**

sind Stoffe, die aus Speiseölen chemisch extrahiert werden, und künstlich mit allerlei Säuren verknüpft werden. Kein Mensch hat so etwas im heimischen Kühlschrank. Es wächst auch nirgends. Und es kann auch aus keiner Frucht herausgepresst werden. Solche »Mono- und Diglyceride von Speisefettsäuren« hat der liebe Gott, als er die Welt schuf, nicht vorgesehen.

Er hat auch nicht ahnen können, dass die Menschen einst ihre Suppen nicht mehr selbst kochen und diese künstlichen Stoffe als so genannte Emulgatoren brauchen, damit Fertigprodukte unnatürlich lange appetitlich aussehen.

Auch ein Stoff namens Polyoxyethylen-sorbitan-monolaureat (E 432), der die Schaumbildung beim Abfüllen von Marmelade verhindert: ein reines Kunstprodukt. Oder Kalziumferrocyanid (E 538), das Salz rieselfähiger macht. Das gibt es nirgendwo in der Natur. Und Butylhydroxyanisol (E 320) zur Konservierung von Chips und Salzstangen: Auch das gibt es eigentlich nicht.

Reine Designerstoffe. Schon die Namen klingen ziemlich künstlich. Aber deshalb müssen sie noch lange nicht ungesund sein. Offiziell gelten sie auch als harmlos und unbedenklich.

Immer mehr Zeitgenossen fragen sich allerdings, ob der menschliche Körper, der seinerseits ja ein Naturprodukt ist, auf diese Chemikalien eigentlich vorbereitet ist. »Are we designed for what we eat?«, so fragte 1994 der Australier Keith Farrer, ein Guru der Lebensmitteltechnologie, im Fachblatt »Food Science and Technology Today«.

Skepsis gegenüber der Kunstnahrung sogar im Branchenblatt der Food-Ingenieure.

Die Frage ist berechtigt: Sind wir geschaffen für das, was wir essen? Die Verbraucher zeigen da eine wachsende Skepsis, sie beharren auf »natürlicher« Kost – und die Industrie unternimmt immer größere Kunststücke, um ihre Produkte als »natürlich« verkaufen zu können. So verschwindet die Grenze zwischen natürlich und künstlich.

Auch bei den Gesundheitsrisiken durch die Nahrungszusätze spielt es keine große Rolle, ob die Stoffe natürlich oder künstlich sind. Diese Unterscheidung ist in der Welt der industriellen Nahrung ohnehin schwer zu ziehen. Vieles ist komplett künstlich, anderes wird aus der Natur entnommen, umgebaut und dabei so verwandelt, dass es mit der Natur nicht mehr viel gemein hat.

Die Nahrung aus Supermarkt und Werbefernsehen: Sie ist zumeist ein Werk von Ingenieuren und Chemikern. Echt künstlich.

Der Farbstoff aus dem Fruchtjogurt, der die französische Sekretärin beinahe das Leben gekostet hätte, war beispielsweise ein völlig natürlicher Stoff – den normalerweise allerdings kein Mensch essen würde. Der kommt in der Körperflüssigkeit weiblicher Schildläuse der Gattung *Dactylopius coccus Costa* und ihren Eiern vor.

Es handelt sich um einen Farbstoff namens Karminrot (E 120), auch Cochenille genannt.

Der Stoff wird in zahlreichen Lebensmitteln zur Rotfärbung verwendet, etwa in Süßigkeiten, Eiscremes, Fruchtsäften. Er findet sich zum Beispiel in Smarties, im »Yogho! Yogho!«-Jogurtgetränk mit Erdbeer- und Himbeergeschmack und im fruchtigen Alcopop-Getränk »Bacardi Breezer Tropical Berry«. Und im italienischen Bittergetränk »Campari«.

Daher der Ausdruck »Campari-Allergie«, den der Zürcher Allergologe Professor Brunello Wüthrich geprägt hat. Er berichtete schon 1994 von teilweise schweren Anaphylaxien nach Campari.

Winzige Mengen des Farbstoffs können dabei genügen, um bei empfindlichen Allergikern die potenziell tödlichen anaphylaktischen Schocks auszulösen. Die Fruchtjogurt-Allergikerin aus Nancy reagierte beispielsweise schon auf die Menge von einem Milligramm. Von Gesetzes wegen gelten allerdings fünf Milligramm am Tag als akzeptable tägliche Dosis – was zeigt, dass die offiziellen Unbedenklichkeitsbescheinigungen für die wachsende Zahl der Allergiker keine Gültigkeit haben.

Der Stoff ist auch schon anderen Menschen zum Verhängnis geworden: Eine 27-jährige Amerikanerin aus dem US-Bundesstaat Michigan beispielsweise lutschte im Jahre 1995 ein Eis am Stiel, Marke »Popsicle Snofruit«, fettfrei und mit natürlichem Fruchtsaft hergestellt. Innerhalb weniger Minuten wurde der jungen Frau übel. Im Verlauf der nächsten drei Stunden plagten sie nesselsuchtartige Hautausschläge mit quälendem Juckreiz, der Blutdruck sank, und der Puls ging hoch auf 130. Auch sie hatte einen »anaphylaktischen Schock«. Auch ihr retteten sofortige Notfallmaßnahmen das Leben.

Karminrot sorgt auch für die hübsche rote Farbe bei Surimi, jener Hummer-Imitation, die in italienischen Restaurants häufig den Meeresfrüchtesalat oder die Pizza Frutti di Mare ziert.

Hier wird die Natur endgültig in eine Kunst-Existenz überführt: Surimi ist eine Kreation aus verschiedenen Meeresbewohnern, dem Atlantik-Pollack, dem Leuchtkrebs Krill oder auch einfachen »Fischabfällen« (Wüthrich). Er wird mit unterschiedlichen Press- und Geschmacksgebungsverfahren verwandelt (siehe Hans-Ulrich Grimm: »Die Suppe lügt«) und eingefärbt – mit der Farbe Karminrot. Dieser Farbstoff wiederum ist zwar ein »natürlicher« Stoff. Doch mit Meeresfrüchten hat er nichts zu tun: Er wird aus Schildläusen gewonnen, die bei Gärtnern als Schädlinge gelten, bei den Farbenfabriken aber als wichtiger Rohstofflieferant.

Die Läuse sehen nicht schön und schon gar nicht rot aus, eher unappetitlich und gräulich. Zum Farbstoffproduzenten werden sie dank der Karminsäure, die ein Teil ihrer Körperflüssigkeit ist. Sie entwickelt, wenn sie in Wasser aufgelöst wird, einen unangenehm bitteren Geschmack, der die Läuse vor Fressfeinden wie Mäusen und Vögeln schützt. Als Farbstoff dient Karmin dann gleichsam als Lockstoff der die Fabrikerzeugnisse dank seiner kräftig roten Farbe appetitlicher erscheinen lassen soll.

So ist das rote Krebsfleisch-Imitat ein schönes Beispiel, wie Rohstoffe aus der Natur, die aus völlig verschiedenen Sphären kommen, die eigentlich auch gar nicht als Nahrung vorgesehen sind, in den Fabriken und Labors der Nahrungshersteller zusammengefügt werden. Niemals wären Leuchtkrebs und Schildlaus sich begegnet, nun vereinen sie sich auf der Pizza Frutti di Mare und vertreten dort den vornehmen Hummer.

Um die Verwirrung komplett zu machen, gibt es auch einen Stoff namens Cochenille-Rot (E 124). Dieser Stoff hat nun mit der Cochenille-Laus gar nichts zu tun, er ist komplett künstlich, wird aus Erdöl hergestellt. Er gilt sogar als gesünder, löst zumindest seltener Allergien aus als der »natürliche« Farbstoff aus der Laus, ist aber gleichwohl nicht ganz ungefährlich.

Bei einer Studie von spanischen Allergologen in Barcelona im Jahre 1992 wurden 117 Kinder, bei denen eindeutig feststand, dass sie sensibel auf Lebensmittelinhaltsstoffe reagieren, auf Cochenille-Rot getestet. Bei 23 Kindern, 12 Jungen und 11 Mädchen, lösten schon kleine Mengen des Farbstoffs allergische Reaktionen aus. Bei mehr als der Hälfte von ihnen reichten weniger als 5 Milligramm. Als akzeptable tägliche Menge gelten aber, bei einem Kind von 15 Kilogramm Körpergewicht, mehr als 10 Milligramm (zugelassen sind bei E 124 als tägliche, akzeptable Aufnahmemenge – ADI – 0,75 Milligramm pro Kilogramm Körpergewicht).

Der schwedische Forscher Gerd Michaëlsson aus Uppsala testete Cochenille-Rot bei 52 Patienten, die regelmäßig unter Nesselsucht litten. Neun von ihnen bekamen nach Einnahme geringer Mengen sofort die charakteristischen roten Bläschen.

Der künstliche Farbstoff Cochenille-Rot gehört zu den so genannten Azofarbstoffen – und zählt damit zu den umstrittensten Chemikalien in der Nahrung. Über 2000 Azofarbstoffe gibt es, elf sind für Nahrungsmittel zugelassen. Trotz ihres schlechten Rufes sind sie sehr verbreitet – gerade in Bonbons und anderen Süßigkeiten für Kinder, die schön bunt sein sollen.

Neben Cochenille-Rot sind dies: das leuchtend gelbe Tartrazin (E 102), das Gelborange S (E 110) und das leuchtende Rot von Azorubin (E 122). Die roten Farbstoffe Amaranth (E 123) und Rot 2G (E 128). Schließlich gehören noch zur Azo-Farbenpalette das Allurarot AC (E 129) und das rote Rubinpigment (E 180) sowie zwei Brauntöne, das Braun FK (E 154) und das Braun HT (E 155), die aus einer Mixtur verschiedener Azofarbstoffe hergestellt werden, und fürs ganz Dunkle das Brillantschwarz BN (E 151).

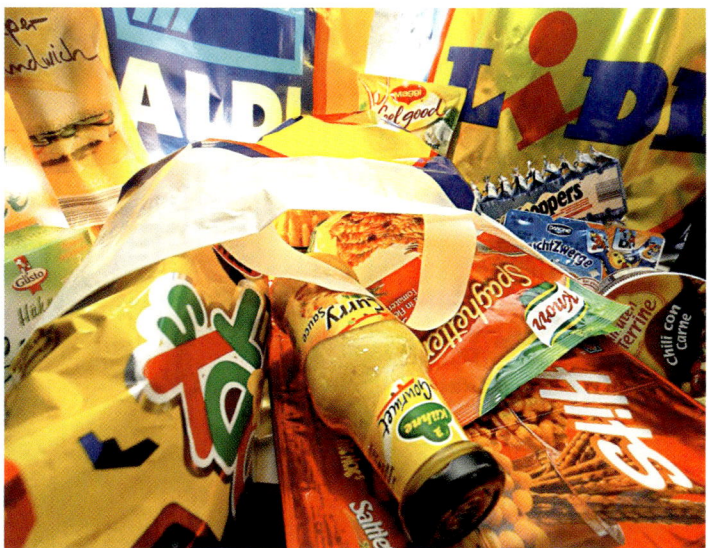

In Massen unters Volk: Die Nahrung aus dem Supermarkt enthält häufig chemische Zutaten

Sie werden für viele allergische Reaktionen verantwortlich gemacht, sollen sogar bei Hyperaktivität und Lernstörungen eine Rolle spielen. Und sie können mitunter Aluminium enthalten, das in Verdacht steht, das Risiko zu erhöhen, beispielsweise an Alzheimer zu erkranken.

Sie zählen zu den ältesten chemischen Erzeugnissen im Essen. Zu ihnen zählt auch jener Farbstoff namens Buttergelb, der schon in den 30er-Jahren des letzten Jahrhunderts verboten wurde – weil erkannt wurde, dass er Krebs auslösen kann. Da war er allerdings schon lange in Gebrauch – was zeigt, dass die Gesundheitsbehörden mit dem Erfindungsreichtum der Chemiker nicht immer Schritt halten können (siehe Kapitel 5).

Die Entdeckung der Azofarben ist einem puren Zufall zu verdanken. Der Stoff, aus dem sie gemacht werden, ist weder schön noch bunt. Es ist der Stoff, aus dem die Straßen sind: Teer. Genauer: Steinkohleteer. Aus dieser schwarzen, zähen Masse wird Anilin gewonnen, jener Grundstoff, auf dem die Farbenindustrie basiert und der heute noch bei BASF den Firmennamen ziert (»Badische Anilin und Soda Fabrik«). Auch Anilin ist nichts Appetitliches, sondern eine übel riechende, giftige Substanz.

Der englische Chemiker William Henry Perkin (1838–1907) unternahm 1856 Versuche mit Anilin, um ein Verfahren zur künstlichen Synthese von Chinin zu finden. Es war zur Blütezeit des Kolonialismus sehr begehrt, diente etwa dazu, die Malaria zu behandeln, die den Soldaten, Plantagenarbeitern und Militärs in den Kolonien das Leben schwer machte, und findet sich heute auch als Bitterstoff in Bitter Lemon-Getränken wie Schweppes. Der Chemiker hätte gern den Bitterstoff chemisch nachgebildet, der natürlich in der Rinde des Chinarindenbaumes vorkommt.

Doch plötzlich leuchtete es in des Chemikers Reaktionsschalen intensiv violett. Das war nun kein Chinin, sondern offenkundig eher ein Farbstoff. Perkin fand, er sehe Malvenblüten ähnlich, und taufte ihn »Mauvein«. Der Farbstoff eignete sich hervorragend zur purpurroten Färbung von Seide. Und weil die Kunstfarbe sehr beständig und lichtecht war, erfreute sich Mauvein bald großer Beliebtheit. Mauvein war der erste Azofarbstoff, und viele weitere sollten noch folgen.

Der Teer, der in großen Mengen während der Industrialisierung bei der Verkokung von Steinkohle für die Stahlherstellung anfiel, wandelte sich vom lästigen Abfallprodukt plötzlich zu einem wertvollen Rohstoff für die Chemieküchen der Farbenhersteller – und später der Nahrungsmittelindustrie.

Azofarbstoffe lassen sich heute auch aus Erdöl oder Erdgas gewinnen, was das Ganze nur unwesentlich appetitlicher macht.

So hat sich in der Welt der Supermarktnahrung das Produkt von seinem Ursprung weit entfernt. Weil häufig Rohstoffe zum Einsatz kommen, die zum Verzehr eigentlich gar nicht vorgesehen oder auch geschmacklich nicht so recht geeignet sind, müssen sie zunächst mundgerecht gemacht werden. Auch hier hilft die Chemie, mit Aromen und Geschmacksverstärkern.

Sie lassen Nahrungsmittel prima schmecken, die sonst kein Mensch in den Mund nehmen würde.

Sie können, leider, auch dick machen.

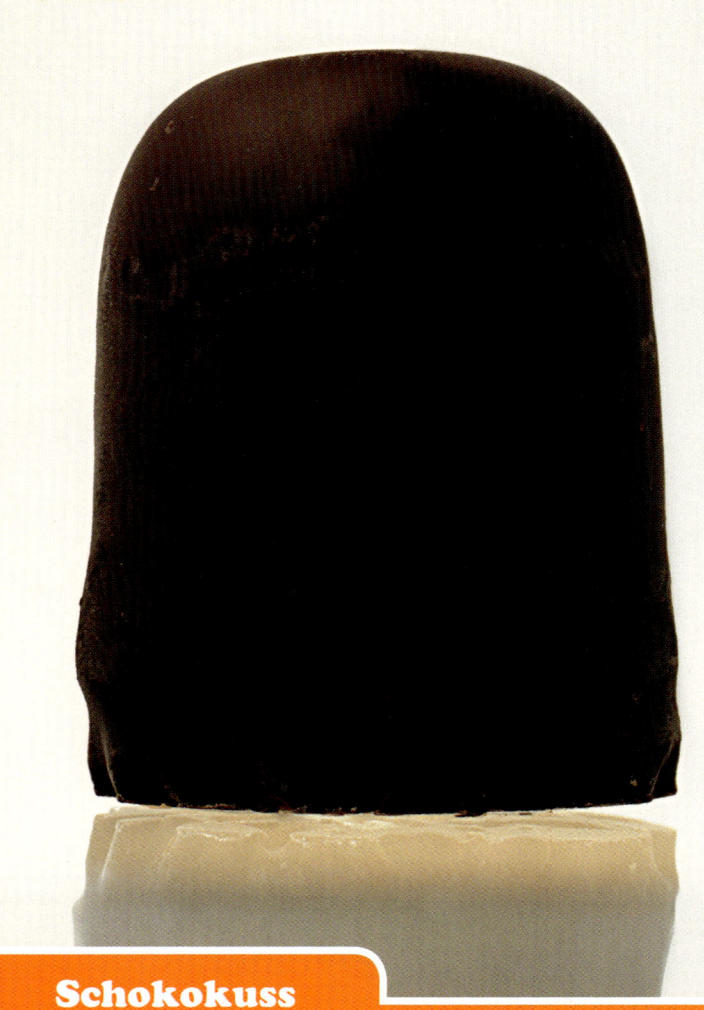

Schokokuss

Die interessante Zutat Feuchthaltemittel Sorbit

Wozu das denn? Damit der Schaum dauerfeucht bleibt

Nachteil Kann zu Durchfall führen

Die sanfte Alternative Der Konditor Ihres Vertrauens

Radikale Lösung Schoko pur

Hexenküche der Chemie
Über die Fälschung des Geschmacks und ihre Folgen

Butterbetrug im Kartoffelpüree von Maggi? » Wie der Geschmacksverstärker Glutamat zu Gefräßigkeit führt » Lahme Arme, Blässe im
Gesicht: Ein Sozialpädagoge im China-Restaurant » Eine Pille, die
schlank macht » Aroma-Pulver im Wein: Und wo bleibt die Wahrheit?

Wenn die Schriftstellerin Sibylle Berg sich in ein besseres Dasein
träumt, so weiß sie nicht recht, wie es aussehen wird. Aber sicher
ist, »dass es nach Vanille riecht«. Das teilte sie einmal in der *Frankfurter Allgemeinen Sonntagszeitung* mit.

Vanille macht auch frohgemut: »Es ist unglaublich«, schrieb die
Duft-Expertin Eliane Zimmermann, Autorin eines Buches über
Aromatherapie, in der Stimmungs-Fachzeitschrift *Bunte*: »Mir ist
noch nie jemand begegnet, der beim Duft von Vanille nicht sofort
gelächelt hätte.« Vielleicht liegt es daran, dass Vanille aus schönen
Ländern kommt, aus der Südsee, aus der Karibik, von Inseln im
Indischen Ozean wie Réunion oder Madagaskar.

Wenn heute ein Pudding nach Vanille riecht und schmeckt, dann
ist das zumeist nicht der Duft der großen, weiten Welt. Als Rohstoff
dienen keine Orchideenfrüchte, sondern ganz ordinäre Bäume. Verwandelt wird er mit den Künsten der Chemie, in einem niedersäch-
sischen Ort namens Holzminden. Die industriellen Aromen haben
die Lebensmittelherstellung revolutioniert. Mit den chemischen Er-
satz-Geschmacksstoffen können teure Rohstoffe eingespart werden.
Aroma ist billiger als Huhn oder Rind. Die Nahrungsmittel sind
auch länger haltbar: Während echter Erdbeergeschmack schnell
verfliegt, hält sich der Kunstgeschmack im Jogurt so lange, wie es
die Supermärkte gern haben. Aromen ermöglichen die Herstellung
von geschmacklichen Markenprofilen: Während eine Kartoffel geschmacklich stark von den Launen der Natur abhängt, kann ein industrielles Pulverpüree immer gleich schmecken. Und schließlich
kann mit diesen Aromen ein unangenehmer Beigeschmack über-
tönt werden, entstanden etwa durch die Verpackung, den industriellen Produktionsprozess oder erste Spuren des Vergammelns.

Die Stiftung Warentest übte im März 2006 herbe Kritik an einem
Maggi Kartoffelpüree (»Maggi komplett«): »Hinter dem deklarier-

ten ›feinen Buttergeschmack‹ spürten unsere Sensorikexperten zugesetztes Butteraroma deutlich fremdartiger Ausprägung auf. Die Analyse im Labor zeigte dann: Das verwendete Aroma ist nicht natürlich und auch von schlechter Qualität. Von ›feiner Milch- und Butternote‹ keine Spur:»›Maggi komplett« ist mit Magermilchpulver hergestellt und statt echter Butter wird pflanzliches Fett eingesetzt.« Ein Fall von Butterbetrug im Kartoffelpüree?

Aroma machts möglich. Die Aromen eröffnen neue Perspektiven bei der Emanzipation der Nahrung von den Fesseln der Natur. Schmackhaftes Essen war einst nur möglich mit schmackhaften Rohstoffen. Jetzt gibt es Geschmack auch pur, es muss nur wenig oder gar kein oder irgendein beliebiger Rohstoff zum Einsatz kommen.

Das ist unter anderem einem Mann aus jenem Ort namens Holzminden zu verdanken: dem Chemiker Dr. Wilhelm Haarmann.

Ihm gelang im Jahre 1874 ein folgenschweres Kunststück.

Er durchstreifte die heimischen Wälder, nahm die Rinden von Fichten und isolierte daraus den ersten künstlichen Geschmacksstoff der Welt: Vanillin. Damit begann das Zeitalter des synthetischen Geschmacks.

Haarmanns Heimatstadt Holzminden nennt sich heute die »Stadt der Düfte und Aromen«, denn der Mann gründete gleich eine ganze Fabrik, die heute global tätig ist und auf den Namen »Symrise« hört.

Seit die Chemiker für den Geschmack zuständig sind, ist von immer neuen, wundersamen Zusammenhängen zu hören. Auch Erdöl ist, beispielsweise, ein wichtiger Rohstoff für Vanillegeschmack, hat allerdings wegen gestiegener Preise an den Ölbörsen neuerdings an Beliebtheit eingebüßt, wie ein Hersteller von Vanillearomen auf Holzbasis, (die Firma Borregaard aus Norwegen) im Jahre 2005 freudig mitteilte.

So ist der Vanillegeschmack zu einer Illusion geworden, verweist in eine schöne neue Welt von Geschmäckern, die sich von der Natur emanzipiert haben. Geschmack und Gehalt der Nahrung klaffen auseinander. Der Geschmack ist nicht mehr der Bote, der über den Inhalt der Speisen Mitteilung macht, sondern ein Gaukler, der falsche Tatsachen vorspiegelt. Die Chemie-Tricks der Aroma-Jongleure schaffen eine kulinarische Welt, in der Erdbeergeschmack nichts mit Erdbeeren zu tun hat und Rindergeschmack so wenig mit Rind, dass eine Geschmacksfirma sogar voll Stolz ein vegetarisches »natürliches Aroma« vom »Typ Rinderbraten« anbieten kann.

Der Frankfurter Rechtsgelehrte Professor Wolf Paul sieht in der massenhaften Geschmacksmanipulation einen Angriff auf die »kulinarische Selbstbestimmung« des Menschen. Die Esser glauben, sie verleiben sich Früchte, Fleisch, Schokolade ein, in Wahrheit sind es bloß chemische Stellvertreter der Genüsse. Der Leib geht leer aus, wird irregeleitet. Das aufgeklärte Individuum, das doch so viel Wert auf Freiheit und bewusstes Handeln legt, lässt sich an einem überaus zentralen Punkt des Daseins überlisten und bevormunden: bei der Nahrungsaufnahme. Die Behörden finden das nicht weiter schlimm. Zwar ist Verbrauchertäuschung in ganz Europa gesetzlich verboten. Also müssten auch Aromen verboten sein, die doch nur einen einzigen Zweck haben, die Menschen zu täuschen, ihnen Nahrungsbestandteile geschmacklich vorzutäuschen, die faktisch nicht da sind.

Keine Täuschung, befindet beispielsweise der EU-Beamte, der in Brüssel für die gesundheitliche Bewertung der Aromastoffe zuständig ist. Schließlich stünde ja auf dem Etikett »Aroma« drauf. So sei der Verbraucher über den Täuschungsvorgang informiert und werde mithin nicht betrogen.

Merkwürdigerweise ist Geldfälschung auch dann verboten, wenn man einen hausgemachten Hunderter mit dem (winzig) klein gedruckten Hinweis in Umlauf bringt: Fälschung.

Von der Geschmacksfälschung sind in erster Linie industriell hergestellte Nahrungsmittel betroffen. Von der Tütensuppe bis zum Eis, vom Kuchen bis zum Kartoffelpüree, vom Fruchtjogurt bis zum Bonbon. Sogar im Wein liegt künftig keine Wahrheit mehr, seit die EU Anfang 2006 alkoholhaltige Getränke zugelassen hat, deren Geschmack auf Labor-Aromen beruht. Man darf das trotzdem »Wein« nennen. Man darf auch ein etwas streng chemisch riechendes Gemisch aus rosarotem Granulat »Früchtetee« nennen, obwohl da so gut wie keine Früchte drin sind. Der Kindernahrungshersteller Hipp bietet so etwas an, für die Kleinen ab dem 8. Monat: Auf dem Etikett locken Erdbeeren, Himbeeren, Brombeeren, Kirschen. Doch von diesen süßen Früchten existieren nur die Abbildungen, im Tee-Granulat werden sie vertreten durch »Aroma«, zusammen mit einem Hauch Hagebutten- und Hibiskusextrakt.

Betrug am Kind, gewiss. Doch: Schadet das den Kleinen?

Überhaupt nicht, sagt die Industrielobby. Aroma sei nicht giftig, zumal es nur in unglaublich kleinen Mengen eingesetzt wird.

So genügen beispielsweise 0,2 Milliardstel (0,0000000002) Gramm eines Stoffes namens Menthenthiol in einem Liter Flüssigkeit, und es schmeckt nach Grapefruit. In der Ära der industriellen Lebensmittel kommt da dennoch einiges zusammen: Knapp über 36.000 Tonnen Aromen hat die Nahrungsmittelindustrie im Jahre 2004 allein in Deutschland verarbeitet, knapp 190.000 Tonnen in der Europäischen Union. Hinzu kommen 95.000 Tonnen Glutamat.

Mehr als die Hälfte dessen, was die Deutschen verzehren, ist künstlich aromatisiert. Der Abschied vom natürlichen Geschmack findet auf breiter Front statt. Mehr als 7000 verschiedene Geschmäcker bietet die Aromenindustrie ihren Kunden, den Lebensmittelfirmen, an. Brathuhn, Jogurt, Ananas, Gulasch. Die Geschmäcker werden simuliert mit Hilfe von 2500 einzelnen Aroma-Substanzen, die teilweise aus der Natur stammen (etwa aus Holz), teilweise sogar aus echten Früchten, mitunter aber auch aus der Retorte (Rohöl).

Ob das gesund ist, hat man bisher nicht so recht untersucht. Nun aber gibt es eine aufwendige Beurteilung der Geschmackschemikalien, und zwar durch die weltweit wichtigste Instanz für Nahrungszusätze: eine Expertenrunde der Vereinten Nationen namens Jecfa (»Joint FAO/WHO Expert Committee on Food Additives«).

Das vorläufige Ergebnis im Sommer 2005 verkündet: Die meisten Stoffe sind unbedenklich. Manche allerdings nur in bestimmten Mengen. Und einige sind so gefährlich, dass sie in Lebensmitteln nichts zu suchen haben. Ein Stoff namens Acetamid etwa.

Der Stoff sei »klar krebserregend bei Mäusen und Ratten« und daher völlig »unangemessen« für den Einsatz als Geschmacksstoff, befand das Jecfa. Am 18. Oktober schickte das Berliner Verbraucherministerium einen Brief an den Verband der Aromenindustrie, mit der Bitte, sie möge doch »dafür Sorge« tragen, »dass Acetamid bei der Herstellung von Lebensmitteln nicht verwendet wird«.

Kurz darauf kam Entwarnung: Die Aromenindustrie teilte mit, dass Acetamid bei der Nahrungsproduktion gar nicht eingesetzt werde.

Der Laie fragt sich nun, weswegen die weltwichtigste Lebensmittel-Behörde mit großem Aufwand einen Stoff bewerten lässt, der gar nicht eingesetzt wird. Der Laie denkt, das hätte man früher wissen und sich den Aufwand sparen können.

Stimmt. Es ist nur so, dass die Behörden nicht wissen, was eingesetzt wird, weil die Industrie nicht gern verrät, welche Aromen sie verwendet.

Die Lage an der Aromafront ist unübersichtlich. Die meisten Stoffe mussten nie förmlich zugelassen werden, es fehlen Daten über Einsatzbereiche und Wirkung. Die Behörden haben keinerlei Überblick: »Der Aromenbereich ist schwer zu durchschauen«, sagt ein Kenner der Materie aus der Lebensmittelkontrolle: »Aromastoffe, das ist eine Hexenküche der Chemie ohnegleichen, und zwar unabhängig davon, ob sie natürlicher oder künstlicher Herkunft sind.«

Natürlich oder künstlich, das sind ohnehin schwer abgrenzbare Sphären. Auch in der Sphäre des industriellen Geschmacks, wo Erdbeeraroma aus Sägespänen gewonnen werden darf und anschließend als »natürliches Aroma« auf dem Etikett erscheint.

Und vermutlich ist es diese global grassierende Geschmacksverirrung, die auf den menschlichen Körper und seine Gesundheit einen kaum zu überschätzenden Einfluss hat.

Die Behörden haben sich jetzt zwar zur Prüfung der Gesundheitsfolgen aufgerafft. Doch es ging ihnen bisher nur um die Giftigkeit der einzelnen Aroma-Substanzen.

Die Folgen der globalen Geschmacksfälschereien jedoch haben die Behörden bislang noch gar nicht in den Blick genommen. Geschmacksfälschung, das war nicht nur ein Kavaliersdelikt, das war gar kein Delikt. Jedenfalls gab es keine Strafen.

Der Geschmack war bisher die Domäne der Feinschmecker und der engagierten Köche. Die gesundheitliche Funktion des Geschmacks wurde bisher vollkommen vernachlässigt. Dabei ist der Geschmackssinn für den Körper von kaum zu überschätzender Bedeutung. Der Körper weiß das, und wechselt deshalb alle drei Wochen die Geschmackszellen auf der Zunge komplett aus. Aus Vorsichtsgründen: Der Geschmackssinn besorgt gewissermaßen die Eingangskontrolle bei der Nahrungsaufnahme. Was bitter schmeckt und angegammelt, wird abgelehnt. Reine Vorsichtsmaßnahme.

Zudem dient der Geschmack auch als Auswahlkriterium bei der Nahrungsbeschaffung. Der Körper meldet dem Gehirn, welche lebensnotwendigen Substanzen fehlen, das Gehirn (genauer: der so genannte Hypothalamus, die wichtigste Region dort) erinnert sich, in welchen Speisen die Substanzen drin waren, entwickelt Appetit darauf (Rostbraten, Currywurst, Apfelkuchen) und sorgt so für Bedarfsdeckung.

Verhängnisvoll wird es, wenn der Geschmack gar keine richtige Auskunft gibt, wenn der Geschmack in der Rinderbouillon von Chemie-Aromen statt vom Rind stammt. Dann bekommt der Körper falsche Signale. Und zieht falsche Schlüsse. Wenn die Rinderbouillon duftet, dann läuft dem Esser das Wasser im Munde zusammen, der Verdauungstrakt bereitet sich auf die Verarbeitung von Rind vor, fängt sozusagen an zu »säfteln«, wie Physiologen salopp sagen. Wenn dann nur Aroma und Wasser kommt, dann läuft das System leer. Der Körper verlangt aber, da er schon säftelt, nach Stoff, um zu verdauen. Und reagiert daher mit verschärftem Kohldampf. Der Mensch isst mehr, als er sollte.

Zumal er viele Substanzen, nach denen er begehrt, nicht wirklich bekommt, sondern nur eine aromatische Ahnung davon, ein Geschmacks-Surrogat. So enthält industrielles Erdbeerjogurt im Vergleich zu Selbstgemachtem nur ein Sechstel des Minerals Mangan – und wenn der Körper davon sein nötiges Quantum braucht, muss er also sechsmal so viel »Früchte«-Jogurt verzehren wie beim selbst gemachten Jogurt. Wer mehr isst, als er sollte, wird dick. So können industrielle Geschmackschemikalien auch zu der weltweit grassierenden Epidemie des Übergewichts beitragen.

Das hat vor vielen Jahren sogar der Lobbyverband der Aromaindustrie eingeräumt: Auf die Frage: »Sind Aromen gesundheitsschädlich?«, gab der Verband die Auskunft, »dass Gesundheitsschäden, die auf dem Verzehr aromatisierter Lebensmittel beruhen, bislang nicht bekannt geworden sind, sieht man vom Übergewicht ab.« Das war im Jahre 1996. Seit Übergewicht zum weltweiten Problem geworden ist, wollen die Aromafabriken diese Einsicht nicht mehr so an die große Glocke hängen.

Dabei mehren sich die Indizien für eine tragende Rolle der Geschmacks-Chemie bei der Entwicklung der Speckdepots.

Auch der Geschmacksverstärker Glutamat gerät mehr und mehr in Verdacht.

Forscher, wie der amerikanische Glutamatkritiker Russel L. Blaylock, vermuten seit langem, dass das Glutamat aus der Industrienahrung die natürliche Gewichtsregulation entgleisen lässt. Denn: »Übergewicht ist eine der logischen Folgen des Glutamat-Syndroms.« So wurden glutamatgefütterte Versuchstiere in »grotesker Weise« dick. Bei Pflanzen wird dieser Effekt in den USA schon ganz gezielt genutzt: mit dem 1998 zugelassenen glutaminsäurehaltigen Wachstumsförderer AuxiGro, der dafür sorgt, dass die Farmer dickere Kartoffeln ernten.

Glutamat ist der wichtigste Zusatzstoff der Lebensmittelindustrie, und vermutlich derjenige mit den weitreichendsten Auswirkungen auf das Leben der Menschen. Der Stoff kann eine Fülle von Beschwerden auslösen: Kribbeln am Hals, Schmerzen in Brust und Nacken, auch ordinäres Kopfweh, Herzklopfen, sogar Schwindel und Muskelkrämpfe. Er kann auch zu Bauchkrämpfen führen, zu Erbrechen und Durchfall.

Die typischen Folgen des so genannten China-Restaurant-Syndroms erlebte Björn Glock, Sozialpädagoge aus Braunschweig, tatsächlich in einem China-Restaurant in Wolfsburg: »Die erste Wirkung war: Ich wurde blass. Dann wurden so langsam die Oberarme taub, unbeweglich, richtig lahm. Die Bewegungsannahme war eingeschränkt. Ich hab dann nicht weitergegessen. Dann kam auch die Übelkeit dazu. Ich bin dann auf die Toilette, hab mir kaltes Wasser auf Unterarme und Handgelenke gespritzt, bis es wieder ging.

Es kam noch mal vor bei Kartoffelchips. Genau so, nur abgeschwächter. Blass, Übelkeitsgefühl. Ich hab dann davon abgelassen. Chips ess ich nur noch selten, und dann in kleinen Mengen. Oder ohne Glutamat.« Wenn Glutamat auch dick macht, dann ist der Stoff womöglich einer der Hauptschuldigen an der weltweiten

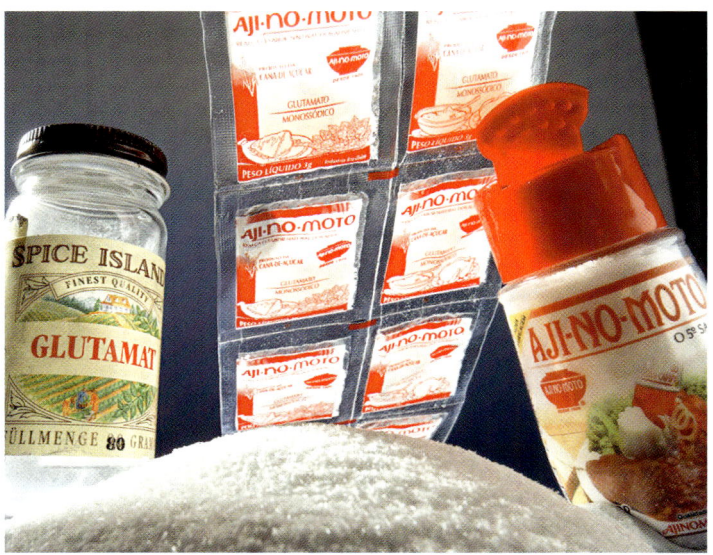

Das Geschmackswunder: Glutamat sorgt für Würze – und manchmal für Schäden im Schädel

Zunahme des Übergewichts. Ende 2005 erschien eine Studie, die diesen Verdacht erhärtet. Eine internationale Forschergruppe um Prof. Michael Hermanussen von der Universität Kiel fand heraus, dass der Geschmacksstoff die Abläufe in bestimmten Gehirnregionen beeinflusst, die für die Regulierung des Appetits zuständig sind, die Nahrungsaufnahme und Sättigung steuern. Genau hier greife Glutamat als Botenstoff ein.

»Der Zusatz von Glutamat kann zu Gefräßigkeit führen«, sagt Prof. Hermanussen. Bei seiner Untersuchung, die im Wissenschaftsjournal *European Journal of Clinical Nutrition* erschienen ist, zeigten die Versuchstiere ein deutlich verändertes Fressverhalten: Unter Glutamat-Einfluss fraßen sie fast doppelt so viel wie ohne.

Übergewicht ist eine Ursache für viele andere Krankheiten, von Bluthochdruck über Herzleiden bis zur Zuckerkrankheit, und damit einer der wichtigsten Kostentreiber im Gesundheitswesen. Wenn Glutamat, das weiße Pulver mit dem intensiven Geschmack, daran eine Mitschuld hat, dann hätte die billige Würze teure Folgen.

Hermanussen empfahl daher den Behörden, die Zulassung des Nahrungszusatzes zu überprüfen. Hermanussen ging aber noch weiter. Mediziner suchen ja bei allen Leiden nach einer heilenden Pille. Hermanussen hat die Pille gefunden, die beim Übergewicht helfen könnte. Zumindest bremste sie bei seinen Patienten die Gefräßigkeit. Nicht über Nacht, aber im Tagesverlauf. Hermanussen: »Die fangen am Morgen an und sind schon am Abend weniger hungrig.« Seine Patienten hätten binnen zwei Monaten zwischen sieben und 15 Kilogramm abgenommen.

Das Medikament heißt Memantine – und ist für einen ganz anderen Zweck entwickelt worden: als Alzheimer-Arznei. Und ist nicht ganz ungefährlich. »Häufige Nebenwirkungen« sind nach Herstellerangaben Halluzinationen, Verwirrtheit, Schwindel, Kopfschmerzen und Müdigkeit.

Wenn ein Medikament gleichzeitig gegen Übergewicht und Alzheimer wirken kann, indem es die Glutamat-Rezeptoren im Gehirn blockiert, dann bedeutet das: Glutamat ist womöglich nicht nur bei der Gefräßigkeit beteiligt, sondern auch bei Alzheimer.

Und tatsächlich gibt es einige Wissenschaftler, die glauben, Belege für diesen Verdacht gefunden zu haben.

Glutamat ist eigentlich ein ganz normaler, aber äußerst wichtiger Botenstoff im Gehirn, lebensnotwendig, in vielen Nahrungsmitteln von Natur aus enthalten. In Tomaten, Eiern, Rindfleisch, ja sogar in der Muttermilch. Sie enthält 22 Milligramm pro 100 Gramm, Sojasauce enthält 1090 Milligramm, Parmesan gar 1200. Doch es kann auch das Hirn schädigen – im Übermaß. Glutamat geht auf den Geist. Es kann Hirnzellen zerstören – in hoher Dosis, aber auch schon beim normalen Verzehr von Kartoffelchips und Tütensuppen, meinen zumindest manche Forscher, wie etwa der US-Forscher John Olney von der Washington University in St. Louis (Missouri).

Dies sei besonders »besorgniserregend«, sagt auch der Heidelberger Neurowissenschaftler Konrad Beyreuther. Glutamat sei ein »Nervenzellgift« und werde »heute bei allen neurogenerativen Erkrankungen«, wie Alzheimer, Parkinson oder Multipler Sklerose »als kritischer Punkt angesehen« (siehe Hans-Ulrich Grimm / Bernhard Ubbenhorst: »Die Ernährungslüge«).

Das Risiko steigt mit den Verzehrmengen: Der weltweite Absatz hat sich von 1976 bis 2005 versechsfacht, auf 1,7 Millionen Tonnen pro Jahr. Das weiße Pulver ist in nahezu allen Fertigsuppen, Soßen, salzigen und würzigen Sachen im Supermarkt enthalten. Es schmeckt intensiv würzig, »umami«, wie die Japaner sagen, was »köstlich« bedeutet. Der so genannte Geschmacksverstärker ist beliebt bei den Food-Konzernen, weil er Geschmack billiger macht.

Glutamat gilt – immer noch – als unbedenklich. Es ist offiziell als Lebensmittelzusatz zugelassen, in den USA seit 1959, und wird von der Europäischen Union in die sicherste Kategorie der Additive eingestuft. Viele der schädlichen Wirkungen haben die Forscher erst lange nach der Zulassung als Zusatzstoff festgestellt. 1968 beschrieb der Arzt Dr. Robert Ho Man Kwok in einem Brief an das *New England Journal of Medicine* erstmals das »merkwürdige Set von Symptomen«, das als »China-Restaurant-Syndrom« berühmt werden sollte. Etwa zur gleichen Zeit zeigte sich, dass Glutamat bei Versuchstieren in hoher Dosis zu Hirnschäden führt.

Zum Gift aber wird es im Übermaß. Und heute droht der Glutamat-Overkill. Schlechte Wirte nennen das Pulver »Maria Hilf«, als Nothelfer in faden Fällen. Die Nahrungsindustrie nimmt es für fast alles, was würzig schmecken soll. Es ist in der »Champignoncreme Suppe« von Knorr enthalten, der »Knorr Spaghetteria Tomaten Sauce für Spaghetti Napoli«, der »Chicken Noodle Soup« von Campbell's und in vielen Maggi-Erzeugnissen wie der »Rinds-Bouillon«, auch in der »5-Minuten-Terrine Kartoffelbrei mit Röstzwiebeln und Croûtons«. Es ist in vielen Schinken drin und in fast jeder Salami, in Leberwurst und Fleischsalat, auch beim Metzger an der Ecke. Und auch in Knabbersachen wie den »Original Chipsletten« von Bahlsen und den Chips von Chio, die mit dem witzigen Slogan im Fernsehwerbe-Spot: »Würze auf eigene Gefahr«.

»Würze« ist auch eine der vielen Bezeichnungen, unter denen Glutamat auf dem Etikett erscheinen kann. Dort kann »Natriumglutamat« stehen, E 620 bis E 625, oder auch »Geschmacksverstärker«. Es kann auch unter vielen anderen Bezeichnungen auftauchen: Wenn »Aroma« draufsteht, können bis zu 30 Prozent reines Natriumglutamat drin sein. Auch wenn »Carrageen« angegeben ist oder »Maltodextrin«, »Weizenprotein« oder gar »Trockenmilcherzeugnis«, kann Glutamat seine Wirkung entfalten.

Bio-Lebensmittel enthalten gemeinhin kein Glutamat. Wenn Bio-Produzenten aber den Ehrgeiz entwickeln, den typischen Tütensuppengeschmack nachzuempfinden, dann kommen sie offenbar um Glutamat nicht herum. Das ist der Geschmack, den die Kinder der Tütensuppenmütter lieben.

Weil die Vokabel Glutamat in der Bio-Sphäre aber einen schlechten Klang hat, taucht sie dort nicht auf dem Etikett auf. Das Glutamat ist dort getarnt, in den Bio-Suppenwürfeln des Öko-Riesen Rapunzel etwa als »Hefeextrakt«. In der »Klaren Suppe«, wie die Firma auf Nachfrage mitteilte, seien 2,7 Prozent Glutamat enthalten, im Brühwürfel (»salzarm«) 4,9 Prozent. Besonders empfindlichen Menschen rät die Bio-Firma – auf Befragen – vom Verzehr eher ab: Das Hefeextrakt-Glutamat wirke exakt gleich wie das pure Pulver.

Offiziell gilt Glutamat im Übrigen als harmlos: Das Berliner Bundesinstitut für Risikobewertung (BfR) hat »keine Bedenken« gegen die gelegentliche Verwendung geringer Mengen. Die Deutsche Gesellschaft für Ernährung (DGE) meint sogar, selbst bei häufigem Verzehr größerer Mengen sei »kein schädigender Einfluss« zu erwarten. Die Experten verweisen, wie auch die Nahrungshersteller, in der Regel bei solchen Unbedenklichkeitserklärungen auf das so genannte »Hohenheimer Konsensus Gespräch«, zu dem sich hochrangige Professoren im Jahre 1996 in der Universität Stuttgart-Hohenheim versammelt hatten. Konsens war: dass Glutamat »auch in hohen Dosen keine spezifischen Nebenwirkungen aufweist.«

Was bisher nicht bekannt war: Das »Hohenheimer Konsensusgespräch« fand auf Wunsch des Glutamat-Weltmarktführers Ajinomoto statt, vermittelt über den Glutamat-Informationsdienst im hessischen Kronberg, bezahlt vom Verband der europäischen Glutamathersteller COFAG (Comité des Fabricants d'Acide Glumatique de la Communauté Européenne).

Der Hohenheimer Professor Hans Konrad Biesalski bot solche Konsensrunden gegen Bezahlung an, vermittelt über eine Firma namens FEP Science im nahen Esslingen, die seiner Gattin Ursula gehört. Der Professor stellte dann eine gewissermaßen amtliche wissenschaftliche Bescheinigung aus, das Konsensuspapier. Die teilnehmenden Professoren indessen, versicherte Organisator Biesalski, bekämen für ihre Bemühungen kein Honorar.

Nachdem diese Praxis öffentlich geworden war (siehe Hans-Ulrich Grimm / Bernhard Ubbenhorst: »Die Ernährungslüge«), untersagte das Wissenschaftsministerium sie. Zwar sei, so der Universitätsrektor, nicht gegen wissenschaftliche Standards verstoßen worden. Immerhin gehörten die eingeladenen Professoren zur ersten Garde. Doch Name und Logo der Hohenheimer Universität darf Biesalski ohne Genehmigung der zuständigen Universitätsgremien nicht mehr verwenden, außerdem musste er nachträglich eine Abgabe für die Nutzung der Hochschulräume im Rahmen seiner Nebentätigkeit bezahlen.

Die offizielle Bewertung des Geschmackszusatzes wurde gleichwohl nicht geändert. Über die Nebenwirkungen wird auf den Lebensmittelpackungen nicht informiert.

Anders ist es bei jenen Produkten, bei denen die hirnwirksamen Eigenschaften des Botenstoffes gezielt genutzt werden sollen.

Bei Pillen wie »Gluti-Agil« oder »Glutamin-Verla« beispielsweise. Sie sollen die geistige Leistungsfähigkeit bei Kindern und Jugendlichen verbessern. Auf dem Beipackzettel wird vor Nebenwirkungen gewarnt: »motorische Unruhe«, »Bewegungsdrang«, auch »Schlafstörungen«. All das ist ja heute weit verbreitet, vor allem bei Kindern und Jugendlichen, man nennt es: Hyperaktivität.

Eine Pille enthält die gleiche Dosis wie eine Packung Knabberchips. Auf den Chipspackungen fehlt eine solche Warnung. Auch auf 5-Minuten-Terrinen und Tütensuppen wird nicht darauf hingewiesen, dass eine Überdosis Kinder hibbelig macht und die Aufmerksamkeit in der Schule und die Nachtruhe stören könnte.

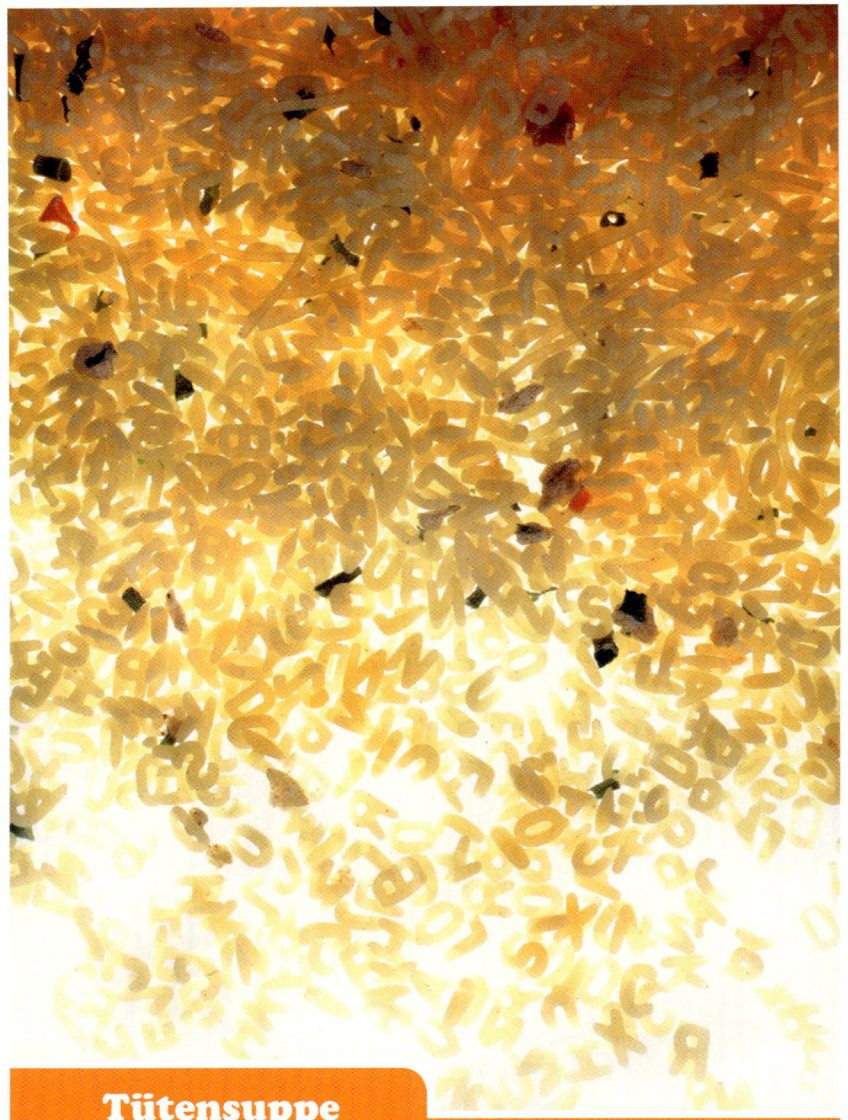

Tütensuppe

Die interessante Zutat Aroma

Wozu das denn? Sorgt für Geschmack, wo keiner ist

Nachteil Ist irgendwie Betrug

Die sanfte Alternative Dosensuppen ohne Aromazusatz

Radikale Lösung Selbst kochen – oder rüber zur Nachbarin
mit der vertrauenserweckenden Kittelschürze

Generation Fruchtzwerg
Die Belastung der Kinder durch die Chemie im Essen

Wie Haribo einmal sehr besorgt und einmal sehr hartherzig reagierte
» Warnhinweise auf Süßigkeiten? » Zusatzstoffe in Kaugummis, Chips
und Bonbons: Gemeinsam sind sie unausstehlich » Amerikanische
Wissenschaftler fordern Maßnahmen gegen hohen Cola-Konsum

Die junge Frau ist sehr hübsch, und sie weiß genau, was sie tut. Bevor sie mit ihrer Aktion beginnt, geht sie zum Eckschrank, holt blaue Einmalhandschuhe Marke Visotril Supersoft aus der Packung. Sie streift sie über.

Sie nimmt ein paar Gummibärchen aus der Tüte, füllt sie in ein tassengroßes acrylgläsernes Behältnis. Sie schraubt es mit einem kräftigen Druck auf den Mixer Marke Primax.

Sie drückt einen Knopf, dann wirbeln die Gummibärchen in die Luft, unten rotiert ein scharfes Messer, es schleudert die unschuldigen Bärchen in die Höhe, sie sausen herum, nur eines kann sich retten, es klammert sich an der Decke fest. Es sieht verängstigt aus.

Unten rotiert das Messer weiter, die anderen Bärchen hängen aneinander, schon sind sie gar nicht mehr zu unterscheiden, sie schmiegen sich zusammen und werden bald zu einem einzigen Klumpen. Das Gummibärchenmassaker währt nur wenige Sekunden. Dann sind die Bärchen mausetot, »homogenisiert«, wie die junge Frau nüchtern sagt. Sie hat studiert und betreibt so etwas ohne Emotionen.

Es sieht hier aus wie in einer normalen Küche. Ein Büfett mit Ölflaschen und Essig, ein Gefrierbeutel mit Trauben, ein Netz mit Tomaten, eine Kiste Pfirsiche. Und eine Tüte Haribo Goldbären.

Die junge Frau heißt Anja Bostel und ist Lebensmittelchemikerin. Sie betrachtet die Gummibärchen als Untersuchungsobjekte. Das Küchenregal steht in ihrem Stuttgarter Labor. Auftraggeber ist der Internet-Informationsdienst **Dr. Watson Der Food Detektiv**.

Die Goldbären werden, nachdem sie homogenisiert sind, in ein anderes Labor verschickt, dort kommt es zum »Mikrowellenaufschluss«, dann wird mit Hilfe aufwendiger analytischer Methoden und moderner Messtechniken der Inhalt analysiert. Nach ein paar Tagen steht das Ergebnis fest.

Es geht um Aluminium. Aluminium ist für die offizielle Lebensmittelüberwachung kein besonders wichtiges Thema. Das Leichtmetall käme, so die offizielle Version, ohnehin überall vor, auch in der Natur, in Karotten, in Käse, es sei ein normaler Bestandteil der Erdkruste und daher kaum zu umgehen.

Andererseits ist Aluminium für die Gesundheit ein ernst zu nehmendes Risiko. Die Wissenschaftler sind sich zwar über das Ausmaß der Gefahren nicht einig. Insbesondere die Aluminiumindustrie ist von der Harmlosigkeit ihres sanft glänzenden Metalls zutiefst überzeugt. Doch neue Untersuchungen, aus den Jahren 2005 und 2006, erhärten den Verdacht, dass das Leichtmetall bei der Alzheimer-Krankheit eine unheilvolle Rolle spielt und auch Lern- und Verhaltensstörungen, das unter Kindern immer häufiger anzutreffende Aufmerksamkeits-Defizit-Syndrom (ADS) befördern kann.

Dabei spielt ein anderer Zusatzstoff eine wichtige Rolle: Zitronensäure. Sie ist in vielen Nahrungsmitteln aus dem Supermarkt enthalten, in Fertiggerichten, Bonbons. Und – in Gummibärchen (siehe Kapitel 6). Zitronensäure kann dazu beitragen, dass Aluminium ins Gehirn transportiert wird, als »trojanisches Pferd«, wie der Heidelberger Hirnforscher Konrad Beyreuther sagt.

Unbestritten ist, jedenfalls bei den Behörden, die für den Gesundheitsschutz zuständig sind: Allzu viel Aluminium ist »unerwünscht«. So das Berliner Bundesinstitut für Risikobewertung (BfR) im Jahre 2002. Das Institut musste die Risiken bewerten, die durch Aluminium in Laugengebäck entstehen können. Das Leichtmetall hatte sich beim Backen von den Blechen gelöst und war in Brezeln und Brötchen übergegangen.

Aluminium ist mithin nicht nur ein natürlicher Bestandteil der Erdkruste, von Karotten und Kartoffeln. Mitunter gerät es, wie bei den Brezeln, als unerwünschter Stoff in die Nahrung. Und mitunter wird er auch bewusst eingesetzt: als Lebensmittel-Zusatzstoff.

Es gibt, beispielsweise, so genannte »Aluminiumfarblacke«, bei denen das Leichtmetall hinzugefügt wird, nach Branchenangaben leuchten damit die Farben besser. Auf dem Etikett steht davon nichts.

Zudem gibt es allein neun verschiedene aluminiumhaltige Zusatzstoffe: von Aluminiumsulfat (E 520) bis Aluminiumsilicat (E 559). Sie werden für industriell abgefülltes Eiklar und für kandiertes, kristallisiertes oder glasiertes Obst und Gemüse verwendet, auch als Trennmittel für Soßenpulver und Tütensuppen, sie sorgen dafür, dass abgepackte Käsescheiben nicht aneinander kleben. Solche Sachen kommen in der Welt der Supermärkte häufig vor, und folglich nehmen auch Liebhaber industrieller Nahrung viel von solchen Alu-Zusätzen zu sich: Sie schlucken nach einer Studie der EU-Kommission bis zum 6,2-fachen der wöchentlich akzeptablen Dosis von 7 Milligramm pro Kilogramm Körpergewicht, Kinder sogar bis zum 7,5-fachen.

Zu der Studie hat Deutschland keine Daten beigesteuert (siehe Kapitel 1 und 6). In Deutschland ist die Neugier der Behörden erstaunlich gering, zu erfahren, wie viele Zusatzstoffe die Menschen und namentlich die Kinder verzehren.

Zwar gab es eine Untersuchung im Auftrag des Berliner Verbraucherministeriums, bei der es um die Verzehrsgewohnheiten der Kleinsten ging (die so genannte VELS-Studie: »Verzehrsstudie zur Ermittlung der Lebensmittelaufnahme von Säuglingen und Kleinkindern«), bei der es um die Belastung mit Pflanzenschutzmitteln ging. Sie wurde im Jahre 2002 abgeschlossen.

Dabei wurden um die 400 Nahrungsmittel untersucht, mit großem Aufwand und viel Liebe zum Detail. Daher ist jetzt bekannt, wie viel Süßholztrockendicksaft die Kinder pro Tag zu sich nehmen (im Durchschnitt 0,006 Gramm), wie viel Hirse (0,3 Gramm pro Tag). Wir wissen jetzt auch, dass Körnerfresserei bei den Youngsters nicht weit verbreitet ist: Sie essen kaum Buchweizen (0,03 Gramm), wenig mehr Gerste (0,2 Gramm) und nicht einmal ein Händchen voll Hafer (3,3 Gramm), aber immerhin 48 Milligramm Austernsaitlinge pro Tag und 15 Milligramm Pimpinelle (roh), dazu 3 Milligramm Brunnenkresse und 9 Milligramm Löwenzahn. Im Durchschnitt natürlich. Wir wissen über die Aufnahmemengen von Wassermelonen, Pastinaken, Tomaten Bescheid, kennen die Daten bei Datteln und Erdbeeren, Esskastanien, Milch und Wurst, kennen den Pro-Kind-Verzehr von Hase, Reh und Wildenten, alles aufs Milligramm genau, selbst bei den außergewöhnlichsten Spezereien. Nur: Das Naheliegende wurde nicht untersucht.

Wie viele Gummibärchen, wie viel Eis, wie viel Nutella unsere Kleinen essen, das wissen wir nicht. Das wollen unsere Behörden offenbar auch gar nicht wissen.

Dabei wären die Zahlen sehr eindrucksvoll. Allein im Hamburger Nestlé-Werk werden jeden Tag 100 Millionen Smarties produziert, berichtete das *Hamburger Abendblatt*, 20.000 Tonnen im Jahr, wie die *Welt* angab. Das mag ein bisschen übertrieben sein, Nestlé selbst gibt die Jahresproduktion aber immerhin mit 16.000 Tonnen an. Nur: Wie viel die deutschen Kids pro Tag schlucken, das ist von der Firma nicht zu erfahren. Die Firma will »aus Wettbewerbsgründen keine exakten Zahlen veröffentlichen«, so Nestlé auf Anfrage.

So ist das häufig. Der Zürcher Allergologe Professor Brunello Wüthrich wandte sich einmal an die Firma Haribo mit der Bitte, sie möge ihm doch Proben der Inhaltsstoffe der Gummibärchen schicken: Er wollte herausfinden, auf welche Inhaltsstoffe eine kleine Patientin allergisch war. Die Zweieinhalbjährige war nach Genuss von Haribo Goldbären beinahe gestorben. Der Professor schrieb an die Firma:

»Wir müssen den Fall eines 2-jährigen Mädchens abklären, welches nach Genuss von Haribo Goldbären innerhalb einer Viertelstunde eine schwere allergische Reaktion mit generalisiertem Nesselausschlag, Augen- und Lippenschwellung, Asthma-Anfall, Blässe und Kollaps erlitt, was eine notfallmäßige Spitalbehandlung notwendig machte.«

Die Untersuchung ergab offenbar eine besondere Haribo-Allergie: Es ergaben sich »Sofortreaktionen auf die Haribo Goldbären türkis, rot, gelb, lila und später auch auf die Goldbären Tropifrutti«.

Der Professor bat, »kleine Proben« der Zusätze in diesen Gummibärchen »raschmöglichst zu liefern, um das Allergen identifizieren und dem Mädchen eine ähnliche Situation ersparen zu können«. Doch er bekam sie leider nicht.

Haribo schrieb: »Leider ist es uns nicht möglich, Ihnen Proben der einzelnen Rohstoffe zukommen zu lassen, da auch die Qualität der Rohstoffe sowie deren Zusammensetzung äußerst vertraulich behandelt werden.« Die Dame vom Haribo-Kundenservice bat noch: »Hoffentlich haben Sie dafür Verständnis« und wünschte der kleinen Patientin für die Zukunft »alles, alles Gute«.

Das ist die Regel. Was die Menschen schlucken, dürfen sie nicht so genau erfahren. Wenn es aus einer Fabrik kommt, ist es deren Betriebsgeheimnis.

Doch schon die Summe der Chemikalien ist beeindruckend.

Etwa bei den Farbstoffen. Insgesamt sind es, bei Kindern unter 3 Jahren mit hohem Süßigkeitenkonsum, bis zu 560 Milligramm am Tag, wie die Studie der EU-Kommission ergab. In früheren Zeiten, als die Farbstoffe zugelassen wurden, gingen die Experten noch von 25 Milligramm pro Tag aus.

Die Kinder nehmen auch Phosphorsäure zu sich (in Coca-Cola), Konservierungsstoffe wie Benzoesäure (etwa in der Gurke im Hamburger von McDonald's), Geschmacksverstärker wie Glutamat (in Chio Chips und Chipsfrisch), Emulgatoren (im Schokokuss Dickmann und im Magnum-Eis), Süßstoffe (etwa in zuckerfreien Kaugummis von Wrigleys oder in Vivils zuckerfreiem Pfefferminz).

Die Kinder aus der Generation Fruchtzwerg werden genährt mit den Erzeugnissen der Chemie.

Leider weiß niemand, wann Lara, Lars und Luca die Grenze überschreiten, wenn sie an einem Tag mal von Smarties naschen, dann ein Magnum lutschen, zwischendurch Fanta trinken, einen Hamburger bei McDonald's essen, ein paar Chio-Chips knabbern und dann noch eine 5-Minuten-Terrine schlürfen. Oder ob sie die Unbedenklichkeitsgrenze nicht schon längst überschritten haben.

Der Verdacht liegt allerdings nahe, dass viele Kinder von vielen Zusatzstoffen weit mehr verspeisen, als ihnen gut tut.

Darauf deutet jedenfalls jene amtliche Untersuchung über den Verzehr von Lebensmittel-Zusatzstoffen hin, die die EU-Kommis-

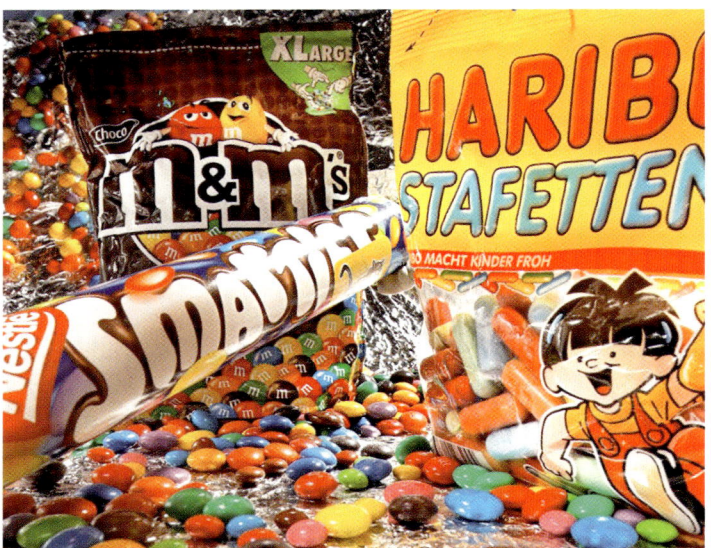

Aluminium in Süßigkeiten: Ganz natürlich – oder eine vermeidbare Gefahr fürs Gehirn?

sion im Jahr 2001 veröffentlicht hat. Neuere Zahlen gibt es nicht, und deutsche Zahlen gibt es erst recht nicht (siehe Kapitel 1 und 6). Experten nehmen aber an, dass die EU-Zahlen auch auf Deutschland zutreffen, denn sie stammen aus Ländern, die mit Deutschland oder auch der Schweiz durchaus vergleichbar sind (Österreich, Frankreich, Spanien, Großbritannien und andere).

Die Brüsseler Untersuchung berücksichtigt erstmals nicht nur den durchschnittlichen Pro-Kopf-Verbrauch, sondern auch die Verzehrmengen jener Fast-Food-Junkies, die häufiger Tütensuppen und Fünf-Minuten-Terrinen löffeln oder einen BigMac verschlingen. Erstmals untersucht die Studie auch die Belastung von Kindern.

Als Maß fürs Unbedenkliche gilt der so genannte ADI-Wert (»Acceptable Daily Intake«: die akzeptable tägliche Dosis). Bei allen Additiven gaben die EU-Rechercheure eine Spannweite an, von jenen, die wenig Industriekost zu sich nehmen, bis zu den harten Fans von Industrie-Food. Das Ergebnis war erstaunlich bis erschreckend. Bei Phosphorsäure beispielsweise (E 338). Phosphorsäure trinkt niemand pur, doch wer Cola mag, nimmt davon reichlich zu sich. Und Phosphorsäure kann gravierende Wirkungen haben. Beispielsweise Knochenschwund. Die Berliner Osteoporose-Expertin, Professor Jutta Semler, hatte schon einen elfjährigen Jungen behandelt, dessen Knochen »regelrecht zerbröselt« (Semler) sind. Ursache: fortgesetzter Cola-Konsum, täglich drei große Flaschen, und zum Essen gab es nur eine Zuckerschnecke (Siehe Hans-Ulrich Grimm: »Aus Teufels Topf«). Die Phosphorsäure in der Cola gilt als »Kalziumräuber« und macht die Knochen mürbe.

Die Beobachtungen der Berliner Knochenspezialistin werden durch wissenschaftliche Untersuchungen in vielen Ländern bestätigt. Schon 1982 wiesen US-Wissenschaftler erstmals auf den Zusammenhang zwischen Colakonsum und Knochenschwäche hin. Nach einer amerikanischen Studie aus dem Jahr 2000 steigt vor allem bei Mädchen das Risiko für Knochenbrüche mit zunehmendem Colakonsum. Die Untersuchung der renommierten Harvard Medical School an 460 Girls ergab, dass jene Teenies, die Cola trinken, fünfmal so viel Knochenbrüche hatten wie jene, die Mineralwasser tranken. Eine Studie aus Mexiko ergab 1999, dass Frauen, die eine oder mehr Flaschen Cola am Tag tranken, nach den Wechseljahren eine geringere Kalziumkonzentration im Blut haben – und damit ein erhöhtes Risiko für Osteoporose. »Regelmäßiger Colakonsum führt zu schwachen Knochen unter Jugendlichen«, sagt auch der französische Ernährungsexperte Jean-Paul Curtay.

Die Harvard Medical School schlug »Alarm« und forderte politische Maßnahmen gegen den riskanten Cola-Konsum. Von Phosphorsäure nehmen viele Kids schon im jüngsten Alter fast das Doppelte dessen zu sich, was noch akzeptabel wäre: Nach der EU-Studie von 2001 lag die Spannbreite bei Kleinkindern mit einem Körpergewicht von bis zu 15 Kilogramm bei 53 bis 172 Prozent – mithin bis zu beinahe dem Doppelten der täglich akzeptablen Menge.

Noch mehr nehmen viele Kinder von den so genannten Sulfiten zu sich, jenen Schwefelverbindungen, die die E-Nummern 220 bis 228 tragen. Diese Zusatzstoffe sind besonders beliebt bei Bakterien, die von Schwefel leben – und sich munter vermehren, wenn Futter reichlich vorhanden ist. Diese Bakterien sind sehr aggressiv, bei Ölfirmen gefürchtet, weil sie die Pipelines anfressen.

Die Schwefelverbindungen sind besonders dann anzutreffen, wenn jemand viel Fleisch isst. Oder viele Lebensmittel, die die Stoffe zur Konservierung enthalten: Die Substanzen E 220 bis E 228 sind für 61 Lebensmittelgruppen zugelassen, von Marmelade und Süßwaren bis zu Senf. Der ADI-Wert liegt bei 0,7 Milligramm pro Kilo Körpergewicht. Dieser Wert ist schon erreicht, wenn ein 80-Kilo-Mann einen 125-Gramm-Hamburger isst mit der zugelassenen Höchstmenge an Schwefelzusatz, 56,25 Milligramm. Bei einem Kind mit 40 Kilo enthält so ein Hamburger dann allerdings schon die doppelte Menge dessen, was noch akzeptabel wäre.

E 223, Natriumdisulfit, ist im Kartoffelpüree von Pfanni und der 5-Minuten-Terrine Kartoffelbrei mit Röstzwiebeln und Croûtons von Maggi enthalten. Die Soft-Aprikosen von Seeberger enthalten Schwefeldioxid (E 220).

Bei der Gesamtbevölkerung liegt der Verzehr laut EU-Kommission bei 20 bis 266 Prozent des ADI-Werts, bei Kleinkindern bei 83 bis 1227 Prozent – also bis zum Zwölffachen dessen, was akzeptabel wäre. Schon einzeln betrachtet ist also die Unbedenklichkeits-Grenze bei vielen Substanzen überschritten.

Was bei der Zulassung dieser Ingredienzen noch gar nicht berücksichtigt wurde, sind die Wechselwirkungen zwischen den einzelnen Chemikalien. Sie können offenbar, nach neuen Untersuchungen, die Gesundheitsschäden vervielfachen.

Diese Wechselwirkungen werden immer wichtiger. Denn: Wer Industrieprodukte verzehrt, verzehrt ja nicht ein einzelnes Körnchen Glutamat, sondern einen ganzen Cocktail von Chemikalien.

Die Erkenntnisse über das Zusammenwirken (»Synergie«) der verschiedenen Chemikalien stammen aus jüngster Zeit: Eine Studie der Universität Liverpool, die im März 2006 veröffentlicht wurde, untersuchte, was passiert, wenn mehrere Zusatzstoffe zusammen verabreicht werden.

Zum Einsatz kamen zwei Farbstoffe, ein Geschmacksverstärker und ein Süßstoff: ein gelber Farbstoff mit dem Kürzel E 104 (Chinolingelb), die blaue Farbe mit der Kennziffer E 133 (Brillantblau), der Geschmacksverstärker Glutamat, E 621, und der Süßstoff Aspartam, E 951.

Die Zusatzstoffe zählen zu den wichtigsten Hilfsmitteln der Nahrungsmittelindustrie. Sie sind in Bonbons enthalten, in Kaugummis, Fertiggerichten, Snacks, auch industriellen Desserts.

Die möglichen Folgen reichen von Hyperaktivität und Lernstörungen bis zu Krankheiten wie Alzheimer und Parkinson.

Das Ergebnis: Die schädliche Wirkung der Zusatzstoffe auf das Gehirn (Neurotoxizität) addierte sich nicht, wie zu erwarten wäre, sondern vervielfachte sich.

Die britischen Wissenschaftler hatten im Labor den Einfluss der Lebensmittel-Zusatzstoffe auf einzelne Nervenzellen untersucht. Es ging dabei um das Wachstum der Zellen – weil die Forscher die Wirkung der Zusatzstoffe in der frühen Kindheit untersuchen wollten, wenn das Gehirn sich noch formt und mögliche Schädigungen besonders weitreichende Folgen haben.

Und das Wachstum der Zellen wurde nachhaltig beeinträchtigt – durch den Zusatzstoff-Mix noch mehr als bei der Addition der Effekte der einzelnen Stoffe: Eine Mischung aus dem blauen Farbstoff E 133 und Glutamat (E 621) etwa bremste das Zellwachstum nicht, wie zu erwarten gewesen wäre, um 15,8 Prozent, sondern um 46,1 Prozent. Eins und eins ist bei Zusatzstoffen also nicht gleich zwei, sondern, sagen wir, sechs.

Nach Ansicht der Forscher stützen diese Erkenntnisse den Verdacht, dass die untersuchten Zusatzstoffe zu Hyperaktivität und Lernstörungen, Verhaltensauffälligkeiten und Konzentrationsproblemen führen können. Eigentlich tragen die Hersteller, so will es die offizielle EU-Politik, die primäre Verantwortung für die Sicher-

heit ihrer Produkte. Wenn es aber um die chemische Kontamination mit Zusatzstoffen geht, verweisen die Firmen gern auf die Behörden: Coca-Cola etwa weist die Verantwortung von sich: »Bei
Phosphorsäure (E 338) handelt es sich um einen europaweit zugelassenen Zusatzstoff. Die gesetzliche Unbedenklichkeit als Zusatzstoff ist somit amtlich verbürgt.«

Der britische Schuldirektor Gordon Walker hat schon mal ein
Pilotprojekt in Sachen Selbstverantwortung gestartet. Er und die
Lehrer an der Tywardreath Primary School im südenglischen St.
Austell waren von nachlassenden Leistungen, Aufsässigkeit, Unru-
he der Schüler genervt.

Er hatte schon länger die zahlreichen Zusatzstoffe als Verhaltens-
Störer in Verdacht. Er startete darum, zusammen mit Eltern und
Lehrern, das Projekt einer »Zusatzstofffreien Woche«. Walker legte
den Eltern eine Liste mit den 16 schlimmsten Zusatzstoffen vor:
Darunter E 102, Tartrazin, ein Farbstoff, der zu den Zusatzstoffen
mit dem höchsten allergenen Potenzial zählt. Hautreaktionen, Er-
stickungsanfälle, Asthmaanfälle und verschwommenes Sehen waren nur einige der beobachteten Symptome. Auch Benzoesäure
(E 210) stand auf der Liste, ein Konservierungsstoff, der unter anderem in der Gurkenscheibe im Hamburger von McDonald's enthalten ist. Er kann Asthma und Nesselsucht auslösen. Für Tiere
ist der Stoff verboten: In London starben einmal in einem Tierasyl
40 Prozent aller Katzen.

Das Resultat der Additiv-Abstinenz war erstaunlich: 140 seiner 314
Schüler machten mit, sie umgingen eine Woche lang die inkrimi-

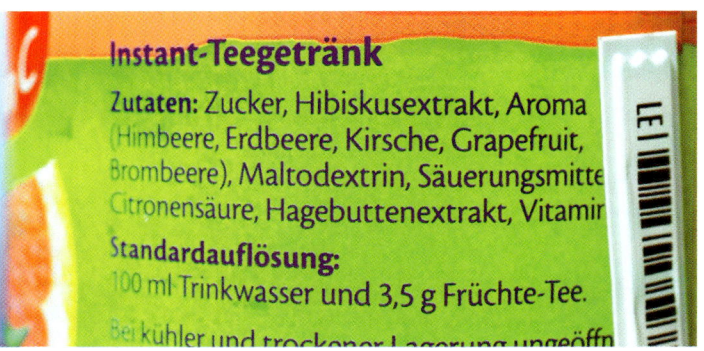

**Lauter Illusionen: Statt Erdbeeren, Himbeeren, Kirschen ist bloß
Chemie-Aroma im Tee**

nierten Chemikalien – und fühlten sich deutlich besser. Das jedenfalls teilten die Eltern und Lehrer dem Schulleiter hinterher mit:
»Die meisten nahmen eine Verbesserung im Verhalten wahr«, sagt
Walker. »Sie sagten, die Kinder wurden ruhiger und gelassener,
und vor allem das Lehrpersonal beobachtete eine Verbesserung im
Aufmerksamkeitsniveau der Kinder.«
Es war kein wissenschaftliches Experiment, sondern einfach der Versuch, die Verhältnisse zu bessern. Wobei die vorliegenden wissenschaftlichen Daten dem britischen Schuldirektor Recht geben.
Zahlreiche Studien belegen den Nutzen solcher zusatzstofffreier
Diäten, etwa bei Aufmerksamkeitsstörungen und Lernschwächen
(Aufmerksamkeits-Defizit-Hyperaktivtäts-Syndrom, ADHS oder
Aufmerksamkeits-Defizit-Syndrom, ADS, siehe auch Hans-Ulrich
Grimm / Bernhard Ubbenhorst: »Die Ernährungslüge«).
Welche Stoffe im Einzelnen zu Unruhe und Lernschwäche führen,
ist dabei schwer auszumachen. Sicher ist bei den Chemikalien: weniger wäre besser. Wie im Falle von Aluminium.
Das Berliner Institut für Risikobewertung (BfR) jedenfalls befand
nach den Alu-Funden in Brezeln, dass die gefundenen Mengen
»nicht als bedenklich bezeichnet werden« könnten.
»Andererseits«, so der Risiko-Check der Behörde, erhöhten die
Alu-Brezeln die Aluminiumaufnahme aus Lebensmitteln, und das
sei »aus allgemeinen Vorsorgegründen als unerwünscht zu betrachten«.
Wenn man einen Grenzwert suche, empfahlen die Berliner den in
Bayern gültigen Alu-Grenzwert für Laugengebäck: 10 Milligramm
pro Kilogramm. Viele Süßigkeiten liegen oberhalb dieses Wertes,
wie Untersuchungen des Stuttgarter Labors Bostel für Dr. Watson
ergaben. Smarties hatten 12 Milligramm, Gepa-Fairena Bio Noir
Schokolade 16, Haribo-Stafetten lagen bei 42 Milligramm, und Ritter Sport Dunkle Voll-Nuss bei 55 Milligramm.
»Das sind dramatische Konzentrationen«, sagt Hermann Kruse,
stellvertretender Direktor des Instituts für Toxikologie an der Universität Kiel. Er fordert: »Das Aluminium muss auf jeden Fall deklariert werden.« Auch »Warnhinweise« seien »notwendig«, in denen
auf die Konsequenzen des Genusses bunter Bonbons für Verhalten,
Gedächtnis und Lernfähigkeit hingewiesen wird.
Die Hersteller wie Ritter Sport und Gepa rechtfertigen die hohen
Werte mit der natürlichen Belastung des dunklen Kakaos.

Die Natur hat allerdings nicht überall die gleichen Alu-Werte vorgezeichnet: So hatte etwa die ebenfalls sehr dunkle Valrhona Schokolade mit 61 Prozent Kakaoanteil nur 9 Milligramm Aluminium – unterhalb des Brezel-Limits.

Nestlé begründete den Aluminiumgehalt in Smarties mit dem Kakao-Anteil in den bunten Bonbons. Ganz innen drin in den Smarties ist ein kleiner dunkler Fleck: Ein Herz aus Schokolade sozusagen. Ein kleiner Teil könne auch aus dem Farbstoff E 110 kommen, ebenfalls von Natur aus.

Auch die Haribo-Stafetten hingegen enthalten keinerlei Kakao, aber hatten so hohe Alu-Werte, dass offenbar die Herstellerfirma selbst erschrak: 42 Milligramm. Haribo kündigte an, den Aluminiumgehalt umgehend zu senken und dafür das Produktionsverfahren zu ändern. Als Ursache hatten die Haribo-Spezialisten einen Stoff namens Talkum identifiziert. Dieser werde zur »Herstellung eines besseren Glanzes« und zur »Vermeidung eines Aneinanderklebens der Lakritzstücke« verwendet.

Die Firma wolle, so erklärte sie nach der Anfrage von **Dr. Watson Der Food Detektiv**, »kurzfristig, d.h. innerhalb der nächsten Tage« die Produktion so umstellen, dass durch eine »veränderte Glänztechnik« der Einsatz von Talkum verringert und der Aluminium-Gehalt unter den bayrischen Grenzwert für Laugengebäck abgesenkt werde.

Immerhin: Die normalen Gummibärchen hatten nur 2,5 Milligramm enthalten. Das, so Haribo, sei unvermeidlich.

Das Berliner Verbraucherministerium konnte sich die hohen Aluminiumgehalte nicht so recht erklären, kündigte aber eine Untersuchung an. Es fehlt ein bisschen an der Sensibilität gegenüber den Chemikalien in der Nahrung. Die Behörden, so scheint es, haben sich mit der Kunst-Nahrung arrangiert. Vor einigen Jahren, als eigentlich noch ein Idyll herrschte, im Heim und am Herd noch behaglich die Suppe köchelte, damals sahen die Mediziner und auch die Lebensmittel-Aufseher den Vormarsch der Zusatzstoffe noch sehr skeptisch.

Und sie warnten eindringlich vor gesundheitlichen Gefahren.

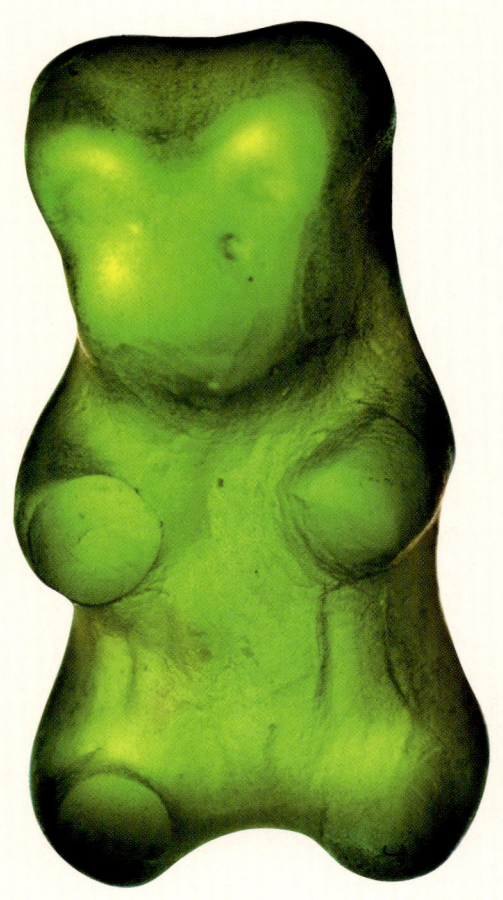

Gummibär

Die interessante Zutat Zitronensäure

Wozu das denn? Sorgt für fruchtig–frischen Geschmack

Nachteil Macht Zähne kaputt, transportiert Metall ins Gehirn

Die sanfte Alternative Süßigkeiten ohne Zitronensäure suchen

Radikale Lösung Gummibärchen selber machen

Bittere Wahrheit
Über Risiken und Nebenwirkungen künstlicher Süßstoffe

Jugend forscht am Kaugummi » Wie gefährlich ist Cola Light? » Der
Freispruch für den Süßstoff Aspartam und die Industrie-Verbindungen
der Experten » Welt der Wunder: Süßstoffe machen Schweine dick
und Menschen dünn

Die beiden Mädchen zogen aus, um die Welt ein bisschen besser
zu machen.
Ihr Objekt: ein vor allem unter Kindern weit verbreiteter Süßstoff. Er steht im Verdacht, Krebs zu erzeugen. Ihr Aktionsfeld: die
Klasse 10c der St.-Nikolaus-Schule im niederrheinischen Kalkar.
Ihr Erfolg: ein Preis beim Wettbewerb »Jugend forscht«.
Yvonne Viljehr und Natja Aaslepp waren ziemlich empört, als sie
erstmals erfuhren, welche Nebenwirkungen der Süßstoff haben
kann, der in vielen Bonbons, in Kaugummis und anderen Süßigkeiten enthalten ist, die als »zuckerfrei« angepriesen werden und
mithin als besonders gesund gelten – für die Zähne. Dass der Süßstoff dem Gehirn schaden könne, wollten sie zunächst kaum glauben. Sie recherchierten im Internet und fanden Vieles. Über 100.000
Einträge zum Thema Aspartam. Manche von ihnen erklärten den
Stoff für vollkommen harmlos. Erstaunlich viele aber berichteten
von Risiken und Nebenwirkungen.
Einige Berichte handelten von Kopfschmerzen und Vergesslichkeit.
Die Mädchen fanden medizinische Studien über einen Zusammenhang zwischen Aspartam und Hirnschäden, ja sogar Krebs. Sie fanden auch Hinweise, dass der Süßstoff bei einer Krankheit namens
Morbus Parkinson eine Rolle spielen kann, einer rätselhaften Schüt-
tellähmung, von der besonders ältere Menschen betroffen sind.
Damit war der Ehrgeiz der Mädchen angestachelt. Sie wollten erst
einmal herausfinden, wie viel ihre Mitschüler von dem Stoff zu sich
nahmen. Sie gingen in den Supermarkt und forschten nach, wo der
Süßstoff überall drin ist. Und sie fanden heraus: Er ist in überraschend vielen Produkten drin, die Kinder zu sich nehmen. In Soft
Drinks wie in Cola Light und Fruchtsäften, in Kaugummis, Husten-
bonbons und Jogurts. Das Problem, so schlossen sie, ist weit verbreitet. Und so starteten sie ihr Projekt, das ihre Zeit bis auf Weite-

res ausfüllen sollte. Titel des Projekts: »Aspartam – Ein Süßstoff mit zweifelhaftem Ruf«.

Aspartam ist einer der erfolgreichsten Zucker-Ersatzstoffe. Neben Saccharin und Cyclamat zählt er zu den Klassikern der künstlichen Süßung. Aspartam (E 951) ist in Europa und den USA der uneingeschränkte Marktführer unter den Süßstoffen.

Weltweit werden jährlich über 15.000 Tonnen davon produziert. Zwei Drittel davon werden allein in den USA in Getränke und Lebensmittel gemischt. Etwa 3500 Tonnen Aspartam kommen jährlich in der europäischen Lebensmittelindustrie zum Einsatz.

Seine Süßkraft beträgt etwa das 200-fache des normalen Haushaltszuckers. Der Süßstoff besteht aus Asparaginsäure und einem Stoff namens Phenylalanin, zwei auch in der Natur vorkommenden Aminosäuren. Werden sie jedoch verbunden, entsteht ein Stoff, den es in der Natur nicht gibt: Aspartam – ein synthetisches, künstliches Produkt.

Erfunden wurde die gewinnträchtige Kombination der zwei unnatürlich verbundenen Aminosäuren 1965 durch puren Zufall. Der amerikanische Chemiker James M. Schlatter, angestellt bei der Firma G. D. Searle (die 1985 vom Konzern Monsanto aufgekauft wurde) in Skokie im US-Bundesstaat Illinois, entdeckte Aspartam und seine enorme Süßkraft beim Versuch, ein Medikament gegen Magengeschwüre herzustellen.

Er hatte sich bei der Arbeit nebenher einen Finger abgeleckt. Und festgestellt: Da war eine völlig neue Süße entstanden.

Das Patent, das sein Arbeitgeber darauf anmeldete, löste eine lange Erfolgsgeschichte aus.

Produziert wird Aspartam heute nicht nur synthetisch, sondern auch biotechnologisch in riesigen Retorten. Gentechnisch manipulierte Kleinstlebewesen, wie etwa die normalerweise im Darm tätige Bazille *Escherichia coli*, produzieren die Grundstoffe Asparaginsäure und Phenylalanin.

Auch andere Süßstoffe sind rein künstliche Produkte, die in den Labors der Chemieindustrie entstehen. Saccharin (E 954) beispielsweise. Die bitter schmeckende Substanz wird chemisch aus dem Lösungsmittel Toluol hergestellt, das aus Erdöl gewonnen wird und auch im Benzin zu finden ist. Oder auch aus einem Grundstoff namens Phthalsäureanhydrid, das als Ausgangsstoff zur Herstellung von Kunstharzen dient.

Saccharin ist der älteste künstlich hergestellte Süßstoff – und zugleich einer der umstrittensten. Er wurde schon 1878 von den amerikanischen Chemikern Constantin Fahlberg und Ira Remsen entdeckt.

Bereits in Studien aus den 60er-Jahren des letzten Jahrhunderts wurde eine krebserregende Wirkung bei Labortieren festgestellt. 1977 erreichte der Streit um Saccharin einen Höhepunkt, als die Behörden in Kanada es wegen der mutmaßlichen Krebsgefahr verboten hatten. In den USA ließ sich ein Verbot nicht durchsetzen. So einigten sich Behörden und Hersteller auf einen Warnhinweis auf den Verpackungen von mit Saccharin gesüßten Produkten: *»Der Verzehr dieses Produktes kann ihre Gesundheit gefährden. Das Produkt enthält Saccharin, das sich bei Labortieren als krebserregend herausgestellt hat.«*

Bis Ende der 90er-Jahre war der Hinweis in den USA auf vielen Getränkedosen, Kaugummipackungen und Süßwaren zu finden. Danach wurde die Vorschrift nach massiven Protesten der Lebensmittelindustrie aufgehoben, weil neuere Studien die Krebsgefahr für Menschen relativierten. Ähnliches gilt für Cyclamat (E 952), ebenfalls ein künstlicher, chemisch hergestellter Süßstoff, der ähn-

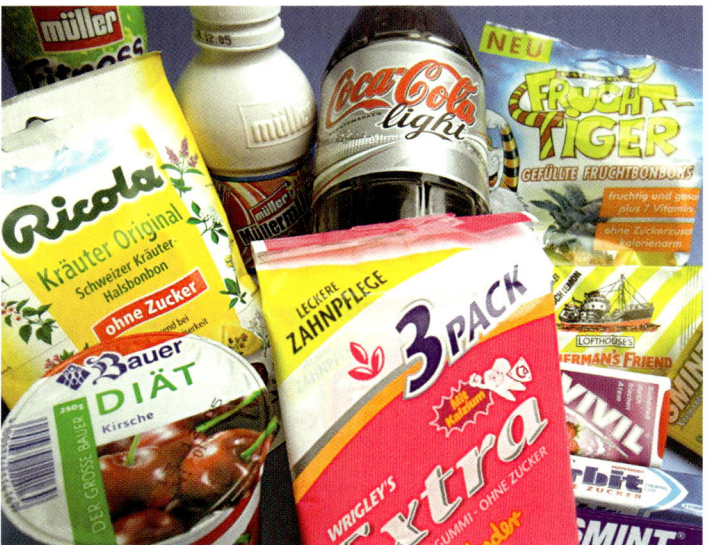

Krebsverdächtig – oder völlig harmlos? Der Süßstoff Aspartam bleibt umstritten

lich umstritten ist wie Saccharin. Auch Cyclamat steht unter Krebsverdacht und ist in den USA sogar seit 1969 verboten. In Europa wurde es in England und Frankreich vorübergehend aus dem Verkehr gezogen. Seit 1995 ist es in ganz Europa wieder im Einsatz.

Der vom deutschen Chemiker Karl Claus bei der Hoechst AG 1967 entdeckte Süßstoff Acesulfam K (e 950) und das immerhin mit einem natürlichen Rohstoff synthetisierte Neohesperidin DC (e 959) komplettieren das Arsenal der künstlichen Süßmacher in der Lebensmittelindustrie.

Die Stoffe haben mit der Schlankheitswelle in der zweiten Hälfte des vorigen Jahrhunderts ihren Siegeszug angetreten.

In den frühen Achtzigerjahren kam die künstliche Süße fast ausschließlich als kalorienreduzierte »Tafelsüße« für Kaffeetrinker oder Diabetiker auf den Tisch. Als zusätzliches Marketing-Argument ließ sich die Sorge der Eltern um die Zahngesundheit ihrer Kinder nutzen, so wurden zuckerfreie Kaugummis und Lutschbonbons zum Massenmarkt. Den endgültigen Durchbruch erzielten die Süßstoffe durch die Übergewichts-Epidemie und das massenhafte Auftreten der Zuckerkrankheit Diabetes.

Und sie haben zudem einen Siegeszug als Ingredienz in Fabriknahrungsmitteln, wie etwa Gewürzgurken, angetreten. Das hat keine gesundheitlichen Gründe, sondern lediglich finanzielle: Die Kunst-Süße ist konkurrenzlos billig. Auf dem Etikett steht dabei nichts von »Light«, nur hinten, im Kleingedruckten, ist der künstliche Süßstoff ausgewiesen.

Viele der Stoffe sind gesundheitlich umstritten, wegen ihrer Nebenwirkungen, aber auch wegen ihrer Effekte: Kritiker werfen den Süßstoffen vor, dass sie eben nicht zum Abnehmen geeignet sind, weil sie eher das Gegenteil bewirken. Und sie verweisen darauf, dass die Süßstoffe in der Tiermast als Masthilfsmittel zugelassen sind und weithin eingesetzt werden.

Mittlerweile haben sich die Süßstoffe auch unter Kindern und Jugendlichen ausgebreitet. Sie werden sogar vielfach von Zahnärzten und Lobby-Vereinigungen für Zahngesundheit empfohlen. Denn sie sollen, als Zuckerersatz, bei der Vorbeugung gegen Karies mithelfen.

So ist es kein Wunder, dass Natja und Yvonne auf viele Erzeugnisse stießen, die ihre Mitschüler täglich oder mehrmals in der Woche zu sich nehmen.

Cola light stand an erster Stelle, dicht gefolgt von Wrigleys Kaugummi, Wick Halsbonbons, Diätfruchtjogurt und Hubba Bubba. Daraus leiteten sie ein dringliches Bedürfnis nach Aufklärung ab, sie starteten eine Unterrichtseinheit zum Thema Aspartam, wiesen mit Bunsenbrenner und einem perfekten Versuchsaufbau nach, aus welchen Chemikalien es besteht, und dass tatsächlich aus Aspartam das giftige Methanol entstehen kann.

Titel der Unterrichtsreihe »Aspartam!!! Nein, danke!!!«

Die Unterrichtsreihe enthielt sieben Arbeitsblätter, mit denen die Schulklasse den Süßstoff genauer unter die Lupe nahm. Dazu gehörten die Internetrecherche, das Studium der Etiketten auf häufig verzehrten Leckereien, und das »Aspartam-Würfelspiel«, bei dem es galt, Fragen auf Ereignisfeldern möglichst »Aspartam-frei« zu beantworten. Die Mitschüler staunten und waren höchst aufmerksam bei der Sache.

Auch der Jury des Landeswettbewerbs »Jugend forscht« in Nordrhein-Westfalen gefiel das Engagement der Schülerinnen, das sie im April 2005 mit dem 2. Platz in der Kategorie Arbeitswelt belohnte.

Mittlerweile mehrten sich noch die Hinweise auf die Risiken der künstlichen Süßung. Gerade bei Aspartam.

Im Juni 2005 veröffentlichten Krebsforscher der renommierten Ramazzini-Stiftung im italienischen Bologna eine besorgniserregende Studie zu Aspartam.

Das Ergebnis: Insbesondere die weiblichen Ratten der Studie erkrankten an Leukämie und Lymphkrebs (Krebsarten, bei denen sich die Zellen der Immunabwehr des Körpers unkontrolliert vermehren) und Blasenkrebs. Der Krebsforscher Morando Soffritti und seine Kollegen hatten über einen Zeitraum von drei Jahren Aspartam an Ratten verfüttert. Und das auch in Mengen, die dem durchschnittlichen Verzehr von Aspartam-haltigen Lebensmitteln beim Menschen vergleichbar sind. Sie forderten von den Zulassungsbehörden dringend eine Neubewertung des Einsatzes von Aspartam in Lebensmitteln und Getränken, vor allem zum Schutze der Gesundheit von Kindern.

Die Europäische Behörde für Lebensmittelsicherheit (EFSA) reagierte prompt. Sie unterzog die Ramazzini-Studie einer eingehenden Prüfung. Das Ergebnis wurde im Mai 2006 veröffentlicht. Und es dementierte die Erkenntnisse der italienischen Krebsforscher auf ganzer Linie: Von einer Krebsgefahr durch Aspartam könne überhaupt keine Rede sein und die Unbedenklichkeit des Süßstoffes stehe weiterhin außer Frage. Dabei stellte die EFSA gar nicht in Abrede, dass die Ratten nach Aspartamverzehr Krebs bekommen hatten. Nur: Dafür sei nicht der Süßstoff verantwortlich gewesen. Die Ratten hätten Krebs bekommen, weil sie dafür eine besondere Veranlagung hatten. Sie waren zudem an »chronischen Entzündungskrankheiten der Lunge und anderen Organen erkrankt«, dies würde die Krebserkrankungen relativieren und sei mithin »als ein großer verfälschender Faktor« anzusehen.

Die EFSA-Leute hatten vor allem Detailkritik an der Untersuchung der Ramazzini-Forscher vorgebracht. Sie fanden, dass allerlei andere Ursachen für die Krebserkrankungen verantwortlich sein könnten.

So müsse nicht zwingend Aspartam der Grund für die Krebserkrankungen der Ratten sein. Es könnte auch an den Versuchstieren selbst liegen. Bei den Krebserkrankungen des Nieren-Blasensystems, die vor allem bei weiblichen Ratten festgestellt wurden, fanden die EFSA-Leute Entlastungsargumente für den Süßstoff. Krebs in diesem Bereich könne auch einem »gestörten Gleichgewicht im Kalzium-Stoffwechsel« zuzuschreiben sein. Das sei bei Versuchsratten der verwendeten Art häufig zu beobachten, dass Fremdstoffe im Organismus zu Kalkablagerungen führen.

Schließlich bemängelten sie die fehlende Dosis-Wirkungsbeziehung der Krebserkrankungen. Die Krebshäufigkeit nahm also mit steigender Aspartam-Dosis nicht zu, was für die EFSA-Experten ebenfalls zur Entlastung von Aspartam beitrug.

Damit gab es für die EFSA auch keinen Grund, die künstliche Süße vom Markt zu nehmen. Hermann Koëter, geschäftsführender Direktor der EFSA, meinte dazu: »Die EFSA ist der Ansicht, dass die neue Aspartamstudie keinen wissenschaftlichen Beweis dafür liefert, die Verwendung von Aspartam in Lebensmitteln nochmals zu überdenken.« Das bedeutet freilich keinen Persilschein für die Ewigkeit, meinte der EFSA-Chef. Sollten irgendwann in der Zukunft neue Informationen vorliegen, werde seine Behörde diese »mit Priorität neu bewerten«.

Es gibt allerdings auch andere Experten-Urteile. Der Kieler Toxikologe Hermann Kruse jedenfalls findet die Ramazzini-Erkennt-

nisse durchaus plausibel. Er plädierte in der *Tageszeitung* (taz) für
schnelle Konsequenzen: »Ich würde als Hersteller mein Produkt
jetzt vom Markt nehmen.«

Kruse hatte sich schon früher als unabhängiger Beobachter gezeigt
und in einem ZDF-Interview von kritischen Studien berichtet –
und wurde daraufhin vom Aspartam-Hersteller NutraSweet ver-
klagt.

Das Landgericht Düsseldorf wies die Klage ab: Es gebe 166 Studien
zu Aspartam, so der Richter. Davon seien zwar 83 entlastend. Die
anderen 83 allerdings berichteten von teils erheblichen Risiken. Es
müsse daher erlaubt sein, auf die Risiken hinzuweisen (siehe Hans-
Ulrich Grimm / Bernhard Ubbenhorst: »Die Ernährungslüge«).

Die EFSA-Experten lassen geistige Unabhängigkeit eher vermissen.
Die Vorsitzende des Gremiums, das für die EFSA das Gutachten
erstellt hatte (das »Wissenschaftliche Gremium für Lebensmittel-
zusatzstoffe, Aromastoffe, Verarbeitungshilfsstoffe und Materialien,
die mit Lebensmitteln in Berührung kommen«, abgekürzt AFC),
etwa ist die Toxikologin Susan Barlow aus dem englischen Badeort
Brighton. Sie ist gewissermaßen freiberufliche Unternehmensbera-
terin und gehört nebenher auch zu den bevorzugten wissenschaft-

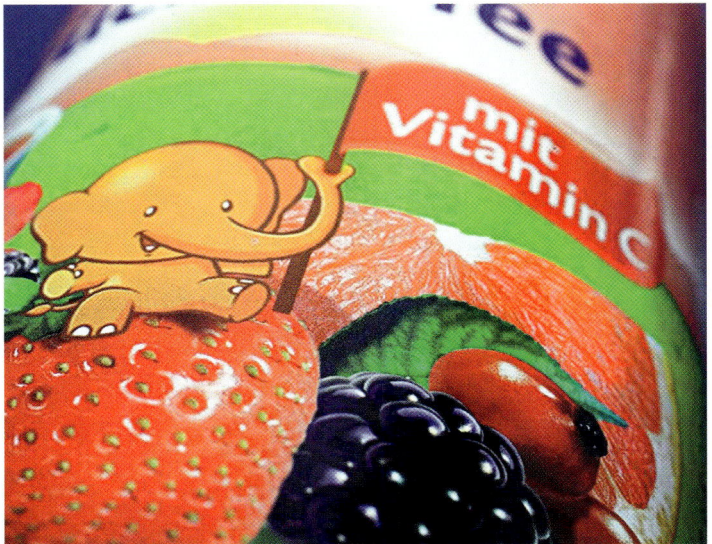

Natürlich bunt und macht auf gesund – doch ist wirklich alles drin,
was drauf steht?

lichen Beratern des »International Life Sciences Institute« (ILSI), das auf allen Kontinenten Niederlassungen unterhält.

Die Forschungseinrichtung wird von allen großen Nahrungsmittelmultis finanziert und betrieben, darunter Coca Cola, Pepsi Cola, Kraft Foods, Unilever und Procter und Gamble. Und: Zu den Finanziers gehören auch der amerikanische Aspartam-Pionier Monsanto und der japanische Aspartam-Gigant Ajinomoto.

Gewisse Verbindungen zu Ajinomoto hatte auch Prof. Karl-Heinz Engel, der Mitglied im EFSA-Expertengremium ist und an der Technischen Universität München einen Lehrstuhl für Allgemeine Lebensmitteltechnologie innehat. Von 2001 bis 2004 beschäftigte er in seinem Labor einen Ajinomoto-Angestellten als Doktoranden. Dessen Forschungsprojekt wurde von Ajinomoto finanziert. Professor Engel seinerseits nahm auch schon an von Ajinomoto und Monsanto mitfinanzierten Workshops teil, etwa zum Thema »Sicherheit von DNA im Essen« im Jahre 2000 bei ILSI Europa in Brüssel. Dabei ging es darum zu bewerten, ob zum Beispiel Erbsubstanz aus gentechnisch veränderten Organismen im Essen Schaden anrichten könne.

Dem EFSA-Expertengremium waren die Verquickungen sogar bekannt, sie sahen darin allerdings keinen Interessenkonflikt, da Engels Verbindungen zu Ajinomoto wie auch die Arbeit des Doktoranden nichts mit Aspartam zu tun hatten. »Da keine weitere direkte oder indirekte Finanzierung durch Ajinomoto stattfand, sind sich der Vorsitzende und die Gremien einig, dass dies nicht als Interessenkonflikt angesehen werden kann«, so das EFSA-Wissenschaftlergremium in einem Protokoll zur Bewertung der Aspartam-Studie der Ramazzini-Stiftung. Auch andere Mitglieder der EFSA-Bewertungskommission sind im Dienste des lobby-finanzierten ILSI-Institutes tätig. So etwa Dr. Riccardo Crebelli aus Italien und Dr. Kettil Svensson aus Schweden, sie dienen dem ILSI als Experten und nehmen regelmäßig an wissenschaftlichen Workshops des industriefinanzierten Forschungsinstituts teil.

Für die Industrie steht viel Geld auf dem Spiel: Die weltweite Aspartamproduktion betrug im Jahr 2005 mehr als 15.000 Tonnen bei einem Umsatz von etwa 200 Millionen Euro (Schätzung nach Angaben des Forschungsinstituts Leatherhead Food International). Ein Verbot in Europa würde womöglich zum Vorbild für andere Länder werden.

Derzeit können Aspartamhersteller auf die, auf Unbedenklich-
keitsstudien fußende, Zulassung in vielen Ländern verweisen –
auch wenn das kein Urteil über die Unbedenklichkeit eines Stoffes sein muss. »Auch Gesundheitsämter können irren. So hat das
englische Gesundheitsamt die Übertragbarkeit von BSE auf den
Menschen lange, aber zu Unrecht, in Abrede gestellt. Auch durch
die Zulassung eines Stoffs ist seine Unbedenklichkeit noch nicht
bewiesen. Das Gericht vermag daher nicht festzustellen, Aspartam
sei erwiesenermaßen unbedenklich. Ist aber nicht erwiesen, daß
Aspartam unbedenklich ist, dann ist der Verdacht, Aspartam könne einen Beitrag zum Krebsgeschehen leisten, auch nicht widerlegt«, so das Landgericht Düsseldorf in seinem Aspartam-Urteil im
Falle des Toxikologen Kruse.
Kruse hatte in seinem Interview auch noch auf andere Nebenwirkungen hingewiesen: Beispielsweise »Kopfschmerzen, Schwindel-
gefühle, Beschwerden im Nackenbereich usw.«, was allgemein als
»China-Restaurant-Syndrom« und Folge des Geschmacksverstär-
kers Glutamat bekannt sei.
Gleichwohl setzten die Süßstoffe ihren Siegeszug fort – und profi-
tierten dabei nicht nur vom Schlankheitswahn, sondern auch vom

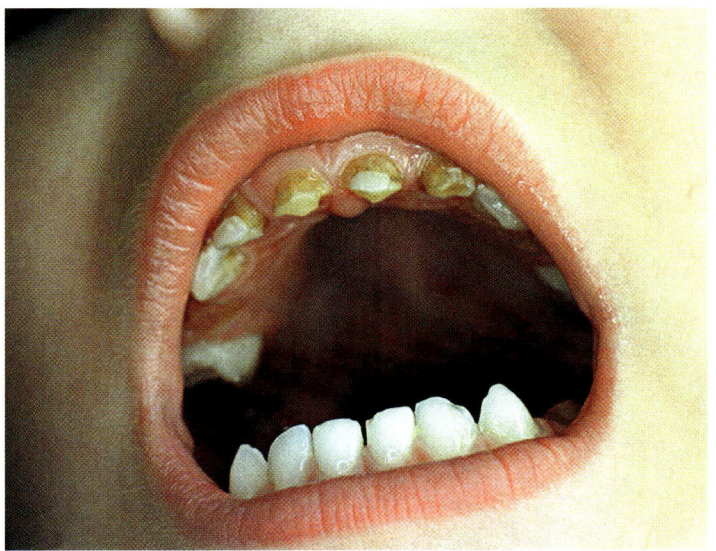

Stummel im Mund: Säure aus Soft Drinks greift Kinderzähne an

Trend zum Übergewicht und den damit einhergehenden Krankheiten, etwa Diabetes.

Dabei ist es durchaus fraglich, ob Süßstoffe beim Abnehmen helfen. Womöglich, so jedenfalls befürchten Kritiker, können sie auch das Gegenteil bewirken.

Denn Aspartam und Co. schmecken nicht nur süß, sondern können auch appetitfördernd wirken.

Der appetitfördernde Effekt wird von manchen Medizinern einem erhöhten Ausstoß des Botenstoffs Insulin zugeschrieben. Der Süßstoff in der Nahrung signalisiere dem Körper fälschlicherweise, dass er Zuckernachschub bekomme und die Bauchspeicheldrüse sofort Insulin freisetze, um den energiereichen Zucker abzubauen. Nur dass es gar kein Zucker sei, sondern ein für den Körper vollkommen wertloser Stoff. Die Folge der Insulinausschüttung sei ein gesteigertes Hungergefühl. Andere Wissenschaftler bestreiten diesen Zusammenhang allerdings vehement und sehen überhaupt keinen appetitfördernden Effekt von Süßstoffen.

Die Hersteller von Futtermitteln für Mastschweine und anderes Nutzvieh sind da ganz anderer Meinung.

Der Tierfutter-Zulieferer Lohmann Animal Health beispielsweise schreibt in einer Broschüre über »Süßstoffe in der Tierernährung«, die »Annahme«, dass »Süßstoffe den Schlankheitstrend in der Bevölkerung unterstützen«, sei »ins Wanken gekommen«. »Zahlreiche wissenschaftliche Untersuchungen« hätten sich damit beschäftigt, ob nicht solche Süßstoffe »womöglich sogar die Gesamtkalorienaufnahme erhöhen«. Die New York Times hatte das als »Bittere Wahrheit« zum exzessiven Süßstoffkonsum bezeichnet.

Für die Schweinemäster und Bullenzüchter könne dies ja sogar eine erfreuliche Nachricht sein: »Für den Nutztierbereich kann man diese Erkenntnisse aufgreifen, um die Futteraufnahme und damit eventuell die tägliche Zunahme abzusichern und zu verbessern.«

Auch die einschlägigen Vorschriften sehen diese Effekte als gesichert an und haben deshalb Süßstoffe als möglichen Zusatz im Tierfutter vorgesehen: In der Futtermittelverordnung in der Fassung vom 19.11.1997 (BGBl I S. 2714) sind Süßstoffe im Abschnitt 3, Punkt 3 als Masthilfsmittel ausdrücklich aufgeführt.

Bei Menschen sollten Süßstoffe mit gravierenden Nebenwirkungen eher verboten werden. Das meinten jedenfalls die Schülerinnen vom Niederrhein, Natja und Yvonne. Und so schrieben sie noch einen Brief an die Gesundheitsministerin in Berlin, in dem sie auf den Süßstoff und seine möglichen Gefahren aufmerksam machten. *»Sehr geehrte Frau Ministerin, … Wir möchten Sie darauf hinweisen, dass dieser Zusatzstoff sehr gefährlich ist und er oft sogar in Produkten verwendet wird, die wir als gesund ansehen (z. B. Punica Orangensaft). Sie sollten sich vielleicht überlegen, diesen Zusatzstoff zu verbieten und aus dem Verkehr zu ziehen… Wir würden uns freuen, wenn Sie uns antworten und zu diesem Problem Stellung nehmen würden. Vielleicht nehmen Sie es ernst, denn es geht um die Gesundheit unserer Bevölkerung.«*

Hier endete allerdings die Erfolgsstory der beiden Mädchen. Sie bekamen zwar Antwort. Doch ihre Anregung wurde nicht umgesetzt. Der Süßstoff wurde nicht aus dem Verkehr gezogen. Er ist weiter auf dem Markt. Und immer noch in Nahrungsmitteln für Kinder enthalten, die als besonders gesund gelten.

Und: Die Süßstoffindustrie erhofft sich sogar noch größere Geschäfte, solange die Gesundheitswelle weiter rollt.

Von den Zulassungsbehörden hat sie in dieser Hinsicht nichts zu befürchten. Sie neigen dazu, die Chemikalien auf dem Markt zu lassen, auch wenn die gesundheitlichen Bedenken zunehmen.

Dabei hatten sich die Pioniere der Zusatzstoffbewertung das zu Beginn des Chemiezeitalters einmal ganz anders vorgestellt.

Sie waren noch von großer Skepsis gegenüber der Chemie in der Nahrung getragen.

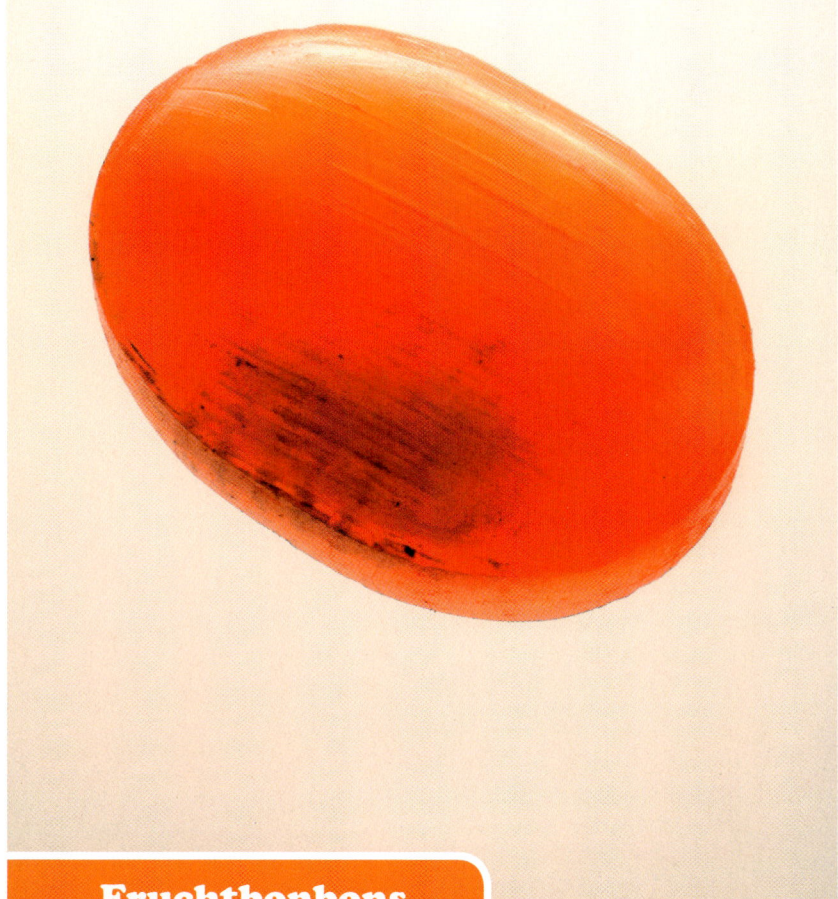

Fruchtbonbons

Die interessante Zutat Vitamine

Wozu das denn? Zur Verblendung besorgter Eltern

Nachteil Zuviel des Guten schadet der Gesundheit

Die sanfte Alternative Kunstvitamine mit Laborunterstützung und Taschenrechner dosieren

Radikale Lösung Vitamine aus Äpfeln, Paprika, Huhn

Butter für Arme

Zusatzstoffe in Lebensmitteln: Was ist erlaubt?

Der Fall Buttergelb: Wie ein Farbstoff seine Unschuld verlor **»** Idyllische 50er-Jahre: Gesunde Skepsis gegen Chemie im Essen **»** Wer bestimmt, was auf den Tisch kommt? **»** Lebenslänglich Zusatzstoffe: Ist das noch gesund? **»** Wie sich das Gift im Körper anreichert

Es ist ein Ort der Entspannung und der Muße, und für manche auch ein Ort der Wahrheit.

In den Cafés genießen Urlaubsgäste den Blick auf den See, manche flanieren am Ufer entlang. Hier wachsen Palmen, und im Frühling blühen die Blumen, wenn es anderswo noch bitter kalt ist. Ascona, der 5300-Einwohner-Ort auf der Schweizer Seite des Lago Maggiore, war aber auch schon früh ein Ort für Denker und Avantgardisten, sie trafen sich zu Beginn des 20. Jahrhunderts hoch droben über Ascona auf dem Berg, der seither Monte Verità genannt wird: Berg der Wahrheit. Der Schriftsteller Hermann Hesse war dort, auch C. G. Jung, der Begründer der analytischen Psychologie.

An diesem Ort fand auch eine Konferenz statt, zu der zahlreiche Lebensmittelexperten und Mediziner kamen. Sie befassten sich mit einem scheinbar eher spröden Thema: den chemischen Zusätzen in Lebensmitteln. Eingeladen hatten die Vereinten Nationen. Es ging um die globale Lebensmittelzukunft. Und es ging auch um die Gesundheit der Menschheit.

Es war eine Zeit, in der es noch weit weniger industriell gefertigte Nahrungsmittel gab als heute, in der die Chemikalien noch selten waren und die Supermärkte noch nicht die Versorgung übernommen hatten. Damals gingen die Leute noch auf den Markt, und zu Hause stand die Hausfrau am Herd.

Es waren die »idyllischen« 50er-Jahre.

Damals, als die Hausfrau noch mit Karotten, Kartoffeln oder einem Huhn vertrauten Umgang pflegte, waren Experten der Auffassung, künstliche Zusätze hätten eigentlich im Essen nichts zu suchen. Damals galten Chemikalien im Essen als etwas höchst Bedenkliches. So stellten jene Experten, die am Lago Maggiore zusammengekommen waren, weitreichende Forderungen zum »Schutz vor Gefährdung der Gesundheit durch Lebensmittelzusätze« auf. So lautete auch die Überschrift des Berichtes über die Konferenz, der im Jahre 1957 in der Deutschen Medizinischen Wochenschrift erschienen ist.

Damals war aber schon abzusehen, dass die Idylle bald ein Ende haben werde, dass die Menschen mit Nahrung versorgt werden, die mit synthetischen Zusätzen hergestellt werden. Die Ära von Kartoffel-Püree und Hühnersuppe aus der Tüte hatte eben begonnen.

Die Experten damals orientierten sich an den Bedürfnissen der Verbraucher. Sie drängten auf strenge rechtliche Vorgaben für die Zulassung von Zusatzstoffen. Sie sorgten sich um die Gesundheit der Bevölkerung.

Nach und nach gerieten eher die Bedürfnisse der Industrie in den Vordergrund, gewannen die Lobbyisten der Nahrungsfabriken an Macht und Einfluss, gerieten die Verbraucherinteressen ins Hintertreffen.

Damals in den 50er-Jahren war die Nahrungsindustrie noch viel weniger mächtig. So hatte schon ein Jahr vor Ascona eine andere Konferenz der Weltgesundheitsorganisation (WHO) und der Organisation für Ernährung und Landwirtschaft (FAO) der Vereinten Nationen in Rom eine Forderung aufgestellt, die heute recht idyllisch wirkt: So dürfe ein »Lebensmittelzusatz« nur dann zugelassen werden, wenn er »im Interesse des Verbrauchers« liege.

Dieser Gesichtspunkt ist im Zusatzstoffrecht mittlerweile völlig in den Hintergrund getreten.

Heute geht es darum, ob ein Stoff »technologisch« erforderlich ist, also den Interessen der Industrie gerecht wird.

Die Skepsis der frühen Jahre steht in Zusammenhang mit einem Schock, der die Fachwelt nachhaltig verunsichert hatte. Ein weit verbreiteter Lebensmittel-Zusatzstoff hatte sich als krebserregend herausgestellt: Ratten in Japan, die zu Forschungszwecken damit gefüttert worden waren, bekamen Leberkrebs.

Es handelte sich um einen Farbstoff. Er diente dazu, Butter und vor allem Margarine so einzufärben, dass sie aussah wie gelbe Butter. Daher der Name der Farbe: »Buttergelb« (wissenschaftlich: 4-Dimethylaminoazobenzol). Das gelang leidlich, Margarine bekam immerhin den Ehrentitel »Arme-Leute-Butter«.

Der Farbstoff wurde in Deutschland schon 1938 verboten, war aber in der Schweiz und anderen Ländern noch bis in die 40er-Jahre erlaubt.

Die Mediziner waren alarmiert. Die Krebsforschung steckte damals noch in ihren Anfängen, niemand hatte vermutet, dass ein unscheinbarer Lebensmittelzusatz zu Geschwulsten führen könne. Bisher hatten die Forscher mit dem Grundsatz gelebt: Die Dosis macht das Gift.

Nun zeigten die Ergebnisse der Krebsforschung, dass dies bei Lebensmittelzusätzen nicht unbedingt gelten müsse: Auch kleine Mengen können auf Dauer gefährlich werden. Wenn ein Nahrungsmittel häufig verzehrt wird, könne sich die Giftigkeit von Zusätzen sozusagen aufsummieren. Und dabei sei mitunter eine kleine, aber lebenslang verzehrte Menge schlimmer als ein einmaliges Bombardement mit einer Chemikalie.

So könne sich also »die fortgesetzte Gabe kleiner Dosen sogar als wesentlich wirksamer« erweisen, »als die Behandlung mit wenigen großen Dosen«, so der Freiburger Medizinprofessor Hermann Druckrey in seinem Bericht über die Zusatzstoff-Konferenzen in Rom und Ascona in der *Deutschen Medizinischen Wochenschrift*. »Das Besondere bei solchen Giften mit irreversibler ›Summationswirkung‹, liegt darin, dass auch kleine Einzeldosen sogar besonders gefährlich sind, wenn sie dauernd, womöglich von Jugend auf, über

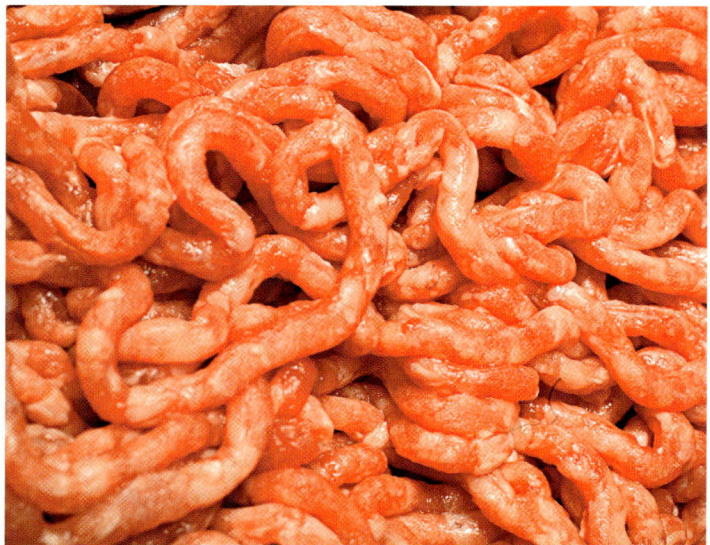

Pur am besten: Doch Hamburger-Hackfleisch darf auch
Schwefel-Zusätze enthalten

ein langes Leben auf den Menschen einwirken. Das ist aber gerade bei Lebensmittelzusätzen möglich.«

Nicht die Dosis ist also das Wesentliche, sondern die Dauer des Verzehrs. Das Fazit: »Nach den neuen Erkenntnissen liegen die Gefahren für eine gesundheitliche Schädigung durch Fremdstoffe in Lebensmitteln besonders in der Möglichkeit extrem chronischer Giftwirkungen.«

Während der Konferenzen in Rom 1956 und Ascona 1957 beschlossen Druckrey, seine Medizinerkollegen, anwesende Regierungsvertreter vieler Nationen einmütig, dass im Sinne der Gesundheit des Verbrauchers der Einsatz von Farb- und anderen Zusatzstoffen in Lebensmitteln mit Zulassungsvorschriften strenger reglementiert werden müsse. »Die Konferenz empfiehlt, dass die zuständigen Behörden in den verschiedenen Ländern als Grundlage für eine aktive Krebsverhütung ausreichende Vorschriften und Verordnungen herausgeben und beschließen, die den Zusatz von potenziell krebserzeugenden Substanzen in Lebensmitteln verbieten.« Sogar die Nahrungsmittelindustrie unterstützte dies.

Die daraufhin verabschiedeten Gesetze und Richtlinien schrieben fortan umfangreiche Untersuchungen bezüglich der Giftigkeit von Stoffen vor und Tierversuche zum Ausschluss möglicher Langzeitwirkungen und Spätfolgen. Ein internationales Expertenkomitee sollte zukünftig darüber wachen, was ins Essen dürfe und was nicht. Ihr Urteil solle für alle Lebensmittelhersteller der Welt maßgeblich sein, die seitdem umfangreiche Unterlagen für die Zulassung eines Zusatzstoffes zum Beweis seiner Ungefährlichkeit vorlegen müssen.

Es herrschte ebenfalls Einigkeit darüber, dass künftig nur noch Chemikalien erlaubt sein sollten, die nachweislich als unbedenklich gelten können und in einer entsprechenden Liste aufgeführt sind.

Ein Expertenkomitee für Lebensmittelzusatzstoffe (Joint FAO/WHO Expert Committee on Food Additives, kurz: JECFA) beurteilt seither, ob ein Zusatzstoff gesundheitsgefährdend ist, legt Höchstmengen für den Einsatz in Lebensmitteln fest und spricht Empfehlungen für die Zulassung innerhalb der Mitgliedsländer der Vereinten Nationen aus.

Die Ergebnisse der Konferenzen in Rom und Ascona fanden ihren Niederschlag in der Gesetzgebung zum Lebensmittelrecht nahezu aller Staaten. Allerdings mehr oder weniger schnell und mehr oder weniger konsequent. Bei den Aromen beispielsweise herrschte weitgehend Wildwuchs: Die Industrie konnte jahrzehntelang Geschmacksstoffe einsetzen, ohne dass diese ein förmliches Zulassungsverfahren durchlaufen oder auch nur den Behörden gemeldet werden mussten. Die Behörden tappen noch heute bei den Aromachemikalien weitgehend im Dunkeln (siehe Kapitel 2).

Auch die gesundheitlichen Folgen übermäßigen Verzehrs von Zusatzstoffen haben die Behörden etwa in Deutschland nicht weiter belastet: So wird eine Vorgabe der Europäischen Union, den Zusatzstoffkonsum der Bevölkerung statistisch zu erfassen, von der deutschen Bundesregierung beharrlich ignoriert (siehe Kapitel 6).

Auch neuere Erkenntnisse über die Kombinationswirkung von Zusatzstoffen werden bei der Zulassung nicht berücksichtigt – obwohl ja Zusatzstoffe nicht einzeln verzehrt werden, sondern zumeist als Chemikalien-Mischung in der 5-Minuten-Terrine, im Knorr-Fix für Gulasch, im Magnum-Eis.

Und schließlich wurden neue Erkenntnisse etwa über die Wirkungen von Lebensmittelzusätzen aufs Gehirn bei den Tests zur Zulassung nicht systematisch berücksichtigt. Es geht, wie in den 50er-Jahren, nach wie vor primär um Krebs.

Die Konzentration auf die Krebsgefahren ist auch auf den amerikanischen Kongressabgeordneten James Delaney zurückzuführen, der sich im Jahr 1958 im Kongress der Vereinigten Staaten von Amerika dafür stark machte, dass in das einschlägige Gesetz (dem seit 1938 bestehenden »Food, Drug and Cosmetic Act«) ein weiterer Passus aufgenommen wird. Der als »Delaney Clause« (Delaney-Klausel) in die amerikanischen Additiv-Annalen eingegangene Zusatz verbietet, Nahrungsmittel in Verkehr zu bringen, die als Verunreinigung, als Rückstand eines Verarbeitungsprozesses oder in Form eines absichtlich hinzugefügten Zusatzstoffes Substanzen enthalten, die nachweislich bei Ratten und anderen Versuchstieren und natürlich auch bei Menschen Krebs erzeugen.

Die strikte Auslegung des Gesetzes zum Schutz der Konsumenten löste damals eine hitzig geführte Debatte über die Delaney-Klausel und die Grenzen der Koexistenz von Verbraucherschutz und wirtschaftlichen Interessen aus. Neben dem befürchteten wirtschaftlichen Schaden für die Agrarproduzenten sahen Kritiker des Gesetzeszusatzes ernsthafte Versorgungsprobleme für die Bevölkerung. Denn in den USA war damals der Industrialisierungsgrad

der Nahrungsproduktion schon weit fortgeschritten, die Zusatz-
chemikalien mithin weit verbreitet.

Inzwischen ist die Industriekost weltweit auf dem Vormarsch,
selbst einstige Entwicklungsländer haben Supermärkte, und einzelne Ernährungspolitiker in den internationalen Behörden schlagen
schon Alarm: Denn die kleinen Staaten können die Belastungen
ihrer sozialen Systeme durch die neuen chronischen Krankheiten
kaum schultern.

Das Ausmaß der Belastung hat natürlich Auswirkungen auf den
Grad der gesundheitlichen Gefährdung.

Kernpunkt für die medizinische Bewertung von Risiken ist dabei
der so genannte ADI-Wert; (»Acceptable Daily Intake«), der die
tägliche Dosis angibt, die gerade noch akzeptabel ist, ohne dass es
zu Gesundheitsschäden kommt.

Diese in Milligramm pro Kilogramm Körpergewicht bemessenen
Werte berücksichtigen jedoch nicht die tatsächliche, tägliche Aufnahmemenge eines Durchschnittserwachsenen, die natürlich von
seinen Vorlieben beim Nahrungskonsum abhängt. Außen vor bleiben auch Kinder, deren täglich duldbare Aufnahmemenge aufgrund ihrer Körpergröße weitaus niedriger liegt als bei Erwachsenen, wobei sie häufig mehr Zusatzstoffe verzehren als diese.

So kam es bis heute häufig zur Zulassung von Stoffen, die zwar in
großen Mengen bei Versuchstieren oder in Reagenzglasversuchen
Krebs oder andere Krankheiten auslösen, aber in geringen Mengen
in Lebensmitteln als ungefährlich für Menschen angesehen werden.
Zwar könnte, nach neueren wissenschaftlichen Erkenntnissen, die
Zulassung eines Zusatzstoffes jederzeit widerrufen werden. Allerdings ist das bislang noch nicht passiert. Denn es würde eine Einigkeit unter Wissenschaftlern voraussetzen, die praktisch nicht
vorkommt. Und das Beispiel des Süßstoffes Aspartam zeigt: Selbst
wenn es nach der wissenschaftlichen Datenlage unentschieden
steht, die Hälfte der Studien also für die Unbedenklichkeit steht,
die andere teils schwerwiegende Risiken sieht, wird der Stoff nicht
verboten (siehe Kapitel 4).

Problematisch ist auch der Einsatz von Versuchstieren zur Bewertung der gesundheitlichen Risiken für Menschen. Vorgeschrieben
sind Studien mit Nagetieren und zumindest einem anderen vier-
beinigem Säugetier. Dieses Vorgehen ist bis heute sehr umstritten.
Nicht nur aus Gründen der Tierliebe. Es ist ja tatsächlich sehr frag-

würdig, wenn zugunsten von Farbstoffen, Geschmacksverstärkern und Emulgatoren Abermillionen von Ratten, Hunden, Katzen und anderen Versuchstieren weltweit ihr Leben lassen müssen. Hinzu kommt, dass sich etwa die Ratte nur sehr bedingt als Versuchstier für menschliche Gesundheitsgefahren eignet.

Untersuchungen an Menschen über die gesundheitlichen Folgen fortgesetzter Verpflegung mit Tütensuppen oder Schokoriegeln sind aber schwierig und teuer.

Unabhängige Untersuchungen sind selten. Die Universitäten und Hochschulen werden zwar vom Staat finanziert, doch die Professoren lassen sich häufig ihre Studien von den einschlägig interessierten Industriekreisen bezahlen.

In den amerikanischen und englischen Veröffentlichungen müssen solche Verquickungen mittlerweile ausgewiesen werden, damit klar ist, wer die Forschungsarbeit finanziert. In Deutschland gibt es entsprechende Vorschriften nicht, folglich ist nur selten zu erkennen, dass Symposien oder Untersuchungen von Firmen und Lobbygruppen finanziert werden.

Verständlicherweise gehört Lobbyismus und die Pflege wichtiger Kontakte zu den Entscheidungsgremien aller lebensmittelrechtli-

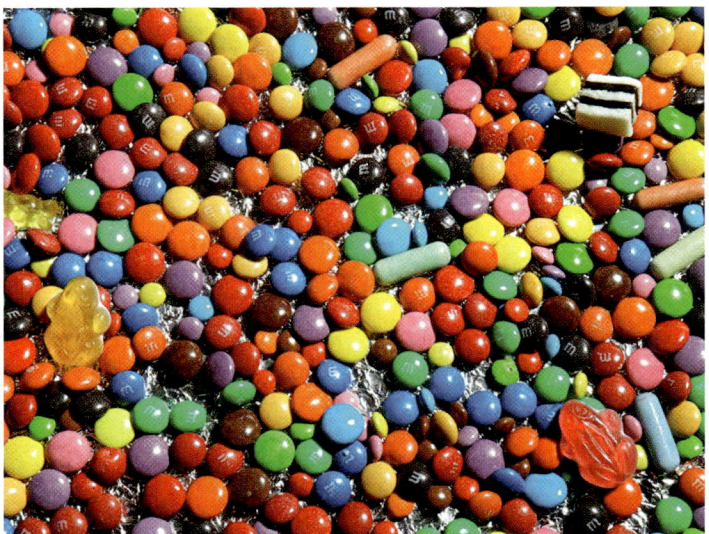

Verrückt nach Bonbons: Wie viel Buntes macht die süßen Kleinen hyperaktiv?

chen Instanzen zu den wichtigsten Betätigungsfeldern der Nahrungsmittelindustrie.

Wo über die Sicherheit von Lebensmitteln diskutiert wird, sitzt die Industrie mit am Tisch. Etwa bei der so genannten Codex Alimentarius Kommission. Der Codex Alimentarius ist gewissermaßen die Weltregierung in Sachen Lebensmittel. Er ist eine Einrichtung der Vereinten Nationen, gehört zu deren Organisationen FAO und WHO und sitzt in Rom. In Sachen Lebensmittel zählt weltweit nur eines: das Urteil des Codex Alimentarius.

Der Codex Alimentarius schreibt vor, wie Apfelsaft produziert werden muss, damit er Apfelsaft heißen darf, wie hoch maximal die Schwermetallbelastung von Riesengarnelen sein darf, oder welche Reissorten im Supermarktregal als Jasminreis verkauft werden dürfen.

Selbst demokratisch gewählte Regierungen können über das, was in ihrem Land auf den Tisch kommt, nicht mehr frei entscheiden. In Zeiten des liberalisierten Welthandels gibt es weltweite Normen. Als Grundsatz gilt, vereinfacht ausgedrückt: Was einen Amerikaner nicht umbringt, schadet auch einem Österreicher nicht.

Eine Regierung kann also einen Lebensmittelzusatz nicht einfach verbieten, wenn er ihrer Ansicht nach ungesund ist.

Sollte es etwa den europäischen Verbraucherschutzbehörden einfallen, den Zusatzstoff Aspartam aus gesundheitlichen Gründen von der Liste der zugelassenen Zusatzstoffe zu streichen, stünde dies im Gegensatz zu den Beschlüssen des Codex Alimentarius und wäre mithin nicht durchzusetzen – auch wenn die Hälfte aller Studien gegen den Süßstoff spricht und der Laie annehmen könnte, dass so ein Stoff vorsichtshalber vom Markt genommen wird. Und wenn ein Staat ein Verbot ausspräche, würde es die Bürger nicht schützen: Denn im liberalisierten Welthandel dürfte der Import auch intern gebannter Stoffe nicht gestoppt werden.

Nur wenn der Codex Alimentarius ein Verbot beschließt, kommt der Zusatz wirklich vom Tisch.

Entsprechend wichtig ist das Gremium für Verbraucher und auch für die Nahrungsmittelindustrie. Stimmberechtigt sind zwar nur die Vertreter der Mitgliedsstaaten: Mittlerweile sind 175 Länder Mitglied im Codex Alimentarius.

Die deutschen Vertreter werden vom Ministerium für Ernährung, Landwirtschaft und Verbraucherschutz zu den etwa in Rom oder

Genf stattfindenden Sitzungen gesandt – sie können aber keineswegs überall teilnehmen: Geldmangel ist der Grund.

Anders sieht es bei manchen Fachleuten aus, die zu den Zusammenkünften anreisen.

Weil viele der dort erörterten Fragen zur Lebensmittelsicherheit speziellen Sachverstand erfordern, dürfen sich die stimmberechtigten Delegierten auch Beistand von sachkundigen Beratern holen. Besonders viel Sachverstand ist naturgemäß bei der Nahrungsmittelindustrie vorhanden, die daher bei den Sitzungen prominent vertreten ist. Verbraucherschützer sind da schon seltener und in geringerer Zahl anzutreffen.

Die Protokolle und Anwesenheitslisten der Codex Alimentarius-Zusammenkünfte weisen ein eklatantes Missverhältnis zu Ungunsten der Konsumenten auf. Von der Industrie unabhängige Experten aus Verbraucherschutzorganisationen sind selten gefragt, in den Delegationen gibt der Sachverstand von Nestlé, Kraft und Coca-Cola den Ton an.

So war bei der Sitzung des Codex Alimentarius Komitees vom 24.–28. April 2006 im niederländischen Den Haag, als es um Lebensmittelzusatzstoffe ging, neben den 316 Vertretern der Delegationen aus 66 Mitgliedsstaaten und internationalen Organisationen alle wichtigen Food-Firmen vertreten: von Coca-Cola über Ajinomoto, Pepsi und Unilever, bis hin zu Nestlé und eigenen Vertretern aller großen Interessensverbände der Lebensmittelindustrie. Insgesamt waren 96 Vertreter der Industrie anwesend, aber nur 4 Vertreter von Verbraucherverbänden.

Hinzu kommt: Die Sitzungen der Codex Alimentarius Kommission und ihrer Gremien sind nicht öffentlich.

Die Kontrolle der gesundheitlichen Unbedenklichkeit von Lebensmitteln und der darin verwendeten Zusatzstoffe entzieht sich auf diese Weise weitgehend demokratischem Einfluss.

Seit der Konferenz am schönen Lago Maggiore in den 50er-Jahren hat sich die Nahrungsversorgung grundlegend geändert. Nicht nur mehr Chemie kam auf den Tisch, auch die Natur ist nicht mehr ganz natürlich. Viele natürliche Stoffe werden heute auf wundersame Weise künstlich hergestellt.

Und werden so zum Risiko.

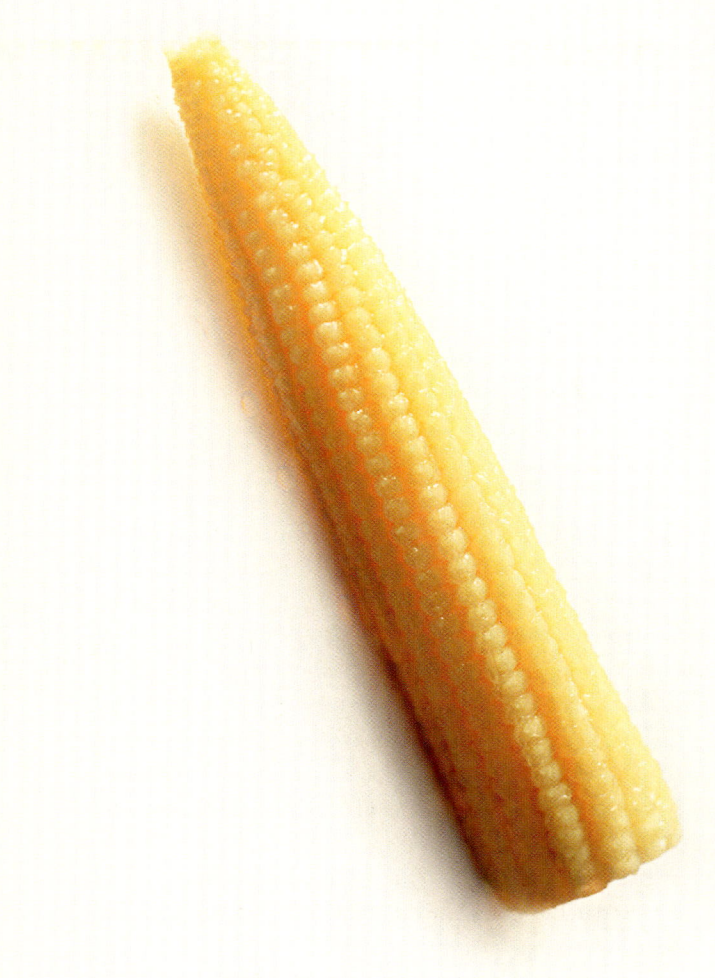

Maiskölbchen aus dem Glas

Die interessante Zutat Süßstoff

Wozu das denn? Ist billiger als Zucker

Nachteil Dient bei Schweinen als Masthilfsmittel

Die sanfte Alternative Gemüsegläser ohne Süßstoff

Radikale Lösung Das gute alte Weckglas

Vornehme Zurückhaltung
Über die Selbstverantwortung der Verbraucher

Als die beiden Mädchen endlich wieder lächeln konnten **»** Wie eine Behörde einmal Warnhinweise für Soft Drinks forderte – und dann einen Rückzieher machte **»** Leider weiß niemand, wie viel Chemie wir essen **»** Wie viele 5-Minuten-Terrinen dürfen wir verspeisen?

Lächeln, das war immer ein Problem für die beiden Mädchen. Das war ihnen peinlich.

Die Zähne waren für die Zwillinge eine Problemzone, mitten im Gesicht.

»Die anderen Kinder haben immer gesagt, warum habt ihr so braune Zähne? Ich bin dann einfach weggegangen«, sagt Madleen.

Ihre Zwillingsschwester Michell erinnert sich noch, dass sich die Beißer auf einmal rau anfühlten. Manches konnte sie schon gar nicht mehr essen. »Bei Apfel oder so, da wars immer blöd.« Sie ist dann auf Jogurt ausgewichen.

Am Anfang hatten weder die Mutter noch die Mädchen etwas bemerkt. »Das hat hinten angefangen, bei den Backenzähnen«, sagt ihre Mutter. Dann wurden die Zähne immer brauner und brüchiger. »Die sind immer mehr abgebrochen, so stückchenweise.« Schließlich war bei Michell die obere Zahnreihe vollkommen zerstört, bei Madleen standen noch ein paar Stummel. Solche Dramen ums Gebiss erleben Eltern und Zahnärzte immer häufiger.

Nach einer Untersuchung der Universität Göttingen von 2006 hatten von den Kindern im Alter von zwei bis sieben Jahren 32 Prozent diese Art von Zahnschäden.

Professor Adrian Lussi von der Klinik für Zahnerhaltung im schweizerischen Bern sagt: »Während die Karies immer weiter zurückgeht, zeigt eine steigende Zahl von Patienten Erosionen an den Zähnen.« Lussi hat, ebenfalls im Jahr 2006, ein wissenschaftliches Standardwerk zum Thema veröffentlicht.

»Das Thema Erosion hat auf jeden Fall an Bedeutung gewonnen«, sagt Professor Joachim Klimek, Direktor der Poliklinik für Zahnerhaltungskunde und Präventive Zahnheilkunde an der Universität Gießen. An seiner Klinik gibt es jetzt sogar schon eine »Erosions-Sprechstunde«, zu der die Patienten von weither anreisen.

Sowohl in den Medien als auch in der zahnärztlichen Fachwelt gebe es eine »höhere Sensibilisierung«, sagt Klimek. Zahnerosionen seien dabei nichts Neues: »Die gabs schon immer.« Neuerdings allerdings in vermehrter Zahl: »Es nimmt wohl zu«. Vor allem bei Kindern und Jugendlichen.

Eine wichtige Ursache für die zunehmenden neuen Zahnschäden, das ergaben mehrere wissenschaftliche Studien, etwa von der Universität im britischen Bristol, ist ein Lebensmittelzusatzstoff: Zitronensäure, E 330.

Die kommt in vielen Familien täglich auf den Tisch, vor allem in Soft Drinks: Fanta, Eistee, Apfelschorle: »Kinder, die mehr als vier Mal am Tag solche Getränke zu sich nehmen, haben ein höheres Risiko, Erosionen zu entwickeln«, sagt der Schweizer Professor Lussi.

Aber auch Rama-Margarine enthält den aggressiven Zusatz und nahezu jede industriell gekochte Marmelade. Das Tütchen mit Maggi-Fix für Spaghetti Napoli enthält eine Prise vom ätzenden Pulver, die Champignoncremesuppe von Knorr und die »Spaghetteria Spinaci«, Dr. Oetkers »Cremespeise-Pulver Aranca Aprikose-Maracuja« und die Gummibärchen von Haribo.

Schon die ganz Kleinen kriegen ihre zahnzersetzende Dosis, etwa im »Milupa Milchbrei Apfel-Vanille« (ab 8. Monat), der Folgemilch Aptamil von Milupa oder dem Früchtetee von Hipp (ab 8. Monat).

Die Säure greift nicht nur die Zähne an, sondern erleichtert auch die Aufnahme des Schwermetalls Blei, das zu Hirnschäden führen kann. Und fördert die Aufnahme von Aluminium, das als Risikofaktor für die Alzheimer-Krankheit, aber auch für Hyperaktivität gilt.

Zitronensäure ist eigentlich ein völlig harmloser Naturstoff. Er ist, wie der Name sagt, in Zitronen enthalten, aber auch in Orangen und Äpfeln. Sogar im menschlichen Körper gibt es den Stoff.

Dass Zitronensäure ätzend wirkt, ist eigentlich bekannt: Sie wird in Drogerien als der »universelle Kalklöser« verkauft, für die WC-Reinigung oder zum Entfernen von Kalkrändern im Aquarium. Die Packung des Herstellers Heitmann (»Reine naturidentische Zitronensäure in Lebensmittelqualität«) trägt vorsorglich den Hinweis: »Darf nicht in die Hände von Kindern gelangen.«

Der Fall Zitronensäure zeigt, wie ein Stoff, der in der Natur und auch in Lebensmitteln schon immer enthalten war, plötzlich in der Welt der Supermärkte und industriellen Nahrungsproduktion zum

Problem wird: Weil es plötzlich moderne, extrem billige Herstellungsmethoden gibt und die natürlichen Quellen gar nicht mehr gebraucht werden. So kann der Stoff in vielen Nahrungsmitteln eingesetzt werden, in denen er bisher nicht vorkam. Nun wird der Mensch allerorten mit dem Stoff konfrontiert. Und der Stoff wird zum Risiko.

Denn bei Lebensmittel-Zusätzen kommt es nicht nur auf die Eigenschaften und die Giftigkeit von Stoffen an, sondern immer auch auf die Menge, in der sie verzehrt werden. Es kommt darauf an, wo sie eingesetzt werden.

So kann auch ein Stoff, der eigentlich ein natürlicher ist, auf eine ziemlich kunstvolle Weise hergestellt werden. Die Zitronensäure, beispielsweise. Von der Zitronensäure wurden im Jahre 1968 weltweit 50.000 Tonnen produziert. Im Jahr 2005 waren es 1,4 Millionen Tonnen. Allein eine Fabrik des Additiv-Herstellers Jungbunzlauer im österreichischen Wulzeshofen nahe der slowakischen Grenze stellt pro Jahr über 120.000 Tonnen her – eine Menge, die säuremäßig der gesamten Welt-Jahresernte an Zitronen entspricht.

Nun ist dieser Zuwachs nicht durch eine gigantische Ausdehnung der Zitronen-Anbaufläche ermöglicht worden. Zitronen sind gar nicht mehr nötig bei der Zitronensäureproduktion.

Zitronen braucht auch die Firma Jungbunzlauer nicht. Der Konzern hat einen Schimmelpilz namens *Aspergillus niger* dressiert. Der fristet gemeinhin ein nutzloses Dasein, bildet etwa in der Dusche hässliche schwarze Flecken. Bei Jungblunzlauer produziert er Zitronensäure – und nebenbei Gips, ebenfalls mehr als 120.000 Tonnen. Der kommt in der Baustoffindustrie zum Einsatz und als Zutat fürs Hamburger-Brötchen von McDonald's.

Die Welt der Zusatzstoffe ist eine wundersame.

Die Behörden sind noch etwas unsicher, wie sie mit den neuen Risiken umgehen sollen. Im Jahr 2004 etwa haben die Wissenschaftler im deutschen Institut für Risikobewertung (BfR) Warnhinweise auf Produkten gefordert, die Zitronensäure enthalten.

Das Bundesinstitut für Risikobewertung ist nicht irgendeine Verbrauchervereinigung: Es ist die oberste wissenschaftliche Instanz in der Bundesrepublik Deutschland, die über die Sicherheit von Lebensmitteln zu befinden hat. Das Institut wird von der deutschen Bundesregierung zu Rate gezogen, wenn immer es um die Sicherheit von Lebensmitteln geht.

Und die Experten des Instituts konnten bei Zitronensäure in der ganzen wissenschaftlichen Literatur einfach keine unschädliche Dosis finden. Sie folgerten daraus, dass die Konsumenten selbst entscheiden sollten, was sie sich zumuten. Sie sollten aber wissen, dass sie mit einem gewissen Risiko zu rechnen haben und davor gewarnt werden.

So kam es, dass die besorgten Fachleute Warnhinweise forderten. Jedenfalls eine Zeitlang. Namentlich Soft Drinks wie Limonaden oder industriell hergestellter Eistee seien beinahe Risikoprodukte, und viele Süßigkeiten seien »regelrechte Kinderzahn-Killer«, schrieb das Institut und bezog sich dabei auf die Erkenntnisse der Schweizer Wissenschaftler.

So schrieb das Bundesinstitut für Risikobewertung also in einer Stellungnahme vom 9. Januar 2004:

»Die vorliegenden Daten erlauben es nicht, für Süßwaren und Getränke einen Zitronensäuregehalt festzulegen, der den Zähnen nicht schadet. Das BfR schlägt deshalb vor, säurehaltige Süßwaren und Getränke mit einem Warnhinweis zu versehen.«

Solche Warnhinweise müssten also auf allen Produkten prangen, die diese Säure enthalten: Fanta-Limonade und Rama-Margarine, Knorr-Fix für Spaghetti Bolognese und Haribo Gummibärchen. Praktisch auf jeder Limonade, vielen Fertiggerichten, Süßigkeiten: Überall müsste ein greller oder zumindest deutlich sichtbarer Hinweis auf die möglichen Gefahren prangen. Und die Risiko-Experten aus dem Berliner Amt hatten auch schon konkrete Vorstellungen, wovor gewarnt werden sollte:

»Aus dem Warnhinweis sollte hervorgehen, dass die Zahngesundheit bei übermäßigem Verzehr solcher Produkte gefährdet ist. Übermäßig heißt hier schon mehr als zwei Mal pro Tag. Nach Meinung des BfR müsste außerdem darauf hingewiesen werden, dass derartige Produkte für Säuglinge und Kleinkinder nicht geeignet sind.«

Die Forderung hielt immerhin gut ein Jahr. Dann verschwand sie in der Schublade.

Die »aktualisierte Stellungnahme« vom 24. Februar 2005 enthielt die Forderung nach Warnhinweisen nicht mehr, sondern die gleiche Bewertung wie zuvor: »Der Verzehr von Lebensmitteln mit hohem Zitronensäuregehalt kann dazu führen, dass der Zahnschmelz angegriffen wird.« Nur die Forderung nach Warnhinweisen fehlte. Dabei gab es keinerlei neue Erkenntnisse, die die Kehrtwendung rechtfertigen könnten, keinerlei neue, entlastende Untersuchungen. Jedenfalls sind in der Literaturliste am Ende der BfR-Stellungnahme keine neuen Studien aufgeführt.

Die deutschen Behörden sind beim Thema Zusatzstoffe ungewöhnlich zurückhaltend.

Zusatzstoffe müssen zwar gesundheitlich unbedenklich sein, wenn sie auf den Markt gebracht werden. Das gilt jedoch nur bis zu einer bestimmten Menge. Um die Bürger vor Gesundheitsgefahren schützen zu können, müssten die Behörden also wissen, wie viel die Menschen davon zu sich nehmen. So sieht das auch die Europäische Union.

Doch die deutsche Bundesregierung hat jahrelang nichts unternommen, um die Verzehrsdaten für Lebensmittel-Zusatzstoffe zu erheben. Das hatte die EU-Kommission vorgeschrieben. Die EU hat auf Betreiben der Industrie neue Regeln für die Verwendung von Zusatzstoffen erlassen und auch viele Stoffe neu zugelassen, dabei aber darauf gedrungen, dass der Verbrauch genauestens überwacht wird.

So schrieb eine EU-Zusatzstoff-Richtlinie aus dem Jahre 1995 vor, dass die Regierungen »innerhalb von drei Jahren«, also bis 1998,

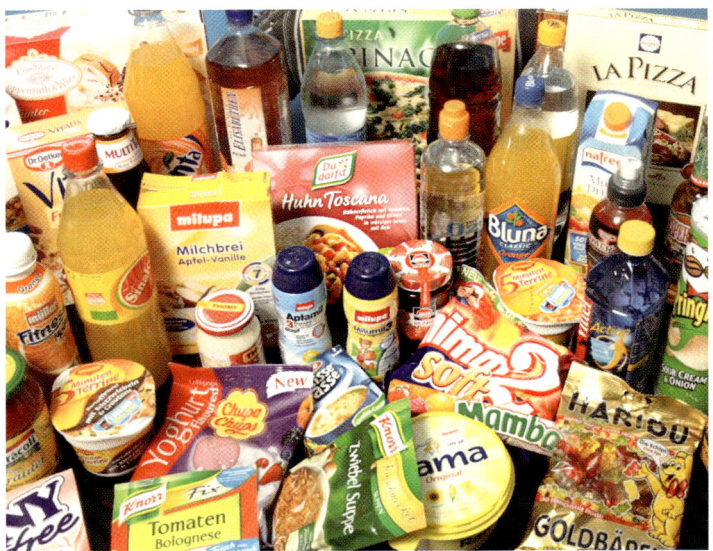

Säure-Attacke: über eine Million Tonnen Zitronensäure jedes Jahr für Nahrungsmittel

»Systeme zur Überwachung des Verbrauchs und der Verwendung von Lebensmittel-Zusatzstoffen« festlegen sollten.

In Deutschland ist daraufhin gar nichts geschehen.

Deutschland übte vornehme Zurückhaltung, kümmerte sich weiterhin gar nicht um die geforderte Zusatzstoff-Statistik – und reichte stattdessen eine »Bayerische Verzehrsstudie« aus dem Jahr 1995 ein, in der Bierverbrauch und Fleischverzehr erfragt wurden, aber von Zusatzstoffen nirgends die Rede war.

Im Jahre 2001 erschien dann ein Bericht der EU-Kommission über die Aufnahme von Lebensmittel-Zusatzstoffen in der Europäischen Union. Ohne deutsche Daten. Denn was die Deutschen eingereicht hatten, war wertloses Material:

»Bei den Angaben für Deutschland handelte es sich um lokale Daten aus Bayern, die lediglich den Lebensmittelkonsum betrafen. Informationen über die Aufnahme von Zusatzstoffen wurden nicht vorgelegt«, stellt die EU-Kommissionsstudie sachlich fest.

Andere Länder hatten Daten gesammelt: Dänemark, Frankreich, Italien, die Niederlande, Spanien, Großbritannien. Der EU-Report vermittelt also ein realistisches Bild der E-Epidemie in Europa. Vor allem Kinder, so legt die Studie nahe, sind belastet (siehe Kapitel 3).

Die deutschen Regierungsstellen zeigten sich, nachdem die Studie im Jahr 2001 erschienen war, alarmiert. Wenn die Grenzwerte dauerhaft überschritten werden, dann sei das nicht in Ordnung. »Das kann ich nicht hinnehmen«, sagte der im Dienst ergraute Beamte, der im Verbraucher-Ministerium für Zusatzstoffe zuständig war, auf Anfrage. Er wolle jetzt die überfällige Zusatzstoff-Statistik sofort angehen: »Da gucken wir jetzt mal genau nach, ob das wirklich auch bei uns so ist.« Falls sich die EU-Zahlen bestätigen würden, sehe er Handlungsbedarf: »Wenn der ADI-Wert überschritten wird, dann muss die Zulassung überprüft werden. Dann werden wir uns dafür einsetzen, dass die Höchstmenge verringert und gegebenenfalls der Zusatzstoff verboten wird.« Das war im Jahre 2002. Mittlerweile wurde der Mann pensioniert.

Und die Bundesregierung hat das Interesse an den Zusatzstoffen wieder verloren.

»Die Bundesregierung selbst untersucht Lebensmittel grundsätzlich nicht auf ihren Gehalt an Lebensmittelzusatzstoffen, da die Überwachung der lebensmittelrechtlichen Vorschriften Aufgabe der Länder ist«, teilte das Ministerium auf Anfrage mit.

Die Länder, leider, wissen auch nicht, wie viele Gummibärchen und Smarties die Landeskinder lutschen.

Immerhin: Die besonders häufig verzehrten und gesundheitlich problematischen Schwefel-Zusatzstoffe (E 220 bis E 228) wurden in den »Bundesweiten Überwachungsplan« aufgenommen.

Das Ausmaß der Gefährdung durch Lebensmittel-Zusatzstoffe bleibt einstweilen weiter im Ungewissen. Die Verantwortung versickert irgendwo zwischen Industrie und Behörden.

Die Hersteller tragen, so will es die offizielle EU-Politik, die primäre Verantwortung für die Sicherheit ihrer Produkte. Wenn es aber um die chemische Kontamination mit Zusatzstoffen geht, verweisen die Firmen gern auf die Behörden: »Es versteht sich von selbst«, versicherte der Nahrungsmittelkonzern Nestlé einer Zürcher Sekretärin, die sich sorgte, weil ihr Chef täglich mittags zur 5-Minuten-Terrine griff, »dass wir in unseren Produkten nur Zusatzstoffe einsetzen«, die amtlich »bewilligt worden sind«. Die verwendeten Zusatzstoffe seien daher »auch bei regelmäßigem und häufigem Konsum als gesundheitlich absolut unbedenklich« einzustufen.

Die Behörden allerdings können schon lange keine Sicherheitsgarantie mehr geben. »Ein Nullrisiko gibt es nicht«, sagt Martin Brügger, der Zusatzstoff-Fachmann vom Schweizerischen Bundesamt für Gesundheit. Er wehrt sich dagegen, von den Herstellern als Garant für die Sicherheit herangezogen zu werden: »Man kann doch nicht sämtliche Verantwortung dem Staat aufbürden. Der gesamte Gesundheitsschutz fängt beim Einzelnen an.«

Selbstschutz ist also angesagt.

Dank Selbsthilfe können jetzt auch Michell und Madleen, die Zwillinge aus Stuttgart, wieder lächeln. Sie hatten früher vor allem Eistee, Fanta, Kindersäfte getrunken, jene Zitronensäure-Bomben aus dem Supermarkt. Jetzt trinken sie vorwiegend Mineralwasser.

Braun und brüchig waren bei ihnen glücklicherweise nur die Milchzähne, sie sind nach und nach ausgefallen. Die Zähne danach sind schön anzusehen, gerade gewachsen und weiß. Und Madleen weiß auch, was sie tun muss, damit es so bleibt: »Nicht so viel Cola trinken oder Fanta.«

Lexikon der Lebensmittel-Zusatzstoffe

Wesen, Wirkung, Risiken

Dr. Watson im Internet: www.food-detektiv.de

Zeichenerklärung

🔺 wird auch gentechnisch hergestellt

🙁 für Allergiker gefährlich

🌀 wirkt geschmacksverfälschend

☠ besonders riskanter Stoff

✳ wird in großen Mengen eingesetzt

✂ Designerstoff

E 100 Curcumin

Was ist es überhaupt? Curcumin ist ein natürlicher gelber Farbstoff, der aus der Wurzel der Gelbwurzelpflanze gewonnen wird und z. B. Currypulver und anderen indischen Gewürzmischungen die charakteristische gelbe Farbe verleiht. Darin ist es nicht nur ein färbender Zusatzstoff, sondern auch ein würzender Bestandteil. Curcumin wird vor allem in Indien in großen Mengen industriell hergestellt.

Jährlich werden dort etwa 10.000 Tonnen exportiert. Das in Indien Turmeric genannte Curcumin besitzt eine starke antioxidative Wirkung und wird als Pulver oder Öl seit fast viertausend Jahren als Heilmittel in der asiatischen Medizin angewandt.

Die Risiken Der Farbstoff Curcumin in Nahrungsmitteln kann in sehr seltenen Einzelfällen, besonders bei Allergikern, die auf Beifußpollen reagieren, akute Urtikaria (Nesselsucht) und Neurodermitisschübe auslösen. Beim direkten Kontakt der Haut mit Curcumin wurden in Einzelfällen heftige allergische Reaktionen beobachtet, beispielsweise juckende Hautrötungen und -schwellungen. Andere als diese allergisch bedingten Risiken sind bislang nicht bekannt.

Betrifft es mich? Curcumin ist in zahlreichen Lebensmitteln enthalten. In Currypulver, indischen Gewürzmischungen und in asiatischen Fertiggerichten ist es nicht nur ein färbender Zusatzstoff, sondern auch würzender Bestandteil. Als reiner Lebensmittelfarbstoff wird es in geringeren Mengen auch in Backwaren, Kartoffelpüree, Süßwaren und Senf verwendet.

E 101 Riboflavin (Lactoflavin, Vitamin B2)

Was ist es überhaupt? Das gelbe Riboflavin findet sich einerseits als natürlicher Farbstoff in vielen Pflanzen und ist andererseits als Vitamin B2 ein wichtiger Nährstoff. Riboflavinreiche Nahrungsmittel sind Fleisch, Leber, Hefe, Milchprodukte, Vollkornprodukte und Eier. Als Lebensmittelfarbstoff wird es meist künstlich hergestellt, auch unter Einsatz von gentechnisch veränderten Bakterien (*Bacillus subtilis*).

Die Risiken Riboflavin (auch Lactoflavin genannt) gilt als harmloser Lebensmittelfarbstoff, schließlich ist der Farbstoff chemisch identisch mit Vitamin B2. In einem Einzelfall, von dem eine Studie aus Taiwan berichtet, waren indessen schwere allergische Reaktionen

(»anaphylaktischer Schock«) bei einem 15-jährigen Jungen eindeutig auf Riboflavin zurückzuführen. Das Riboflavin war dabei in einem mit Vitaminen angereicherten Saftgetränk und einer Multivitamintablette enthalten.

Betrifft es mich? Der Lebensmittelfarbstoff Riboflavin ist oft verantwortlich, wenn es schön gelb aussieht. Zum Beispiel in Pudding, Tortenfüllungen, Kleingebäck, Kuchen und anderen Teigwaren, Mayonnaise, Essig, Speiseeis und Speiseöl. In Multivitamingetränken und -tabletten ist der gleiche Stoff, als Vitamin B2 deklariert, ebenfalls enthalten.

E 102 Tartrazin

Was ist es überhaupt? Tartrazin ist ein chemisch produzierter, zitrusgelber Azofarbstoff. Er wird künstlich aus Erdöl hergestellt, ist stabil gegenüber Säure, Licht und Hitze und lässt sich gut in wässrigen Lebensmitteln wie Senf und Säften, Pudding und Pasteten anwenden. Bei bestimmten Herstellungsverfahren kann auch Aluminium in den Farbstoff gelangen, er zählt dann zur Gruppe der »Aluminiumfarblacke«.

Die Risiken Tartrazin gehört zu den so genannten Azofarbstoffen und kann bei empfindlichen Menschen allergische oder allergieähnliche Hautreaktionen auslösen, wie etwa Nesselsucht (Urtikaria) oder eine bestehende Neurodermitis (atopisches Ekzem) bei Kindern verschlechtern.

In offenen Provokationstests, bei denen Versuchspersonen Tartrazin-Lösungen verabreicht wurden, kam es bei empfindlichen Asthmatikern zu Atemnot und asthmaähnlichen Anfällen. Hyperaktivität und Aufmerksamkeitsdefizite bei Kindern können durch Tartrazin verstärkt werden.

Die Annahme, dass davon besonders Menschen betroffen seien, die auch Aspirin und den Konservierungsstoff Benzoesäure (E 210 bis E 213) schlecht vertragen, wurde durch neuere Untersuchungen widerlegt.

In Reagenzglas- und Tierversuchen erwies sich der Farbstoff in hohen Dosen als potenziell erbgutschädigend, krebserregend und schädlich für das Immunsystem. Der Farbstoff kann auch Aluminium enthalten, ohne dass es auf dem Etikett angegeben ist. Das Metall steht im Verdacht, Demenzerkrankungen im Gehirn, wie die Alzheimer- und Parkinsonkrankheit, zu fördern.

Betrifft es mich? E 102 war früher in Deutschland nur für alkoholische Getränke, wie Branntwein, Liköre und Weine zugelassen. Nach einer Gesetzesangleichung in der Europäischen Union ist der Anwendungsbereich seit 1998 vergrößert worden, Tartrazin findet sich jetzt auch in anderen Produkten, wie gelben Brausegetränken, Süßwaren und Puddings, Senf oder Pasteten. Es färbt auch Käserinden und Kunstdärme.

E 104 Chinolingelb

Was ist es überhaupt? Chinolingelb wird synthetisch produziert. Der wasserlösliche Farbstoff zeichnet sich durch große Stabilität gegenüber Licht und Hitze aus. Auch Fruchtsäuren können dem gelben Farbstoff nichts anhaben. Bei bestimmten Herstellungsverfahren kann auch Aluminium in den Farbstoff gelangen, er zählt dann zur Gruppe der »Aluminiumfarblacke«.

Die Risiken Das in den USA, Australien und Norwegen in Nahrungsmitteln verbotene Chinolingelb kann kontaktallergische Reaktionen (Kontaktekzeme) auslösen. Zudem wirkte es in Reagenzglasversuchen erbgutschädigend. Der Farbstoff kann auch Aluminium enthalten, ohne dass es auf dem Etikett angegeben ist. Das Metall steht im Verdacht, Demenzerkrankungen im Gehirn wie die Alzheimer- und Parkinsonkrankheit zu fördern.

Betrifft es mich? E 104 wird oft für grüne industriell hergestellte Lebensmittel verwendet und dabei mit Blau kombiniert. Man findet es etwa in Fruchteis, alkoholfreien Getränken, Süßwaren und Desserts.

E 110 Gelborange-S (Sunset-Yellow)

Was ist es überhaupt? Gelborange S ist ein künstlicher Farbstoff aus der Gruppe der so genannten Azofarbstoffe. Er wird künstlich aus Erdölderivaten hergestellt. Der Stoff ist sehr stabil gegenüber Fruchtsäuren, Licht und Hitze und ist daher vielseitig einsetzbar. In Wasser ist er am besten löslich. Bei bestimmten Herstellungsverfahren kann auch Aluminium in den Farbstoff gelangen, er zählt dann zur Gruppe der »Aluminiumfarblacke«.

Die Risiken Gelborange S gehört zur Gruppe der Azofarbstoffe. Er kann in sehr seltenen Einzelfällen bei empfindlichen Menschen allergische Hautreaktionen hervorrufen, wie etwa Ausschlag, Ekzeme oder Nesselsucht, zudem zu Atemnot und asthmaähnlichen

Anfällen führen. Der Farbstoff kann auch Aluminium enthalten. Das Metall steht im Verdacht, Demenzerkrankungen im Gehirn, wie die Alzheimer- und Parkinsonkrankheit, zu fördern.

Betrifft es mich? Gelborange S findet sich in Süßwaren, wie z. B. Marzipan. Es eignet sich gut für gelbliche Desserts und Backwaren. Marmeladen sehen durch Gelborange S fruchtiger und Fruchtkonserven frischer aus. Auch Fertigsuppen und -soßen werden mit der Farbe verschönert, die englisch »Sunsetyellow« genannt wird: Sonnenuntergangsgelb.

E 120 Karmin (Cochenille, echtes Karmin, Echtes Karminrot)

Was ist es überhaupt? Echtes Karminrot, auch Cochenille genannt, wird aus den Weibchen einer bestimmten Schildlausart (*Dactylopius coccus Costa*) gewonnen. Die färbende Komponente in diesem Extrakt ist die Karminsäure, ein natürlicher, roter, wasserlöslicher Farbstoff. Da die Herstellung von Karminrot relativ aufwendig ist, wird es heute oft durch künstliche Farbstoffe ersetzt, wie z. B. durch das Cochenillerot A (E 124), einen so genannten Azofarbstoff.

Die Risiken Das echte Karminrot kann in sehr seltenen Fällen bei empfindlichen Menschen allergische Reaktionen, wie Asthmaanfälle und Nesselsucht, auslösen, die vermutlich auf Überreste der Schildlaus zurückzuführen sind, aus der es gewonnen wird. Auch sind Fälle von schweren allergischen (»anaphylaktischen«) Schocks bekannt geworden.

Betrifft es mich? E 120 wird vor allem in bunten Bonbons verwendet, auch in Marmeladen, Süßwaren und alkoholischen Getränken ist es enthalten.

E 122 Azorubin

Was ist es überhaupt? E 122 ist ein roter bis kastanienbrauner, wasserlöslicher so genannter Azofarbstoff. Er wird künstlich produziert und ähnelt dem Amaranth (E 123). Bei bestimmten Herstellungsverfahren kann auch Aluminium in den Farbstoff gelangen, er zählt dann zur Gruppe der »Aluminiumfarblacke«.

Die Risiken Azorubin gehört zu den so genannten Azofarbstoffen. Er kann in sehr seltenen Fällen bei empfindlichen Menschen allergische Reaktionen auf der Haut hervorrufen, wie etwa Ausschlag, Ekzeme oder Nesselsucht und asthmaähnliche Anfälle auslösen.

Der Farbstoff kann auch Aluminium enthalten, ohne dass es auf dem Etikett angegeben ist. Das Metall steht im Verdacht, Demenzerkrankungen im Gehirn, wie die Alzheimer- und Parkinsonkrankheit, zu fördern.

Betrifft es mich? Azorubin färbt z.B. Fruchteis, alkoholfreie, rote Getränke sowie Süßwaren und Feingebäck. Außerdem findet man es in Desserts, Fruchtkonserven, Fertigsuppen und -soßen.

E 123 Amaranth

Was ist es überhaupt? Amaranth hat nichts mit dem südamerikanischen Getreide gleichen Namens zu tun. Es handelt sich um einen wasserlöslichen, roten Azofarbstoff. Er wird künstlich aus Erdölderivaten hergestellt. Er ist stabil gegenüber Licht und Hitze. Fruchtsäuren beeinträchtigen jedoch seine Farbkraft.

Bei bestimmten Herstellungsverfahren kann auch Aluminium in den Farbstoff gelangen, er zählt dann zur Gruppe der »Aluminiumfarblacke«.

Die Risiken Amaranth gehört zu den so genannten Azofarbstoffen. Es kann in sehr seltenen Fällen bei empfindlichen Menschen allergische Reaktionen auf der Haut hervorrufen, wie etwa Ausschlag, Ekzeme oder Nesselsucht, und kann zudem zu Atemnot und asthmaähnlichen Anfällen führen.

Bei Tierstudien zeigte sich in hohen Dosen eine erbgutschädigende Wirkung und im Reagenzglasversuch eine Beeinträchtigung des Immunsystems. Der Farbstoff kann auch Aluminium enthalten, ohne dass es auf dem Etikett angegeben ist. Das Metall steht im Verdacht, Demenzerkrankungen im Gehirn, wie die Alzheimer- und Parkinsonkrankheit, zu fördern.

Betrifft es mich? Amaranth ist nur für bestimmte alkoholische Getränke und Fischrogen zugelassen. Typischerweise wird dieser Farbstoff, z.B. in Bitter Soda, Aperitifweinen und Spirituosen, eingesetzt.

E 124 Cochenillerot A

Was ist es überhaupt? Bei Cochenillerot A handelt es sich um einen billigeren Ersatz für das natürliche Echte Karmin (E 120). Es ist ein roter, wasserlöslicher, so genannter Azofarbstoff, der durch Licht, Hitze und Säuren nicht in seiner Farbbrillanz beeinträchtigt wird. Es wird künstlich aus Erdölderivaten hergestellt. Bei bestimmten Herstellungsverfahren kann auch Aluminium in den Farbstoff gelangen, er zählt dann zur Gruppe der »Aluminium-farblacke«.

Die Risiken Cochenillerot A gehört zu den so genannten Azofarb-stoffen. Es kann in sehr seltenen Fällen bei empfindlichen Menschen allergische Reaktionen auf der Haut hervorrufen, wie etwa Ausschlag, Ekzeme oder Nesselsucht, und kann zudem zu Atemnot und asthmaähnlichen Anfällen führen. Im Reagenzglasversuch und in Tierstudien mit Mäusen zeigte sich in hohen Dosen eine erbgutschädigende Wirkung. Der Farbstoff kann auch Aluminium enthalten, ohne dass es auf dem Etikett angegeben ist. Das Metall steht im Verdacht, Demenzerkrankungen im Gehirn, wie die Alzheimer- und Parkinsonkrankheit, zu fördern.

Betrifft es mich? Das künstliche Cochenillerot A ist nur für bestimmte Lebensmittel zugelassen, etwa spanische Wurstspezialitäten wie Chorizo, Salsichon und Sobrasada, sowie für Lachsersatz. Auch manche alkoholfreie Getränke, Süßwaren und Marmeladen werden mit ihm gefärbt.

E 127 Erythrosin

Was ist es überhaupt? Erythrosin ist ein künstlich hergestellter, so genannter Flourescin-Farbstoff mit einer Farbskala von rosa bis rot. Mit dem Säurecharakter der Umgebung ändert sich seine Farbe, je saurer, desto intensiver wird sie. Hitze verträgt der Stoff gut, aber Licht zerstört seine Farbkraft. Bei bestimmten Herstellungsverfahren kann auch Aluminium in den Farbstoff gelangen, er zählt dann zur Gruppe der »Aluminiumfarblacke«.

Die Risiken Erythrosin kann in hohen Dosen wegen seines Jodgehalts bei Schilddrüsenpatienten zur Schilddrüsenüberfunktion führen, was sich durch allgemeine Unruhe, Nervosität und starkes Schwitzen bemerkbar macht. Erythrosin wirkte im Reagenzglasversuch und bei Tierstudien mit Mäusen erbgutschädigend. Der Farbstoff kann auch Aluminium enthalten, ohne dass es auf dem Etikett angegeben ist. Das Metall steht im Verdacht, Demenzerkrankungen im Gehirn, wie die Alzheimer- und Parkinsonkrankheit, zu fördern.

Betrifft es mich? Erythrosin darf nur für das Verschönern von Cocktailkirschen, in Sirup eingelegten Kirschen und kandierten Kirschen angewendet werden.

83

E 128 Rot 2G

Was ist es überhaupt? Rot 2G bewirkt ein bläuliches Rot und gehört zu den so genannten Azofarbstoffen. Es wird künstlich aus Erdölderivaten hergestellt. Bei bestimmten Herstellungsverfahren kann auch Aluminium in den Farbstoff gelangen, er zählt dann zur Gruppe der »Aluminiumfarblacke«.

Die Risiken Rot 2G gehört zu den so genannten Azofarbstoffen. Es kann bei empfindlichen Menschen allergische Reaktionen auf der Haut hervorrufen, wie etwa Ausschlag, Ekzeme oder Nesselsucht, und Atemnot oder asthmaähnliche Anfälle. Der Farbstoff kann auch Aluminium enthalten, ohne dass es auf dem Etikett angegeben ist. Das Metall steht im Verdacht, Demenzerkrankungen im Gehirn, wie die Alzheimer- und Parkinsonkrankheit, zu fördern.

Betrifft es mich? Rot 2G ist nur für Frühstückswürstchen und Hackfleisch mit einem bestimmten Anteil aus Getreide oder anderen Pflanzenbestandteilen zugelassen.

E 129 Allurarot AC

Was ist es überhaupt? E 129 ist ein wasserlöslicher, so genannter Azofarbstoff. Er wird künstlich aus Erdölderivaten hergestellt. Der Farbstoff kann auch Aluminium enthalten, er zählt dann zur Gruppe der »Aluminiumfarblacke«.

Die Risiken In Tierversuchen mit Mäusen erwies sich Allurarot in hohen Dosen als erbgutschädigend. Der Farbstoff kann auch Aluminium enthalten, ohne dass es auf dem Etikett angegeben ist. Das Metall steht im Verdacht, Demenzerkrankungen im Gehirn, wie die Alzheimer- und Parkinsonkrankheit, zu fördern.

Betrifft es mich? Allurarot wird häufig zum Färben von Süßwaren und Desserts verwendet, es kommt auch in roten alkoholfreien Getränken und Bitter Soda vor, seltener in manchen Wurst- und Fleischwaren.

E 131 Patentblau V

Was ist es überhaupt? E 131 ist ein wasserlöslicher, blauer Farbstoff, der chemisch-synthetisch hergestellt wird. Bei bestimmten Herstellungsverfahren kann auch Aluminium in den Farbstoff gelangen, er zählt dann zur Gruppe der »Aluminiumfarblacke«.

Die Risiken Der Stoff gilt eigentlich als harmlos. Doch für Allergologen steht er unter latentem Verdacht, wenngleich bislang nicht als Lebensmittelzusatzstoff. Patentblau aber wird auch in der Medizin verwendet, zur Lymphdrüsendarstellung (Lymphographie). Nach solchen Lymphographien mit Patentblau wurden mehrfach schwere anaphylaktische Reaktionen beschrieben. Bislang sind jedoch keine allergischen Reaktionen auf den Farbstoff in Lebensmitteln bekannt. Allergische Reaktionen sind aber nach Expertenmeinung auch in diesen Fällen denkbar. Der Farbstoff kann auch Aluminium enthalten, ohne dass es auf dem Etikett angegeben ist. Das Metall steht im Verdacht, Demenzerkrankungen im Gehirn, wie die Alzheimer- und Parkinsonkrankheit, zu fördern.

Betrifft es mich? Patentblau V wird vor allem zum Färben von modisch bunten Getränken und Süßwaren verwendet, zudem auch auf Eierschalen oder bei Glasuren. Es kann auch mit Tartrazin (E 102) oder Chinolingelb (E 104) zu einem Grünton kombiniert werden. Der Farbstoff wird im menschlichen Körper nicht aufgenommen und nahezu vollständig wieder ausgeschieden.

E 132 Indigotin

Was ist es überhaupt? Indigotin ist ein künstlicher blauer Farbstoff. Er wird chemisch-synthetisch und mittels biotechnischer Verfahren hergestellt, dabei können auch gentechnisch veränderte Mikroorganismen eingesetzt werden. Natürliches Vorbild ist der blaue Farbstoff aus der Indigopflanze. Chemisch wurde das Indigo-Imitat erstmals im Jahre 1887 von der Chemiefirma BASF hergestellt, heute ersetzt der künstliche Farbstoff E 132 meist das natürliche Indigo. Indigotin ist im Gegensatz zu seinem natürlichen Vorbild wasserlöslich. Er besitzt zwar nur eine geringe Lichtechtheit, verträgt jedoch – wichtig bei der industriellen Verarbeitung – hohe Temperaturen bis 150°C. Wegen seiner geringen Säurebeständigkeit kann Indigotin nicht in sauren Lebensmitteln eingesetzt werden.

Die Risiken In sehr seltenen Einzelfällen kann Indigotin allergische und allergieähnliche Reaktionen wie akute Urtikaria (Nesselsucht) verursachen. Es ist in der medizinischen Literatur ein Einzelfall dokumentiert, in dem das Indigotin als Farbstoff in einem Schilddrüsenmedikament enthalten war und diese Wirkung hatte. Es sind bislang aber keine schädlichen Wirkungen durch Indigotin in Lebensmitteln bekannt.

Betrifft es mich? Mit Indigotin werden zum Beispiel Kunstspeiseeis und Süßigkeiten blau gefärbt. Häufig wird es in Glasuren von Dragees verwendet. Auch einige Liköre enthalten E 132. Zudem gibt es mehr und mehr alkoholfreie Getränke, die mit diesem synthetischen Farbstoff blau leuchten. In Kombination mit gelben Farbstoffen wird Indigotin zur Grünfärbung verwendet.

E 133 Brillantblau FCF

Was ist es überhaupt? E 133 ist ein synthetisch hergestellter Farbstoff, der wenig hitze- und lichtbeständig ist. Er ist wasserlöslich und wird vom Körper wieder ausgeschieden. In Deutschland war er lange verboten, ist aber im Zuge der EU-Harmonisierung seit 1998 wieder zugelassen. Der Farbstoff kann auch Aluminium enthalten, er zählt dann zur Gruppe der »Aluminiumfarblacke«.

Die Risiken Der blaue Farbstoff schädigte im Reagenzglas- und Tierversuch mit Ratten in hohen Dosen die Gene und störte den Energiehaushalt der Körperzellen. Der Farbstoff kann auch Aluminium enthalten, ohne dass es auf dem Etikett angegeben ist. Das Metall steht im Verdacht, Demenzerkrankungen im Gehirn, wie die Alzheimer- und Parkinsonkrankheit, zu fördern.

Betrifft es mich? Brillantblau setzt man überwiegend in der Produktion von Getränken und Süßwaren ein, vor allem für feine Backwaren, Frühstücksgebäck und Kekse. Außerdem ist es für bestimmte englische Gemüsekonserven zugelassen. Erlaubt ist es auch zur Kennzeichnung von Fleischerzeugnissen. In Kombination mit Tartrazin (E 102) oder anderen gelben Farbstoffen erzielt man mit diesem Farbstoff verschiedene Grünnuancen.

E 140 Chlorophyll

Was ist es überhaupt? Chlorophyll ist ein natürlicher Farbstoff. Man gewinnt ihn durch Extraktion mit Hilfe von Lösungsmitteln, wie Alkohol oder Azeton, aus Brennnesseln, Gras, Luzernen oder Algen. Je nach Kupfer- bzw. Magnesiumgehalt können auch dunkel- bzw. olivgrüne Farbschattierungen erzielt werden. E 140 ist ein farbschwacher Lebensmittelzusatzstoff und zudem empfindlich gegenüber Licht, Hitze und Säure. Chlorophylle wirken antioxidativ und können möglicherweise vor Krebs schützen.

Die Risiken Über gesundheitliche Risiken durch Chlorophyll ist nichts bekannt.

Betrifft es mich? Chlorophylle lassen eingelegtes, grünes Gemüse sowie grüne Konfitüren und Marmeladen frisch und attraktiver erscheinen. Limonaden und Likören verleihen sie grüne Farbe. Auch für Kaugummis und bei anderen Süßwaren wird es verwendet. Außerdem können die Farbstoffe E 140 sowie E 141 die grüne Salbei-Marmorierung im englischen Sage-Derby-Käse erzeugen.

E 141 Kupferchlorophyll

Was ist es überhaupt? Kupferchlorophyll wird synthetisch aus dem natürlichen Pflanzenfarbstoff Chlorophyll (siehe E 140) hergestellt, indem man Kupfersalze zusetzt. Das Kupfer verdrängt dabei das ursprünglich im Chlorophyll vorhandene Magnesium teilweise oder ganz. Der dadurch entstehende Farbstoff ist stabiler und nicht nur in Wasser, sondern auch in Fett löslich. Abhängig vom Kupfer- bzw. Magnesiumgehalt sind die Kupferchlorophylle von eher dunkel- bzw. olivgrüner Schattierung. Im Gegensatz zu E 140 sind sie lichtecht und beständig gegen Fruchtsäuren, jedoch ebenfalls nicht hitzeresistent.

Die Risiken Über gesundheitliche Risiken des Kupferchlorophylls ist bislang nichts bekannt.

Betrifft es mich? Chlorophylle lassen eingelegtes, grünes Gemüse sowie grüne Konfitüren und Marmeladen frisch und attraktiver erscheinen. Limonaden und Likören verleihen sie grüne Farbe. Auch für Kaugummis und bei anderen Süßwaren wird es verwendet. Außerdem dürfen die Chlorophyllfarbstoffe auch die grüne Salbei-Marmorierung im englischen Sage-Derby-Käse erzeugen.

E 142 Brillantsäuregrün BS

Was ist es überhaupt? Brillantsäuregrün S ist ein chemisch synthetisierter grün-blauer Farbstoff. Er gehört zu den Triphenylmethanfarbstoffen, die vom menschlichen Körper nur in geringem Maß aufgenommen werden. Bei bestimmten Herstellungsverfahren kann auch Aluminium in den Farbstoff gelangen, er zählt dann zur Gruppe der »Aluminiumfarblacke«.

Die Risiken Der Farbstoff gilt als harmlos. Zwar hat sich Brillantsäuregrün bei Tests mit Tieren als erbgutschädigend erwiesen, doch die vom Menschen aufgenommenen Mengen, höchstens 4 mg pro Kilogramm Körpergewicht und Tag, gelten als unschädlich. Der Farbstoff kann auch Aluminium enthalten, ohne dass es auf dem

Etikett angegeben ist. Das Metall steht im Verdacht, Demenzerkrankungen im Gehirn, wie die Alzheimer- und Parkinsonkrankheit, zu fördern.

Betrifft es mich? Brillantsäuregrün S wird vor allem zur Färbung von Süßigkeiten verwendet. Erbsen in Dosen erscheinen durch diesen Stoff appetitlicher. Typischerweise ist es auch in Pfefferminzgelee, Pfefferminzsoße und Ostereierfarbe zu finden.

E 150a Zuckerkulör (Karamellfarbstoff)
E 150b Sulfit-Zuckerkulör
E 150c Ammoniak-Zuckerkulör
E 150d Ammoniumsulfit-Zuckerkulör

Was ist es überhaupt? Die braunen Karamellfarbstoffe entstehen im Haushalt durch das Erhitzen von stärke- bzw. zuckerhaltigen Lebensmitteln. In der Industrie wird die Bildung der Zuckerkulör-Farbstoffe durch diverse Chemikalien wie Säuren, Hydroxide, Carbonate, Phosphate, Sulfate oder Sulfite wesentlich beschleunigt. Dabei entsteht dann entweder E 150a (einfaches Zuckerkulör), E 150b (Sulfit-Zuckerkulör), E 150c (Ammoniak-Zuckerkulör) oder aber E 150d (Ammoniumsulfit-Zuckerkulör). Das Farbspektrum von E 150 reicht von bräunlich bis schwarz, typisch sind ein bitteres bis süßliches Aroma und der Karamellgeruch des erhitzten Zuckers.

Die Risiken Zuckerkulör gilt als harmlos, der karamellfarbene Stoff entsteht schließlich auch beim Anbraten von Fleisch oder beim Erhitzen von Zucker. Bei Ammoniak-Zuckerkulör (E 150c) jedoch wurde im Tierversuch mit Ratten eine beeinträchtigende Wirkung auf das Immunsystem beobachtet. Reagenzglasstudien haben außerdem Erbgutschädigungen durch diesen Farbstoff gezeigt.

Betrifft es mich? Zuckerkulör wird z. B. eingesetzt, um alkoholischen Getränke, wie Whiskey, Brandy, Cidre, Getreidespirituosen, Branntwein, Rum, Bier, Weinbrand, Trester, Grappa und Ähnlichem eine attraktive Braunfärbung zu verleihen. Bei abgepackter Wurst, Fertigsoßen und Essig muss der Stoff angegeben werden, wenn sie damit optisch aufgewertet wurden, ebenso bei süßen Lebensmitteln, wie Marmelade, Süßwaren und Colagetränken. Für Brot, Kleingebäck, Kakao, Schokolade, Tee oder Kaffee ist diese künstliche Färbung verboten, weil hier ein intensiver Braunton dem Verbraucher eine höhere Qualität in Form eines höheren Vollkorn-, Kaffee- oder Schokoladenanteils vortäuscht.

E 151 Brillantschwarz BN

Was ist es überhaupt? Der zu den Azofarbstoffen gehörende Farbstoff E 151 wird künstlich aus Erdölderivaten hergestellt. Je nach Verdünnung kann man mit ihm lila bis schwarze Farbeindrücke erzielen. Bei bestimmten Herstellungsverfahren kann der Farbstoff auch Aluminium enthalten, er zählt dann zur Gruppe der »Aluminiumfarblacke«.

Die Risiken Brillantschwarz gehört zu den so genannten Azofarbstoffen. Diese können bei sehr empfindlichen Menschen allergische Hautreaktionen, wie etwa Ausschlag, Ekzeme oder Nesselsucht auslösen, zudem zu Atemnot und asthmaähnlichen Anfällen führen. Einige Reagenzglas- und Tierversuche weisen außerdem auf eine mögliche erbgutschädigende und krebserregende Wirkung hin. Der Farbstoff kann auch Aluminium enthalten, ohne dass es auf dem Etikett angegeben ist. Das Metall steht im Verdacht, Demenzerkrankungen im Gehirn, wie die Alzheimer- und Parkinsonkrankheit, zu fördern.

Betrifft es mich? Mit Brillantschwarz wird falscher Kaviar schwarz gefärbt. Außerdem schwärzt er auch Lakritz und andere Süßwaren sowie schwarz und violett gefärbte Getränke.

E 153 Pflanzenkohle

Was ist es überhaupt? E 153 ist ein geruch- und geschmackloses schwarzes Pulver, das durch unvollständige Verbrennung bzw. Zersetzung von Pflanzenabfällen gewonnen wird. Pflanzenkohle besteht zu 95 Prozent aus Kohlenstoff. Sie wird meist als feines Pulver verwendet und ist weder in Wasser, pflanzlichen Ölen noch in organischen Lösungsmitteln löslich. Ihre Färbewirkung wird durch Hitzeeinwirkung, Säuren oder alkalische Chemikalien in der Lebensmittelproduktion nicht gemindert. Medizinisch wird diese Kohle auch gegen Durchfall oder bei akuten Vergiftungen mit Arzneimitteln oder Schwermetallen eingesetzt.

Die Risiken Über schädliche Nebenwirkungen bei Pflanzenkohlenschwarz ist bislang nichts bekannt.

Betrifft es mich? Kohlenschwarz nimmt man zum Färben von Süßigkeiten, vor allem Dragees, und alkoholischen Getränken. Der typische Aschestreifen im französischen Morbier-Käse darf nur durch diesen Stoff geschwärzt sein. Manche Käsesorten haben schwarze Wachsüberzüge, die Pflanzenkohle enthalten.

E 154 Braun FK

Was ist es überhaupt? Braun FK ist ein aus Erdöl hergestellter, künstlicher Azofarbstoff. Er ist eine Mischung aus sechs verschiedenen Azofarbstoffen sowie anderen Farbstoffen, Kochsalz und/oder Glaubersalz. Dabei entsteht ein rotbraunes Pulver oder Granulat, das in Wasser gelöst eine braunfärbende Flüssigkeit ergibt.

Die Risiken Braun FK gehört zu den Azofarbstoffen und kann bei sehr empfindlichen Menschen allergische Hautreaktionen hervorrufen, wie etwa Ausschlag, Ekzeme oder Nesselsucht, zudem Atemnot und asthmaähnliche Anfälle.

Betrifft es mich? Braun FK darf ausschließlich zur Färbung von englischen Räucherheringen (Kippers) eingesetzt werden. Er soll ihnen eine kräftige Farbe verleihen, die auch beim Kochen nicht verblasst.

E 155 Braun HT

Was ist es überhaupt? Braun HT wird chemisch-synthetisch aus Erdöl hergestellt und liegt dann als rötlich-braunes Pulver oder Granulat vor. Es ist ein Gemisch aus dem künstlichen Azofarbstoff sowie sonstigen Farbstoffen und einem Anteil Koch- und/oder Glaubersalz. Braun HT ist ein extrem temperaturbeständiger Azofarbstoff.

Die Risiken Braun HT gehört zu den Azofarbstoffen und kann in sehr seltenen Einzelfällen bei empfindlichen Menschen allergische Hautreaktionen hervorrufen, wie etwa Ausschlag, Ekzeme oder Nesselsucht, zudem kann er zu Atemnot und asthmaähnlichen Anfällen führen.

Betrifft es mich? E 155 lässt Gebäck und Dessertspeisen braun und damit schokoladig aussehen. Außerdem werden häufig Würzmittel damit gefärbt.

E 160a Carotin (Alpha-, Beta-, Gamma-Carotin, Provitamin A)

Was ist es überhaupt? Carotine sind gelbe bis orangefarbene Farbstoffe, die natürlicherweise in vielen Pflanzen vorkommen, heute aber häufig mit den Mitteln der Chemie oder Gentechnik hergestellt werden. Der Pflanze dienen ihre Farbstoffe als Schutz vor aggressiven Sauerstoffverbindungen und so genannten freien Radikalen. Diese Wirkung haben sie in der richtigen Dosierung auch für Menschen und werden deshalb oft zur Nahrungsergänzung als so genannte Antioxidantien eingesetzt, die zum Beispiel vor Krebs-, Herzgefäß- und Nervenerkrankungen schützen können. Besonders in gelben und orangefarbenen Früchten, in Möhren, aber auch in grünem Gemüse und grünen Blättern ist viel von diesen Stoffen zu finden. Sie werden auch als Provitamin A bezeichnet, weil der Körper aus ihnen Vitamin A herstellen kann. Die Carotine werden daher auch als Bestandteil von Vitaminpräparaten verwendet. Die verschiedenen Stoffe, die sich hinter E 160a verbergen, wurden ursprünglich aufwendig aus Pflanzenextrakten (zum Beispiel Aprikosen, grünen Blattgemüsen, Hagebutten, Möhren, Orangen, Tomaten) gewonnen. Heute werden sie auch synthetisch oder mit Hilfe gentechnisch veränderter Mikroorganismen produziert. Forscher arbeiten auch an speziellen, gentechnisch veränderten Pflanzen (Tomaten, Möhren), aus denen größere Mengen von Carotinoiden gewonnen werden können.

Die Risiken Die Carotinoide (E 160), stehen im Ruf, besonders gesund zu sein, und werden daher vielen Lebensmitteln in größeren Mengen zugesetzt. Doch im Jahr 2000 wurde in der Europäischen Union die empfohlene maximale tägliche Aufnahme für Beta-Carotin (E 160a) von 5 Milligramm pro Kilogramm Körpergewicht auf 1–2 Milligramm gesenkt. Der Grund waren Studien, nach denen eine tägliche Aufnahme von 20 Milligramm isoliertem Beta-Carotin bei starken Rauchern und Menschen mit Herz-Kreislauferkrankungen das Risiko für Lungenkrebs und Herzinfarkt erhöht. Auch die Entstehung von Darmkrebs kann begünstigt werden. Wer regelmäßig größere Mengen, zum Beispiel 1 bis 2 Liter mit Beta-Carotin angereicherte Multivitaminsäfte, trinkt, erreicht schnell 20 Milligramm am Tag und damit die riskante Dosis. Bei hohen Dosen kann sich bei kleinen Kindern die Haut gelb verfärben. Der Effekt tritt allerdings auch bei natürlicher Zufuhr von Carotin auf (etwa den so genannten »Karottenbabys«).

Betrifft es mich? Carotine werden besonders gern der Butter zugesetzt oder den Legehennen ins Futter gemischt. Auf diese Weise bekommt auch Käse oft seine ansprechende Farbe. Bei Mayonnaise sowie Nudeln und Gebäck können Eier eingespart werden, ohne dass es farblich auffällt. In vielen künstlichen Soft Drinks erzeugt der Farbstoff E 160a einen fruchtigen Eindruck, auch wenn Obst kaum oder gar nicht zum Einsatz kam. Carotine können aber auch ganz einfach nur eine schönere Farbe erzeugen, etwa bei Margarine, Ölen, Marzipan, Speiseeis, Desserts, Cremes, Puddings, Eispulver, Jogurt, Suppenpulver oder auch Soßen auf Tomatenbasis. Bei so genannten ACE-Produkten erfüllen die Carotine einen doppelten Zweck. Sie dienen einerseits als Farbe, andererseits als Vitaminzusatz mit gesundheitsfördernder Wirkung. In einigen Getränken sind bis zu 36 Milligramm pro Liter enthalten, in der Zutatenliste meist als Provitamin A bezeichnet.

E 160b Bixin, Norbixin (Carotin, Annatto)

Was ist es überhaupt? E 160b gehört zu den Carotinoiden. Es ist ein rosa-oranger Farbstoff, der neuerdings mit gentechnischen Methoden, klassischerweise aber aus den dunkelroten Samenkrusten des in Peru, Brasilien, Indien, Sri Lanka und Indonesien wachsenden Annatto-Strauches (*Bixa orellana*) gewonnen wird. Je nach dabei verwendetem Lösungsmittel ist der damit gewonnene Farbstoff besser in Fett (»Bixin«) oder in Wasser (»Norbixin«) löslich. Die flexible Löslichkeit macht Annatto zu einem bei der Industrie sehr beliebten, da für ein breites Lebensmittelsortiment geeigneten Farbstoff, der lediglich etwas lichtempfindlich ist. Der Farbstoff wird auch mit Hilfe von biotechnischen Verfahren, bei denen auch gentechnisch veränderte Mikroorganismen eingesetzt werden, hergestellt.

Die Risiken Bixin gilt wie alle Carotinoide generell als gesund. Studien belegen, dass E 160b bei sehr empfindlichen Allergikern zu Hautreaktionen, wie Ekzemen und Nesselsucht, oder zu Asthmaanfällen führen kann.

Betrifft es mich? Das orangefarbene Bixin ist in Deutschland nicht für alle Lebensmittel zugelassen. Es wird insbesondere verwendet, um Liköre und andere Getränke mit zugesetztem Alkohol zu färben. Außerdem ist es zugelassen für feine Backwaren, Dessertspeisen, Dekorationen und Überzüge für Lebensmittel, Käserinden und Wursthüllen, Snacks und Knabbererzeugnisse, aromatisierten Schmelzkäse sowie Räucherfisch und auch in aromatisierten Milchprodukten, wie etwa Multivitaminmilchgetränken. In der Europäischen Union ist sein Einsatz nicht nur für Käserinden und aromatisierten Schmelzkäse erlaubt, sondern auch bei Käse wie Cheddar, Chester, aber auch Gouda. Die zugelassenen Höchstmengen in Deutschland betragen je nach Lebensmittel zwischen 10 und 20 Milligramm pro Kilogramm Lebensmittel.

E 160c   Paprikaextrakt (Carotin)

Was ist es überhaupt? E 160c gehört zu den Carotinoiden und ist klassischerweise ein orange-roter Extrakt aus den mit oder ohne Samen gemahlenen Paprikaschoten der Art *Capsicum annuum L.* E 160c ist fettlöslich und empfindlich gegen Licht und Hitze.

Die Risiken Die Farbstoffe des Paprikaextraktes, das Capsanthin und das Capsarubin, gelten für die meisten Menschen als unbedenklich. Zahlreiche Untersuchungen belegen jedoch, dass Paprikabestandteile und damit auch der Farbstoff Paprikaextrakt bei manchen überempfindlichen Allergikern zu Hautreaktionen, wie Ekzemen und Nesselsucht, oder zu Asthmaanfällen führen können.

Betrifft es mich? Paprikaextrakt zählt zu den so genannten Carotinoiden, diese gelten allgemein als eher gesund, sind generell für alle Lebensmittel zugelassen. Vorschriften über Höchstmengen gibt es nur bei Wurst und Pasteten. Bestimmte Lebensmittel sind von der allgemeinen Zulassung allerdings ausgenommen, weil eine Färbung die Verbraucher täuschen könnte (so etwa Brot, verschiedene Milchprodukte, Nudeln, Honig). Der Extrakt enthält je nach Herstellungsverfahren mehr oder weniger Substanzen, die nach Paprika schmecken. Eingesetzt wird er darum vor allem in herzhaften Speisen wie Wurst, Mayonnaise, Soßen, Suppen, auch Fertigprodukten, Fleisch- und Fischkonserven sowie orangefarbenen oder gelblichen Käsesorten. Um Eier und Geflügelfleisch farblich kräftiger erscheinen zu lassen, wird dieser Farbstoff dem Tierfutter zugesetzt. Wegen der aromatisierenden Wirkung findet sich E 160c seltener in süßen Lebensmitteln wie Cremes, Füllungen, Puddingpulver, Dessert- und Tortendekor, Konfitüre und Marmelade, Süßwaren (Marzipan), Teigwaren, Frühstücksgetreideprodukten: Der Paprikageschmack würde dort doch sehr störend wirken.

E 160d   Lycopin (Carotin)

Was ist es überhaupt? Lycopin ist ein orange-rotes Carotinoid, heute oft ein synthetisches Erzeugnis, das von Natur aus in Tomaten und Hagebutten vorkommt. Es ist empfindlich gegen Licht und Sauerstoff, hält jedoch Hitze, Säuren und Laugen stand. Das natürliche Lycopin gewinnt man aus Tomatenkonzentraten. Dabei entsprechen 20 Milligramm Farbstoff etwa einem Kilogramm Tomaten. Dabei können auch Tomaten aus gentechnisch veränderten Pflanzen als Rohstoff dienen.

Die Risiken Der Farbstoff Lycopin gilt als unbedenklich, wegen seiner schützenden antioxidativen Wirkung gegen schädliche Sauerstoffradikale sogar eher als gesundheitsförderlich.

Betrifft es mich? Nach der Zusatzstoffzulassungsverordnung ist Lycopin nur für bestimmte Lebensmittel mit Höchstmengenbeschränkung (Höchstmenge: 50–300 Milligramm pro Kilogramm, in Überzügen bis 500 Milligramm pro Kilogramm) zugelassen. In aromatisiertem Schmelzkäse, Frisch- und Krebstierpasteten sowie Knabbererzeugnissen und essbaren Käse- und Wurstrinden ist dieser rote Farbstoff häufig gebräuchlich, weil dort sein leichtes Tomatenaroma nicht negativ auffällt. Curry-Gewürzmischungen enthalten teilweise auch Lycopin als Farbstoff.

E 160e Beta-Apo-8'-Carotinal (Carotin, Provitamin A)

Was ist es überhaupt? Der gelb-orangefarbene Farbstoff ist ein künstlich hergestelltes Carotinoid, das in ganz ähnlicher Form auch in der Natur, vor allem in Zitrusfrüchten, Gemüse und Leber, vorkommt. Der Körper kann es in Vitamin A umwandeln. Beta-Apo-8'-Carotinal ist vor allem in Fett löslich und wird durch Licht und Sauerstoff leicht zerstört. Davon profitieren vornehmlich fetthaltige Lebensmittel, weil die Carotinoide die Lebensmittel vor Zerstörung durch aggressive Sauerstoffverbindungen schützen, das Fett so vor dem Ranzigwerden bewahren und die Haltbarkeit erhöhen.

Die Risiken Der Farbstoff gilt grundsätzlich als gesund. In größeren Mengen allerdings steht Beta-Apo-8'-Carotinal, ähnlich wie Beta-Carotin im Verdacht, zumindest bei starken Rauchern die Entstehung von Krebs zu fördern.

Betrifft es mich? E 160e ist in Deutschland nur für bestimmte Lebensmittel zugelassen. Es ist ein typischer Farbstoff für Cremes und Desserts in der Geschmacksrichtung Pfirsich. Man verwendet es auch in orange-roten Dressings, Suppen, Soßen und Würzmitteln sowie zum Färben von Getränken und Zuckerwaren.

E 160f Beta-apo-8'-Carotinsäure Ethylester (Carotin, Provitamin A)

Was ist es überhaupt? Der gelb-orangefarbene Farbstoff ist dem E 160e sehr ähnlich. Auch dieses Carotinoid wird künstlich produziert, kommt aber in ähnlicher Form in der Natur vor, vor allem in

Zitrusfrüchten, Gemüse und Leber. Anders als E 160e wird es durch Licht und Hitze sowie Laugen und Säuren kaum angegriffen. Es schützt fetthaltige Lebensmittel vor Zerstörung durch aggressive Sauerstoffverbindungen, bewahrt sie so vor dem Ranzigwerden und erhöht die Haltbarkeit. E 160f kann vom Körper in Vitamin A umgewandelt werden.

Die Risiken Der Farbstoff Beta-apo-8'carotinsäureester gilt bislang als unbedenklich, ja sogar eher als gesund. Es schützt die Körperzellen wegen seiner antioxidativen Wirkung vor schädlichen Sauerstoff-Radikalen.

Betrifft es mich? Dieses Carotinoid ist nur für bestimmte Lebensmittel zugelassen und wird etwa, wie auch E 160e, als Pfirsichfarbstoff in Cremes und Dessertspeisen verwendet. Außerdem findet man den Farbstoff ihn in Würzmitteln und Nahrungsergänzungsmitteln sowie als Futtermittelzusatz für Hühner zum Anfärben von Eidottern.

E 161b Lutein (Carotin, Xanthophylle)
E 161g Canthaxantin

Was ist es überhaupt? Lutein und Canthaxantin gehören zu den sauerstoffhaltigen Carotinoiden (»Xanthophylle«). Diese gelb-orangefarbenen Farbstoffe kommen in vielen Pflanzen, wie Tomaten, Orangen, Hagebutten, aber auch in grünem Gemüse vor. Tierische Lebensmittel wie Butter, Eier, Seelachs, Hummer, und Pfifferlinge oder Algen, bekommen durch diese Stoffe ihre typische Färbung. Xanthophylle sind fettlöslich und sehr hitzeempfindlich. E 161b und E 161g werden aus Pflanzenteilen extrahiert. Diese Carotinoide können im Körper nicht in Vitamin A umgewandelt werden.

Die Risiken Die Xanthophylle E 161b und E 161g sind in den üblicherweise zur Lebensmittelfärbung eingesetzten Mengen nach bisherigen Erkenntnissen nicht schädlich. Das Xanthophyll Lutein (E 161b) hat sogar eine gesundheitsfördernde Wirkung und schützt vor Augenerkrankungen. Canthaxantin (E 161g) als Bestandteil von Bräunungspräparaten indessen zeigte sich in Einzelfällen in hohen Dosen als besonders gesundheitsschädlich. Es kann ein so genanntes Goldflimmern im Auge erzeugen. Außerdem kann es das Blutplasma orange färben und hat in einem Einzelfall eine Blutarmut ausgelöst.

Betrifft es mich? Die Zusatzstoffe E 161b und E 161g färben Lebensmittel orange bis rosarot. Sie unterliegen in EU-Ländern unterschiedlichen Zulassungen. Für Lebensmittel, die in Deutschland produziert werden, ist lediglich Lutein (E 161b) zugelassen. Das gesundheitlich nicht ganz unproblematische Canthaxanthin (E 161g) ist in Europa nur für bestimmte regionale Fleischerzeugnisse (etwa Straßburger Wurstwaren) erlaubt. Der Zusatz der ganzen Farbstoffgruppe zum Forellenfutter zur Erzeugung eines hübschen lachsfarbenen Rosarots im Fleisch ist nicht mehr zugelassen. E 161b findet Verwendung in Ölextrakten zur Färbung von Butter, Teigwaren, feinen Backwaren, deren Glasuren und Füllungen, Dessertspeisen sowie Würzmitteln.

E 162 Beetenrot (Betanin, rote Beete)

Was ist es überhaupt? E 162 ist ein natürlicher, roter bis dunkelroter Farbstoff, der als Extrakt aus Roten Beeten gewonnen und als eingedickter Pflanzensaft oder Pulver verwendet wird. Die farbgebende Komponente ist ein Stoff namens Betanin, ein wasserlösliches Pigment, das leicht durch Hitze und Licht zerstört wird, aber von Säuren und Laugen nicht verändert wird. Außerdem enthält der Extrakt noch Zucker, Proteine und weitere Pflanzenwirkstoffe der Rübe. Geosmin z. B. ist für den erdigen Geschmack verantwortlich und enthaltene Anthocyane haben aufgrund ihrer antioxidativen Wirkung einen gesundheitsfördernden Effekt. Es wurde außerdem eine vor Krebs schützende Wirkung von Rote-Beete-Extrakten festgestellt.

Die Risiken Über schädliche Nebenwirkungen von Beetenrot ist bislang nichts bekannt.

Betrifft es mich? Beetenrot ist allgemein für alle Lebensmittel zugelassen. Ausgenommen sind bestimmte Produkte, deren Färbung dem Verbraucher eine bessere Qualität vortäuschen könnte (z. B. Brot, verschiedene Milchprodukte, Nudeln, Honig). Bevorzugt eingesetzt wird E 162 zur optischen Aufwertung von Fruchtgelees, Speiseeis, Kaugummi aromatisiertem Jogurt, Marmelade und Frühstücksgetreideprodukten. Aber auch Wurstwaren, Essig, Soßen, Teigwaren oder eingelegtes Gemüse erhalten durch den Rote-Beete-Farbstoff ihre Farbe.

E 163 Anthocyane

Was ist es überhaupt? Die Anthocyane sind natürliche Pflanzen-farbstoffe, die in fast allen Pflanzen in den Blüten und Früchten vorkommen. Sie sind in Usambara-Veilchen, Auberginen, Kirschen, blauen Trauben und Heidelbeeren, aber auch in Spargel, Bananen, Fenchel, Kartoffeln, Erbsen oder Birnen enthalten. Hergestellt wird E163 meist durch Extraktion aus roten Traubenrückständen, roten Beeren oder Rotkohl.

Die Risiken Über schädliche Wirkungen der Anthocyane ist bislang nichts bekannt. Aufgrund ihrer antioxidativen Wirkung sind sie sogar möglicherweise gesundheitsfördernd.

Betrifft es mich? E163 ist allgemein für alle Lebensmittel zugelassen. Ausgenommen sind bestimmte Produkte, bei denen zusätzliche Färbung dem Verbraucher eine bessere Qualität vortäuschen könnte (z.B. Brot, verschiedene Milchprodukte, Nudeln, Honig). Der Farbton der Anthocyane eignet sich für alles, was mit Früchten zu tun hat. So findet man diesen Stoff vor allem in Fruchtgelees, Süßwaren, Brausen, Speiseeis, Marmelade und Konfitüren. Aber auch Obstkonserven und Backmittel für feine Backwaren bekommen durch ihn eine kräftigere Farbe.

E 170 Calciumcarbonat (Kalk, Kreide)

Was ist es überhaupt? Calciumcarbonat, auch Kalk oder Kreide genannt, ist natürlicher Bestandteil in Böden. Es ist ein weiß-graues Pulver, das industriell aus Calciumsalz und Soda (Natriumcarbonat) hergestellt wird.

Die Risiken Über schädliche Nebenwirkungen des Calciumcarbonats ist bislang nichts bekannt.

Betrifft es mich? Calciumcarbonat ist fast für alle Lebensmittel zugelassen. Ausgenommen sind bestimmte Produkte, deren Färbung dem Verbraucher eine bessere Qualität vortäuscht (z.B. Brot, verschiedene Milchprodukte, Nudeln, Honig). In Glasuren, Dragees und Süßwaren wird E170 als Farbstoff eingesetzt. In der Kaugummiproduktion dient es als Füllstoff, Salz wird es als Trennmittel bzw. Rieselhilfe zugesetzt und durch Einsatz in Backmitteln und Backgrundstoffen erzielt man eine Verbesserung der Teigeigenschaften. E170 ist der einzige Lebensmittelfarbstoff, der für Öko-Lebensmittel zugelassen ist.

E 171 Titandioxid

Was ist es überhaupt? Titandioxid ist wegen seiner großen Deckkraft der wichtigste weiße Farbstoff. Er ist ein sehr hitzestabiles Metallpigment und wird aus natürlich vorkommenden Ilmeniterzen gewonnen. Wegen seiner starken Färbekraft wird Titandioxid auch für Wandfarben, Druckfarben, Kunststoffe sowie in der Textilindustrie und in der Kosmetik verwendet.

Die Risiken Bislang sind keine schädlichen Wirkungen des Titandioxids bekannt.

Betrifft es mich? Titandioxid ist allgemein für alle Lebensmittel zugelassen. Ausgenommen sind jedoch bestimmte Produkte, bei denen eine zusätzliche Färbung dem Verbraucher eine bessere Qualität vortäuschen könnte (z.B. Brot, verschiedene Milchprodukte, Nudeln, Honig). Hauptsächlich wird es für Dragees und Süßwaren verwendet.

E 172 Eisenoxide und –hydroxide

Was ist es überhaupt? Eisenoxide und Eisenhydroxide kommen in der Natur als Ocker-, Umbra- oder Sienaerden vor. Je nach Zusammensetzung können die eisenhaltigen Pigmente gelb, rot, orange, braun oder schwarz sein. Für die Industrie werden Eisenoxide aus Sulfat- oder Chlorverbindungen durch chemische Reaktionen synthetisiert. Die Farbstoffe sind sehr hitzestabil und lichtbeständig, und daher vielseitig verwendbar.

Die Risiken Über schädliche Wirkungen der Eisenoxide und -hydroxide ist bislang nichts bekannt. Sie werden von der Darmschleimhaut nicht aufgenommen und nahezu vollständig wieder ausgeschieden.

Betrifft es mich? Eisenoxide sind für alle Lebensmittel zugelassen. Ausgenommen sind bestimmte Produkte, bei denen zusätzliche Färbung dem Verbraucher eine bessere Qualität vortäuschen könnte (z.B. Brot, verschiedene Milchprodukte, Nudeln, Honig). Fleischpasteten, Wursthüllen, Lachse und Garnelen werden mit E 172 künstlich nachgerötet. Käserinde kann ebenfalls so gefärbt werden. In Kuchen, Desserts, Dragees und Süßwaren wird E 172 für Gelb- und Rotvariationen eingesetzt. Viele der handelsüblichen schwarzen Oliven werden grün gepflückt und dann nachträglich mit E 172 umgefärbt.

E 173 Aluminium

Was ist es überhaupt? E 173 steht für das silbrig-graue Metall Aluminium und wird in Form von Pulver oder dünnen Blättchen gehandelt.

Die Risiken Das Metall steht in Verdacht, Demenzerkrankungen im Gehirn wie die Alzheimer- und Parkinsonkrankheit zu fördern.

Außerdem verstärkt es die nervenschädigende Wirkung von Blei. Es hemmt körpereigene Stoffe, die normalerweise vor aggressiven Sauerstoffverbindungen schützen (»antioxidativ« wirken). Es ist in der Umwelt und auch in der Nahrung weit verbreitet; der Verzehr sollte daher möglichst begrenzt werden. Nach einer Untersuchung der EU-Kommission aber wird bei Aluminiumzusätzen die akzeptable tägliche Aufnahmemenge bei vielen Menschen erheblich überschritten, bei Kindern um das bis zu 7,5-fache. Die vor allem in Limonaden häufig anzutreffende Zitronensäure kann den Transport ins Gehirn erleichtern.

Betrifft es mich? Für Aluminium als Farbstoff gibt es beim Einsatz keine Mengenbeschränkungen. Es darf aber nur zur Dekoration von Kuchen, Keksen und Ähnlichem sowie für Glasuren von Dragees und anderen Süßigkeiten verwendet werden. Auch andere Lebensmittelfarbstoffe können Aluminium enthalten, ohne dass dies auf dem Etikett angegeben wäre.

E 174 Silber

Was ist es überhaupt? Silber ist ein Schwermetall, das aus Silbererzen bei der Verarbeitung von Kupfer, Blei oder Zink gewonnen wird. Bei der Edelmetallgewinnung fällt Silber als Nebenprodukt an. Da Silber sehr teuer ist, wird es selten in der Lebensmittelproduktion eingesetzt.

Die Risiken Silber als Lebensmittelzusatzstoff gilt als unbedenklich.

Betrifft es mich? E 174 ist als Farbstoff zur Dekoration von Süßwaren, zum Verzieren von Pralinen sowie zur Färbung von Likören ohne Höchstmengenbeschränkung zugelassen. Silber tötet Keime ab und ist daher teilweise zur Aufbereitung von Trinkwasser erlaubt. Unerlaubterweise tauchen gelegentlich silberhaltige Entkeimungsmittel im Lebensmittelbereich auf.

E 175 Gold

Was ist es überhaupt? Gold ist ein Edelmetall, das als natürlicher, goldener Farbstoff in Pulver- oder in Blättchenform verwendet wird. Als Berggold wird es aus Quarzgängen abgebaut oder als Seifengold in Nuggetform gewonnen.

Die Risiken Gold als Lebensmittelzusatzstoff gilt als unbedenklich.

Betrifft es mich? Gold ist ohne vorgegebene Höchstmenge, allerdings nur zur Verzierung von Konfekt, Pralinen und Dragees sowie als Farbstoff für Liköre zugelassen. In der Lebensmittelproduktion wird es wegen seines hohen Preises selten verwendet. Berühmt wurde es als Risotto-Überzug beim italienischen Sternekoch Gualtiero Marchesi, wo es neben einer vornehmen Färbung einen dezent metallischen Geschmack erzeugt.

E 180 Litholrubin BK

Was ist es überhaupt? Litholrubin ist ein roter Azofarbstoff, der aus Calcium- und Aluminiumverbindungen hergestellt wird.

Die Risiken Litholrubin steht im Verdacht bei sehr empfindlichen Menschen allergische Reaktionen auszulösen, wie Ausschlag, Ekzeme, Nesselsucht oder Neurodermitis, bis hin zu Atemnot und asthmaähnlichen Anfällen. Der Farbstoff enthält Aluminium. Das Metall steht im Verdacht, Demenzerkrankungen im Gehirn, wie die Alzheimer- und Parkinsonkrankheit, zu fördern.

Betrifft es mich? E 180 darf ohne Mengenbeschränkung, allerdings nur zur Färbung essbarer Käserinden eingesetzt werden.

E 200 Sorbinsäure
E 202 Kaliumsorbat
E 203 Calciumsorbat

Was ist es überhaupt? Sorbinsäure ist ein chemisch-synthetisch produzierter Konservierungsstoff, der in erster Linie die Ausbreitung von Schimmel- und Hefepilzen, aber auch Bakterien bremst. Sie verleiht dem Lebensmittel einen leicht sauren Geschmack. In E 202 und E 203 ist die Sorbinsäure mit Kalium- bzw. Calcium verknüpft und dadurch wasserlöslicher. Aus diesen Verbindungen wird nach und nach Sorbinsäure abgegeben, was die Haltbarkeit erhöht. Sorbinsäure kommt auch natürlich vor, etwa in Vogelbeeren, Blattläusen und Wein. Als Konservierungsstoff wird allerdings ausschließlich die chemisch hergestellte Variante verwendet.

Die Risiken Sorbinsäure gilt unter den Konservierungsstoffen als der harmloseste. Dennoch gibt es ein gewisses allergenes Potenzial: Die Säure wurde in sehr seltenen Einzelfällen als Auslöser von Überempfindlichkeitsreaktionen wie Nesselsucht identifiziert. Sorbinsäure führte schon, allerdings nur in hohen Dosen, bei Reagenzglasversuchen zu Zellschäden, die Krebs zur Folge haben können. Der mit Sorbinsäure chemisch verwandte Stoff Natriumsorbat (E 201) war bis 1998 in Deutschland zugelassen, wurde danach aber wegen des Verdachts auf erbgutschädigende Wirkungen in der EU verboten.

Betrifft es mich? Sorbinsäure ist vor allem in abgepacktem Schnittbrot, in Salatsoßen, Ketchup, Senf, Mayonnaise, und Feinkostsalaten zu finden. Er kommt auch in Hart- und Brühwürsten vor, in Geflügelfleisch- und Fischerzeugnissen sowie sauer eingelegtem Gemüse, Kartoffel- und Tomatenprodukten. Enthalten ist er außerdem in Instantsuppen und Suppenkonzentraten, Margarine, Milch und Milchprodukten, Käse, Quark, Fruchtjogurt, Marmelade, Süßwaren, Kuchen und Torten sowie diversen Getränken und Spirituosen.

E 210 Benzoesäure
E 211 Natriumbenzoat
E 212 Kaliumbenzoat
E 213 Calciumbenzoat

Was ist es überhaupt? Benzoesäure ist von Natur aus in sehr geringen Mengen Bestandteil von Milch, Honig und manchen Obstsorten, wie Heidel- oder Preiselbeeren. Die von der Industrie benötigten Mengen werden chemisch-synthetisch hergestellt. Die Nummern E 211, E 212 und E 213 kennzeichnen die Benzoate, dabei handelt es sich um Salze der Benzoesäure mit ähnlichen Eigenschaften. Da Benzoesäure und Benzoate zwar vor Schimmel- und anderen Pilzen, aber nicht ausreichend vor unerwünschten Bakterien schützen, werden sie oft mit Schwefeldioxid (E 220) kombiniert. Sie lösen ein leichtes Prickeln auf der Zunge aus. Benzoesäure und Benzoate sind zur Konservierung von Tierfutter verboten. In einem Fall in den 70er-Jahren starben in einem Londoner Tierasyl 28 von 40 Katzen an einer Benzoesäurevergiftung nach Verzehr von Benzoesäure-konservierten Lebensmitteln. Experten warnen daher davor, Lebensmittelreste mit diesem Zusatzstoff an Katzen zu verfüttern.

E 214
E 215
E 216
E 217
E 218
E 219

Die Risiken Benzoesäure kann in sehr seltenen Fällen allergische Reaktionen auslösen, in Form von Asthmaanfällen oder allergischem Schnupfen. Mit Benzoesäure und Benzoaten konservierte Lebensmittel sind für Katzen extrem giftig. Lebensmittelreste mit diesem Zusatzstoff dürfen nicht an Katzen verfüttert werden.

Betrifft es mich? Benzoesäure und die Benzoate werden vorwiegend zur Konservierung von Mayonnaisen und mayonnaisehaltigen Produkten, wie Fleisch- und Wurstsalaten, genutzt. Auch Marinaden, Obst- und Gemüsekonserven (vor allem sauer eingelegtes Gemüse, etwa die Gurken in Hamburgern) bleiben so länger haltbar. Fruchtsaftkonzentrate werden ebenfalls durch Benzoesäure und Benzoate konserviert.

E 214 Ethyl-p-Hydroxybenzoat (PHB-Ester)
E 215 Natriumethyl-p-Hydroxybenzoat
E 216 Propyl-p-Hydroxybenzoat
E 217 Natriumpropyl-p-Hydroxybenzoat
E 218 Methyl-p-Hydroxybenzoat
E 219 Natriummethyl-p-Hydroxybenzoat

Was ist es überhaupt? Künstliche Verbindungen von Benzoesäure mit Phenol und einem weiteren Alkohol werden als PHB-Ester (E 214 – E 219) bezeichnet. Sie sind zur Konservierung auf unterschiedliche Pilze und Bakterien spezialisiert und unterscheiden sich auch in ihrer Fett- und Wasserlöslichkeit voneinander. Mit ihnen können auch nicht-saure Lebensmittel konserviert werden, anders als die Benzoate hindern sie Bakterien ebenso wie Pilze am Wachstum. Nachteilig ist jedoch ein metallischer Eigengeschmack und dass sie ein pelziges Mundgefühl verursachen, wie nach milder Betäubung beim Zahnarzt.

Die Risiken Benzoesäurehaltige PHB-Ester können in sehr seltenen Fällen allergische Reaktionen auslösen, in Form von Asthmaanfällen oder allergischem Schnupfen. Mit diesen Stoffen konservierte Lebensmittel sind für Katzen extrem giftig. Lebensmittelreste mit diesem Zusatzstoff dürfen nicht an Katzen verfüttert werden.

Betrifft es mich? PHB-Ester unterdrücken Bakterien und Pilze in Geleeüberzügen von Fleischerzeugnissen. Auch Fleisch- und Fischpasten, Garnelenprodukte, Marinaden und Würzsoßen werden länger frisch gehalten. Sie werden auch in manchen Knabber- und Süßwaren angewandt.

E 220
E 221
E 222
E 223
E 224
E 226
E 227
E 228

102

E 220 Schweflige Säure (Schwefeldioxid)
E 221 Natriumsulfit
E 222 Natriumhydrogensulfit
E 223 Natriummetabisulfit
E 224 Kaliummetabisulfit
E 226 Calciumsulfit
E 227 Calciumhydrogensulfit
E 228 Kaliumhydrogensulfit

Was ist es überhaupt? Schwefeldioxid entsteht bei der Verbrennung von sulfithaltigen Erzen oder reinem Schwefel. Es kann dem Lebensmittel als reines Gas (E 220) hinzugefügt werden oder aber als Verbindung aus der schwefeligen Säure mit Natrium, Kalium oder Calcium (Sulfite, E 221 – 228). In allen Fällen kann der Konservierungsstoff auf dem Etikett als Schwefeldioxid deklariert sein. Es wirkt gegen Schimmel-, Hefepilze und Bakterien und hemmt außerdem Oxidationsprozesse sowie pflanzliche Bräunungsprozesse und wirkt als Bleichmittel. Milchsäure wird durch Schwefeldioxid zerstört. Manche Bakterien, die auch im menschlichen Darm vorkommen, wie jene der Gattung *Desulfovibrio*, leben von solchen Schwefelsubstanzen und vermehren sich dadurch prächtig.

Die Risiken Schwefeldioxid und Sulfite sind die häufigsten Unverträglichkeitsauslöser unter den chemischen Lebensmittelzusätzen. Sie können bei sehr empfindlichen Allergikern das so genannte Sulfitasthma mit Bronchienverengungen und Zuschwellen der Atemwege auslösen. Es kann aber auch zu Nies- und Schnupfenanfällen, Nesselsucht, anderen Hautreizungen sowie Kopfschmerzen kommen. Beobachtet wurden auch so genannte anaphylaktische Schocks mit Kollaps und Kreislaufzusammenbruch; nach einem Todesfall in Kanada wurde die Verwendung von Schwefelzusätzen in Restaurants untersagt. Manche Forscher vermuten darüber hinaus, dass einige entzündliche, chronische Darmerkrankungen mit dem Verzehr von mit schwefelhaltigen Stoffen konservierten Nahrungsmitteln ursächlich in Zusammenhang stehen könnte. So genannte schwefelreduzierende Desulfovibrio-Bakterien im Darm sind dabei möglicherweise die Ursache für Schäden an der Darmschleimhaut.

Betrifft es mich? Wer häufig Fertiggerichte isst, verzehrt große Mengen dieser Schwefel-Additive: Nach einer Untersuchung der EU-Kommission über die Verwendung von Zusatzstoffen nehmen

Erwachsene bis zum 2,6-fachen und Kinder sogar bis zum 12-fachen der akzeptablen Tagesdosis zu sich. Das ist kein Wunder, denn Schwefeldioxid und Sulfite sind europaweit für 61 Lebensmittelgruppen als Konservierungsstoff zugelassen. Vor allem in Kartoffelprodukten, wie Pulverpürees oder Rösti, wo sie verhindern, dass die Kartoffeln braun werden. Auch in Trockenobst (zum Beispiel Aprikosen) können sie eingesetzt werden, für Fruchtzubereitungen, Fruchtsäfte und Gemüsezubereitungen. Auch bei Senf, Würzmitteln und Meeresfrüchten (Shrimps, Krabben) werden sie verwendet, bei offenem Verkauf zumeist ohne Kennzeichnung. Bei der Weinherstellung wird ebenfalls Schwefeldioxid eingesetzt, wobei süßer Wein stärker geschwefelt ist als trockener. Neuerdings muss das Weinetikett auf den Schwefeldioxidgehalt hinweisen. Mit manchen Weinen überschreitet man schon im Bereich von 1–2 Gläsern die täglich akzeptable Aufnahme von maximal 0,7 Milligramm pro Kilogramm Körpergewicht. Bei der für Hamburgerfleisch maximal zugelassenen Menge von 450 Milligramm pro Kilogramm wird die zulässige Tagesdosis für einen 70-Kilo-Menschen (49 Milligramm) schon durch einen einzigen 125-Gramm-Fleischklops überschritten, ein Kind mit 15 Kilo hat damit mehr als die vierfache Tagesdosis (10,5 Milligramm).

E 230 Biphenyl
E 231 o-Phenylphenol
E 232 Natrium-Orthophenylphenolat

Was ist es überhaupt? Biphenyl, Orthophenylphenol und sein Natriumsalz sind chemisch hergestellte, aromatische Kohlenwasserstoffe. Sie lassen sich nur in Benzol, Ether und anderen Kohlenwasserstoffen, nicht aber in Wasser oder Öl lösen. Auf den Zitrusfrüchten unterdrücken sie grünen und blauen Schimmel. Manche Schimmelpilze können sich allerdings mittlerweile auf dieses Mittel einstellen, so dass es häufig unwirksam wird.

Die Risiken Über schädliche Wirkungen ist bislang nichts bekannt geworden.

Betrifft es mich? Die Konservierungsstoffe E 230 bis E 232 sind nur zur Behandlung von Zitrusfruchtschalen zugelassen. Zitronen, Orangen, Grapefruits werden entweder direkt in den Konservierungsstoff getaucht oder über behandeltes Einwickelpapier und Kartons konserviert.

E 233 Thiabendazol

Was ist es überhaupt? Thiabendazol ist Konservierungsstoff und Pestizid zugleich. Das geruch- und geschmacklose Pulver wird in Wasser gelöst und gesprüht oder als Tauchbad eingesetzt. Als Medikamentenwirkstoff wird es zur Behandlung von Wurmerkrankungen eingesetzt.

Die Risiken E 233 gilt als unbedenklich, obwohl es bei Studien mit Mäusen in hohen Dosen Nierenschäden verursachte. Da der Stoff indessen nur auf der Außenhaut von Früchten eingesetzt werden darf, ist eine Gefährdung für den Menschen unwahrscheinlich.

Betrifft es mich? Als Lebensmittelzusatzstoff ist E 233 für die Behandlung der Schalen von Früchten zugelassen: Orangen, Zitronen, auch Bananen, wobei dort die Verwendung nicht angegeben werden muss. Thiabendazolrückstände können allerdings beim Schälen und Pressen der Früchte ins Fruchtfleisch übertragen werden. Im Kartoffel- und Obstanbau wird Thiabendazol als Pestizid eingesetzt, wobei auch dabei Rückstände in Lebensmittel gelangen können.

E 234 Nisin

Was ist es überhaupt? Nisin ist ein Enzym, das einige Bakterienarten im Wachstum hemmt. Nisin-bildende Mikroorganismen kommen natürlicherweise auch im Darm von Menschen und anderen Säugetieren vor. Für die Industrie wird es biotechnisch mit gentechnisch veränderten Bakterien hergestellt. Die antibakterielle Wirkung von Nisin wird durch zuviel Säure im Lebensmittel, durch Temperaturen unter 20 °C sowie durch andere Stoffe im Lebensmittel, wie z. B. Fette, gehemmt.

Die Risiken Über schädliche Wirkungen des Nisins ist bislang nichts bekannt.

Betrifft es mich? E 234 ist in Deutschland nur in gereiftem Käse und Schmelzkäse sowie für Grießbrei, Puddings aus Tapiokamehl und ähnliche Desserts erlaubt. Außerdem darf es in einer britischen Sahne-Spezialität (»clotted cream«) enthalten sein.

E 235 Natamycin

Was ist es überhaupt? Natamycin ist ein Antibiotikum, das von bestimmten Pilzkulturen zur Verdrängung anderer Schimmelpilze und Hefepilze gebildet wird. Gegen Bakterien und Viren wirkt es nicht. Natamycin wird industriell auf biotechnischem Wege produziert, dabei kann auch Gentechnik eingesetzt werden. Natamycin wird meist in Pulverform gehandelt, in Wasser und Alkohol ist es schlecht löslich. Seine antibiotischen Wirkungen werden auch in der Medizin, z.B. bei Geschlechtskrankheiten, Fußpilz, Augenerkrankungen und in der Tiermedizin genutzt. Beim medizinischen Einsatz z.B. in Lutschtabletten gegen Mundkrankheiten, wird mit einer Tablette die 10-fache Menge (10 Milligramm) dessen eingenommen, was bei Lebensmitteln auf den nicht zum Verzehr bestimmten Käserinden erlaubt ist.

Die Risiken Natamycin wird in der Humanmedizin als Lokalantibiotikum und als Antimilbenmittel verwendet. In sehr seltenen Fällen wurden allergische Reaktionen beobachtet. Über schädliche Wirkungen des Natamycins als Lebensmittelzusatzstoff zur Konservierung ist bislang nichts bekannt. Die eingesetzten Mengen auf den nicht zum Verzehr bestimmten Käse- und Wurstrinden sind mit einem Milligramm pro 100 Quadratzentimeter sehr gering.

Betrifft es mich? Natamycin darf in Deutschland nur für Käserinden und zur äußerlichen Behandlung von getrockneten und gepökelten Würsten verwendet werden. Die Höchstmenge ist mit 1 Milligramm pro 100 Quadratzentimeter Lebensmitteloberfläche genau festgelegt. Eine duldbare tägliche Aufnahme ist nicht festgelegt, da die behandelten Oberflächen nicht mitgegessen werden sollen. Wer die konservierte Rinde mit isst, verzehrt allerdings auch den pilztötenden Zusatz. Zudem kann er sich auch in der äußeren Schicht von Wurst und Käse finden, denn es ist zulässig, dass der keimtötende Stoff bis zu 5 Millimeter tief eindringt.

E 239 Hexamethylentetramin

Was ist es überhaupt? E 239 ist eine chemisch hergestellte Verbindung aus Ammoniak und Formaldehyd. Durch Säure wird das Formaldehyd wieder freigesetzt und entfaltet seine konservierende Wirkung, wobei es vor allem Hefepilze und Bakterien hemmt. Hexamethylentetramin wird außerdem zu medizinischen Zwecken verwendet, als Desinfektionsmittel für die Haut und als keimtötendes Mittel bei Harnwegsentzündungen. Gleichzeitig kann die Chemikalie, da leicht entzündlich, auch als rauchfrei brennender Campingkochersprit dienen.

Die Risiken Über schädliche Wirkungen von Hexamethylentetramin als Lebensmittelkonservierungsstoff ist bislang nichts bekannt.
Betrifft es mich? Der Stoff mit dem zungenbrecherischen Namen ist ausschließlich für den so genannten Provolone, eine italienische Käsespezialität, zugelassen.

E 242 Dimethyldicarbonat

Was ist es überhaupt? Dimethyldicarbonat ist ein synthetisch hergestellter, flüssiger Konservierungsstoff. Mit ihm werden in nicht pasteurisierten, alkoholfreien Getränken auf chemische Weise ungewünschte Hefegärungen gestoppt. E 242 zerfällt nach dem Zusetzen fast vollständig zu Methanol und Kohlensäure.
Die Risiken Über schädliche Wirkungen des Dimethyldicarbonats als Lebensmittelzusatzstoff ist bislang nichts bekannt. Es zersetzt sich im Lebensmittel fast vollständig zu den Stoffen Methanol und Kohlensäure, die in den entsprechenden Mengen als unbedenklich eingestuft werden.
Betrifft es mich? Dimethyldicarbonat wird benutzt, um Hefepilze in alkoholfreien Getränken abzutöten, zum Beispiel in Saft, alkoholfreiem Wein sowie in Teekonzentraten oder Instantteepulver. Weil dieser Konservierungsstoff sich während der Anwendung zu anderen Stoffen umwandelt, muss er auf dem Etikett nicht erwähnt werden.

E 249 Kaliumnitrit
E 250 Natriumnitrit

Was ist es überhaupt? Nitrite sind natürliche Stickstoffverbindungen. Für den Einsatz als Lebensmittelkonservierungsstoff werden Nitrite chemisch aus Salpetersäure, bestimmten Laugen oder auch Gasen hergestellt.
Die Risiken Nitrite führen bei Einnahme großer Mengen zur so genannten Blausucht, die durch eine typische Blaufärbung von Lippen, Schleimhäuten und der Haut gekennzeichnet ist. Dabei wird die Sauerstoffbindung in den roten Blutkörperchen unterbunden, was insbesondere bei Kindern zu akutem Sauerstoffmangel bis hin zum Erstickungstod führen kann (Fachbegriff: Methämoglobinämie). Im Verdauungssystem kann Nitrit zu krebserregenden Nitrosaminen umgewandelt werden, wie es auch vom Nitrat im Trinkwasser bekannt ist. Die Nitrosamine können auch entstehen,

wenn gepökelte Fleischwaren beim Kochen zusammen mit Käse erhitzt werden.

Betrifft es mich? Nitrite dürfen aufgrund der hohen Giftigkeit nur in Kombination mit Kochsalz verwendet werden, um getrocknete Wurst- und Fleischwaren zu pökeln und so zu konservieren. Die nitrithaltigen Salze sorgen für das typische Pökelaroma und die kochstabile rote Fleischfarbe. Wegen der oben genannten Risiken sind enge Grenzwerte (50–250 Milligramm pro Kilogramm Lebensmittel) vorgeschrieben.

E 251 Natriumnitrat
E 252 Kaliumnitrat

Was ist es überhaupt? Nitrate sind natürliche Stickstoffverbindungen. Durch zu starkes Düngen und Anreicherung im Boden enthalten Gemüse und Trinkwasser in manchen Gegenden hohe Nitratmengen. Für den Einsatz als Lebensmittelkonservierungsstoff werden Nitrate chemisch aus der Salpetersäure, bestimmten Laugen oder auch Gasen hergestellt. Durch die Abspaltung eines Sauerstoffatoms entsteht aus dem Nitrat das Nitrit.

Die Risiken Nitrate führen durch die daraus im Körper gebildeten Nitrite bei Einnahme großer Mengen zur so genannten Blausucht, die durch eine typische Blaufärbung von Lippen, Schleimhäuten und der Haut gekennzeichnet ist. Dabei wird die Sauerstoffbindung in den roten Blutkörperchen unterbunden, was insbesondere bei Kindern zu akutem Sauerstoffmangel bis hin zum Erstickungstod führen kann (Fachbegriff: Methämoglobinämie).

Im Verdauungssystem kann das aus dem Nitrat entstehende Nitrit zu krebserregenden Nitrosaminen umgewandelt werden, die im Verdacht stehen, Magenkrebs auszulösen. Sie können auch entstehen, wenn gepökelte Fleischwaren zusammen mit Käse erhitzt werden.

Betrifft es mich? Nitrate sind nur in Kombination mit Salz zugelassen, um getrocknete Wurst- und Fleischwaren zu pökeln und so zu konservieren. Die nitrathaltigen Salze sorgen für das typische Pökelaroma und die kochstabile rote Fleischfarbe. E 251 und E 252 dürfen auch zum Konservieren von Schnittkäse, Käseimitaten und für eingelegte Fischprodukte genutzt werden. Wegen großer gesundheitlicher Bedenken sind enge Grenzwerte (50–250 Milligramm pro Kilogramm Lebensmittel) vorgeschrieben.

E 260
E 261
E 262
E 263
E 270

108

E 260 Essigsäure
E 261 Kaliumacetat
E 262 Natriumdiacetat
E 263 Calciumacetat

Was ist es überhaupt? Essigsäure ist eine nach Essig riechende, ätzende Flüssigkeit. Essigsäure und ihre Salze (Acetate) werden als Säuerungsmittel und zur Konservierung genutzt. Klassischerweise wird Essig durch Vergärung von alkoholischen Ausgangsprodukten hergestellt (zum Beispiel Weinessig), der Zusatzstoff Essigsäure wird allerdings industriell auf biotechnologischem Wege erzeugt. In Lebensmitteln senkt die Säure den pH-Wert und dämmt das Wachstum der Bakterien ein. Da Essigsäure gegen Milchsäurebakterien nicht wirkungsvoll genug ist, wird sie häufig mit stärkeren Konservierungsstoffen, wie Sorbinsäure (E 200) und Benzoesäure (E 210), kombiniert.

Die Risiken Über schädliche Wirkungen der Essigsäure als Zusatzstoff ist bislang nichts bekannt. Reine Essigsäure wirkt stark ätzend auf Haut und Schleimhäuten. In Lebensmitteln ist sie aber aus geschmacklichen Gründen so gering dosiert, dass keine Risiken oder Nebenwirkungen zu befürchten sind.

Betrifft es mich? Essigsäure und ihre Salze sind für fast alle Lebensmittel ohne Mengenbeschränkungen zugelassen. Nur in Säuglingsnahrung darf sie nicht eingesetzt werden. Häufig findet man sie und ihre Salze als Zusatz zur Konservierung von Dosenobst und Gemüsekonserven, Fischbüchsen, Mayonnaise und mayonnaisehaltigen Salaten und Salatsoßen. In manchen Roggenbroten schafft der Einsatz von Essigsäure, Milchsäure, Zitronensäure und Weinsäure einen Ersatz für den klassischen Sauerteig. Allerdings können mit diesem Teigsäuerungsmittel nur leicht säuerlicher Geschmack und Teigbeschaffenheit nachgeahmt werden, der typische Geschmack natürlichen Sauerteiges hingegen nicht.

E 270 Milchsäure

Was ist es überhaupt? Reine Milchsäure ist eine ölige, aber wasser-lösliche Flüssigkeit, die auch in natürlichen Lebensmitteln vorkommt. Haltbarmachung durch den Einsatz von Milchsäurebakterien ist bereits ein altes Konzept, das heute noch in Jogurt, Quark, Sauerkraut usw. Anwendung findet. Milchsäure wird biotechnologisch industriell produziert, dabei können gentechnisch veränderte Bakterien oder gentechnisch veränderte Rohstoffe eingesetzt werden, ohne dass dies für den Verbraucher auf dem Etikett zu erkennen wäre. Milchsäure allein bietet nur einen relativ schwachen Schutz vor unerwünschten Bakterien. Da sie nicht gegen Hefe- und Schimmelpilze wirkt, wird sie häufig mit Sorbinsäure (E 200) oder Benzoesäure (E 210) kombiniert.

Die Risiken Über schädliche Wirkungen ist bislang nichts bekannt.

Betrifft es mich? Milchsäure ist mit wenigen Ausnahmen für alle Lebensmittel ohne Mengenbeschränkungen zugelassen. Weil die linksdrehende Form von Kleinkindern und Säuglingen nicht ausreichend abgebaut werden kann, darf in Säuglingsnahrung nur die rechtsdrehende Milchsäure verarbeitet werden. Milchsäure wird aus geschmacklichen Gründen vorwiegend für Limonaden, eingelegtes Gemüse, Margarine und Salatsoßen verwendet, dabei spielen auch ihre konservierenden Eigenschaften eine Rolle. In manchen Roggenbroten schafft der Einsatz von Milchsäure, Essigsäure, Zitronensäure und Weinsäure einen Ersatz für den bewährten Sauerteig. Allerdings können mit diesem Teigsäuerungsmittel nur ein leicht säuerlicher Geschmack und die Teigbeschaffenheit nachgeahmt werden, der typische Geschmack des natürlichen Sauerteiges hingegen nicht.

E 280 Propionsäure
E 281 Natriumpropionat
E 282 Calciumpropionat
E 283 Kaliumpropionat

Was ist es überhaupt? Propionsäure ist eine gesättigte Fettsäure, eine wasserlösliche, brennbare Flüssigkeit mit stechendem Geruch. Propionate sind salzartige Natrium-, Calcium- und Kaliumverbindungen der Propionsäure. Sie kommt von Natur aus in Emmentaler und in Jarlsberg-Käse vor, allerdings nur in sehr geringen Mengen. Auch die Propionsäurebakterien, die für Löcher und Aroma im Schweizer Käse verantwortlich sind, produzieren zu wenig Säure, um konservierend zu wirken. In der industriellen Produktion wird künstliche Propionsäure aus Ethylen hergestellt. Die Aufgabe der Propionsäure kann ebenso gut durch Sorbin- bzw. Benzoesäure erfüllt werden.

Die Risiken Propionsäure und Propionate stehen nach einer australischen Studie im Verdacht, bei Kindern Verhaltensstörungen auszulösen, wie Hyperaktivität, Konzentrationsstörungen und Lernschwächen sowie Schlafstörungen. Nach einer anderen Studie besteht auch ein gewisser Verdacht, Propionsäure und ihre Salze könnten den Zucker- und Fettstoffwechsel stören, mithin zu Blutzuckerschwankungen und verschlechterten Blutfettwerten führen.

Betrifft es mich? Der Kontakt mit Propionsäure war früher unwahrscheinlich: In Deutschland war der Stoff seit 1988 verboten, wurde jedoch 1998 im Zuge der EU-Harmonisierung wieder zugelassen. Mittlerweile ist die Säure nach Angaben eines renommierten britischen Forschungsinstituts (Leatherhead Food International) »sehr weit verbreitet« in abgepacktem Brot, auch Kuchen und Keksen. Außerdem darf dieser Stoff dem in Großbritannien verbreiteten Christmas Pudding und dänischem Polsebröd zugesetzt werden. Nach einer Untersuchung der EU-Kommission über die Verbreitung von Lebensmittelzusatzstoffen sind Überschreitungen der akzeptablen Dosis aber weder bei Kindern noch bei Erwachsenen nachgewiesen worden. Für die verschiedenen Produkte gelten Höchstmengen von 1 bis 3 Gramm pro Kilogramm Lebensmittel.

E 284 Borsäure
E 285 Borax

Was ist es überhaupt? Borsäure ist ein gängiges Insektengift und wirkt gegen Pilze und Unkraut. Textilien werden mit ihr behandelt, sie dient als Flammschutzmittel für Holz und ist Bestandteil von Fotoentwicklern. Für die Lebensmittelindustrie ist sie ein hochwirksamer, wasserlöslicher Konservierungsstoff.

Die Risiken Borsäure und Borax sind als Gesundheitsrisiko nicht sehr bedeutend, sie werden nur in sehr geringen Mengen ausschließlich zur Konservierung von echtem Kaviar eingesetzt. Für Kaviarfreunde, die viel verzehren, allerdings könnten die Gesundheitsrisiken von Interesse sein: Borsäure und Borax führen bei regelmäßigem Verzehr großer Mengen zu einer chronischen Vergiftung, die zu körperlichem Verfall, Krämpfen, Durchfall und Wahrnehmungsstörungen führt.

Betrifft es mich? Es trifft nur die kleine Gruppe der Menschen, die Kaviar essen. Denn Borsäure ist wegen der schweren Gesundheitsbedenken nur noch zur Haltbarmachung von echtem Kaviar mit genau definierten Höchstmengen zugelassen (5 Gramm pro Kilogramm Kaviar).

E 290 Kohlendioxid

Was ist es überhaupt? Kohlendioxid oder Kohlenstoffdioxid (CO_2) ist ein farb- und geruchloses Gas. Mischt man es mit Wasser, wird es zu Kohlensäure. Kohlendioxid entsteht bei der Atmung von Lebewesen sowie durch Verbrennungsprozesse. Für Pflanzen ist es so lebensnotwendig wie für Menschen und Tiere Sauerstoff.

Bei Lebensmitteln wirkt es konservierend, weil es im abgepackten Lebensmittel den Sauerstoff verdrängt und so den meisten Bakterien die Lebensgrundlage entzieht. Unwirksam ist CO_2 allerdings bei Milchsäurebakterien und den stark giftigen Clostridien. Schimmel- und Hefepilze werden eher wenig gehemmt. Weitere Verwendung findet CO_2 unter anderem als Trockeneis zur Tiefkühlung und Nebelerzeugung und als Dünger in Gewächshäusern.

Auch beim so genannten Treibhauseffekt spielt Kohlendioxid eine Rolle: Der weltweite Anstieg des CO_2–Gehaltes in der Atmosphäre unter anderem durch die Verbrennung von Erdöl, Erdgas, Kohle zur Energiegewinnung sorgt nach Ansicht von Klimaforschern für den so genannten Treibhauseffekt, der zur globalen Klimaerwärmung führt.

Die Risiken Über schädliche Wirkungen von Kohlendioxid und Kohlensäure in Lebensmitteln ist nichts bekannt. Hohe Konzentrationen von Kohlendioxid in der Atemluft führen zu Sauerstoffmangel mit Kopfschmerzen, Herzklopfen, Blutdruckanstieg, Krämpfen, beschleunigter Atmung, Bewusstlosigkeit und Ersticken.

Betrifft es mich? Der Stoff ist weit verbreitet, für alle Lebensmittel außer Bier zugelassen. In Mineralwasser, Limonaden und anderen kohlensäurehaltigen Getränken wird durch den Zusatz von Kohlendioxid die Kohlensäure erzeugt, die für das bekannte Prickeln sorgt. Eine Höchstmenge ist nicht vorgeschrieben. Kohlendioxid dient auch in Verpackungen als Schutz vor Oxidation und Schädlingsbefall. Dabei wird das Lebensmittel unter hohem Druck luftdicht verpackt, wobei die normale Luft durch Kohlendioxid ausgetauscht wird. Häufig verwendet wird es zum Beispiel für eingeschweißte Produkte, wie Wurst, Käse, Kaffee oder Backwaren sowie für Wein und Säfte.

E 296 Apfelsäure

Was ist es überhaupt? Apfelsäure ist eine Säure, die in den namengebenden Früchten vorkommt, daneben in Quitten, Stachel- und Vogelbeeren. Auch im menschlichen Körper wird sie produziert und verarbeitet. Für die Lebensmittelindustrie wird sie auf künstlichem Wege mit Hilfe von Mikroorganismen hergestellt und in Form von weißen Kristallen angewendet. Sowohl die natürliche L-Form als auch die synthetische D-Form dürfen als Zusatzstoff verwendet werden. Sie werden als Säuerungsmittel mit leicht geschmacksverstärkender Wirkung eingesetzt. Fetthaltige Lebensmittel schützen sie vor dem Ranzigwerden.

Die Risiken Über schädliche Wirkungen der Äpfelsäure als Lebensmittelzusatzstoff ist bislang nichts bekannt.

Betrifft es mich? Äpfelsäure ist für fast alle Lebensmittel zugelassen, Ausnahmen sind Butter, Honig, Tee und Kaffee. Häufig findet man sie in Säften, Limonaden und Obsterzeugnissen sowie in Soßen und Fertigsuppen. In zuckerfreien Lebensmitteln kann durch die geschmacksverstärkende Wirkung von Äpfelsäure die Süßstoffmenge reduziert werden. Lebensmittelverpackungen werden mit Äpfelsäure imprägniert.

E 297 Fumarsäure

Was ist es überhaupt? Die Fumarsäure kommt natürlicherweise in Pflanzen, Flechten und Pilzen vor. Im menschlichen Stoffwechsel spielt sie auch eine Rolle. Bei Raumtemperatur bildet Fumarsäure schlecht wasserlösliche, farblose Kristalle. Die Industrie stellt dieses Säuerungsmittel aus Äpfelsäure her oder lässt es von Schimmelpilzen aus Kartoffel- oder Maisstärke erzeugen.

Die Risiken Über schädliche Wirkungen der in Lebensmitteln eingesetzten Fumarsäure-Mengen ist bislang nichts bekannt.

Betrifft es mich? Zugelassen ist Fumarsäure für die Füllungen und Glasuren von Kuchen und Keksen, außerdem für Fruchtdesserts und Pulvermischungen für Fertigdesserts sowie für Kaugummis und Zuckerwaren. Es darf Instantpulvermischungen für Tee und Getränke auf Früchtebasis zugesetzt werden. Fumarsäure ist auch Bestandteil von Teigsäuerungsmitteln für so genannten Kunstsauerteig und wird bei der Weinherstellung eingesetzt.

E 300 L–Ascorbinsäure (Vitamin C)
E 301 Natriumascorbat
E 302 Calciumascorbat
E 304 Ascorbylpalmitat

Was ist es überhaupt? Ascorbinsäure ist der wissenschaftliche Name für Vitamin C. E 301 bis E 304 sind Salze, bzw. Ester der Ascorbinsäure. In der Natur findet sich das Vitamin C zum Beispiel in Paprika, verschiedenen Beerenfrüchten, Zitrusfrüchten, aber auch in Weißkohl, Brokkoli und Rosenkohl, sogar in Spinat und Kartoffeln. Als Zusatzstoff wird es entweder chemisch-synthetisch hergestellt oder von gentechnisch veränderten Mikroorganismen produziert. Vitamin C ist sehr empfindlich gegenüber Hitze, Licht und Sauerstoff. Es wirkt konservierend oder als Säuerungsmittel. Als so genanntes Antioxidationsmittel verhindert es, dass sich Lebensmittel durch Sauerstoffeinwirkung verfärben.

Die Risiken In den üblicherweise als Zusatzstoff eingesetzten Mengen zur Lebensmittelkonservierung, Säuerung oder Stabilisierung sind bislang keine schädlichen Wirkungen bekannt geworden. Ascorbinsäure und Ascorbate wirken im Gegenteil sogar gesundheitsfördernd, weil sie wie natürliches Vitamin C wirken, das der Körper nicht selbst produzieren kann. In sehr hohen Dosen, wie sie in Form von Vitaminpräparaten zur Nahrungsergänzung von manchen eingenommen werden, können sie jedoch die Bildung von Nierensteinen begünstigen, bei Diabetikern den Stoffwechsel stören und sogar Herz-Kreislauf-Erkrankungen fördern.

Betrifft es mich? Die Ascorbinsäure ist für alle Lebensmittel zugelassen. In Säuglingsnahrung darf nicht mehr als 300 Milligramm Zusatzstoff pro Kilogramm Lebensmittel zugesetzt werden, für alle anderen Produkte sind keine Höchstmengen vorgeschrieben. E 300 bis 302 werden häufig eingesetzt zur Farbstabilisierung und als so genanntes Antioxidationsmittel in Obst und Gemüse, in Dosen, Gläsern oder als Tiefkühlprodukt. Die Braunfärbung von Kartoffelprodukten wird so verhindert. E 300 bis E 304 sind beliebte Konservierungsmittel für viele Fertignahrungsmittel. In Nitritpökelsalz fördern sie das Färben von Fleisch und Wurstwaren, wobei gleichzeitig die Bildung von giftigen Verbindungen aus Nitrit gehemmt wird. Wein, Bier und Säfte werden durch diesen Zusatzstoff stabilisiert sowie gesäuert. Oft wird der Zusatzstoff als Vitamin C deklariert, um dem Produkt ein gesünderes Image zu verleihen.

E 306 Tocopherol (Vitamin E)
E 307 Alpha-Tocopherol
E 308 Gamma-Tocopherol, synthetisch
E 309 Delta-Tocopherol

Was ist es überhaupt? Tocopherol ist der wissenschaftliche Name für Vitamin E, es wird als fettlösliches Antioxidationsmittel eingesetzt. Es konserviert und stabilisiert die Farbe von Lebensmitteln, schützt auch Vitamin A und Carotine in Lebensmitteln und hemmt die Entstehung krebsfördernder Nitrosamine zum Beispiel aus gepökelten Fleischwaren. Natürliches Vitamin E kommt in vielen Pflanzen und ihren Ölen vor. Extrahiert wird es meist aus Weizen- oder Reiskeimen, Mais, Soja sowie Baumwollsaat. Alle Tocopherole sind lichtempfindlich und werden durch Sauerstoff schnell angegriffen, durch Erhitzen aber kaum zerstört.

Die Risiken In den üblicherweise als Zusatzstoff eingesetzten Mengen zur Lebensmittelkonservierung und Stabilisierung durch Antioxidation sind bislang keine schädlichen Wirkungen bekannt. Tocopherole wirken als Bestandteil der Nahrung im Gegenteil sogar gesundheitsfördernd, weil sie wie natürliches Vitamin E wirken, ein lebenswichtiges antioxidatives Vitamin, das der Körper nicht selbst produzieren kann. In sehr hohen Dosen, wie sie in Vitaminpräparaten vorkommen, können sie jedoch giftig wirken. In einem Tierversuch verursachten große Mengen von Tocopherolen Entzündungen und Schäden an Gefäßen, Zellwucherungen in der Lunge. Sie können zudem erbgutschädigend wirken und Krebserkrankungen befördern. Bei klinischen Studien mit Rauchern wurde ein erhöhtes Risiko für Schlaganfall bei regelmäßiger Einnahme hoher Dosen von Vitamin E in Nahrungsergänzungsmitteln nachgewiesen. Eine andere Studie belegt, dass Tocopherol in hohen Dosen das Leben eher verkürzt als verlängert.

Betrifft es mich? Die Antioxidationsmittel E 306 bis E 309 sind für fast alle Lebensmittel ohne Mengenbeschränkungen zugelassen. Säuglingsnahrung darf 10 Milligramm pro Deziliter enthalten. Tocopherol stabilisiert die Fette im Lebensmittel und schützt damit vor dem Ranzigwerden. Deshalb findet sich Tocopherol meist in fettreichen Produkten, wie in Margarine, Pflanzenölen, Dessertsoßen und Fertigdesserts. Es wird in größeren Mengen auch für Vitaminpräparate verwendet.

E 310 Propylgallat
E 311 Octylgallat
E 312 Dodecylgallat

Was ist es überhaupt? Gallate sind künstliche, chemisch hergestellte Verbindungen aus Alkohol und der so genannten Gallussäure, einem natürlichen Gerbstoff, der beispielsweise in der Eichenrinde vorkommt. In den für die Industrie erforderlichen Mengen wird die Gallussäure von Schimmelpilzen erzeugt. Die Gallate werden häufig kombiniert mit Butylhydroxyanisol bzw. Butylhydroxytoluol (E 320 und E 321).

Die Risiken Gallate können in großen Mengen zur so genannten Blausucht führen, die an einer typischen Blaufärbung von Lippen, Schleimhäuten und der Haut zu erkennen ist. Sie entsteht, wenn die roten Blutkörperchen nicht mehr genug Sauerstoff aufnehmen können (Fachbegriff: Methämoglobinämie), was, insbesondere bei Kindern, zu akutem Sauerstoffmangel bis hin zum Erstickungstod führen kann. Deshalb ist die Anwendung von Gallaten in Kinder- und Säuglingsnahrung verboten. Kinder sind aber gleichwohl gefährdet, denn diese Gallate sind häufig in Produkten enthalten, die sie besonders mögen, etwa in Kuchen, Marzipan- und Persipanerzeugnissen und auch in Knabbersachen. Gallate können außerdem beim Kontakt mit der Haut allergische Reaktionen wie Ekzeme oder Nesselsucht hervorrufen. Davon sind vor allem Menschen betroffen, die beruflich mit Zusätzen in Berührung kommen, zum Beispiel in Bäckereien oder anderen lebensmittelverarbeitenden Betrieben.

Betrifft es mich? Gallate verhindern, dass Fette in Lebensmitteln ranzig werden, zudem konservieren sie Farbe und Geschmack fettreicher Produkte. Sie dürfen für Bratöle und Frittierfette verwendet werden, für Schmalz, Fischöl, Rinder-, Geflügel- und Schaffett. Außerdem stabilisieren sie das Fett in diversen Instantprodukten, wie in Milchpulver für Automatengetränke, Tütensuppen, Fertigsoßen, Würzmitteln und gekochten, zu Pulver verarbeiteten Kartoffeln. Erlaubt sind sie auch für Süßigkeiten und Snacks, wie etwa Kuchen, Getreideknabbereien, gemahlene Nüsse, Nougat, Marzipan und Kaugummi. Dabei dürfen maximal 200 Milligramm pro Kilogramm bezogen auf den Fettanteil der Lebensmittel eingesetzt werden.

E 315 Isoascorbinsäure
E 316 Natriumisoascorbat

Was ist es überhaupt? Isoascorbin ist ein künstlich hergestelltes Antioxidationsmittel, das der Ascorbinsäure (E 300) ähnlich ist, aber im Gegensatz zu dieser fast keine Vitamin-C-Wirksamkeit besitzt. Aus der chemischen Reaktion mit Natrium entsteht das Natriumisoascorbat.

Die Risiken Über schädliche Wirkungen der Isoascorbinsäure und der Isoascorbate als Zusatzstoff ist bislang nichts bekannt.

Betrifft es mich? E 315 und E 316 sind nur zum Stabilisieren von Fisch- und Fleischwaren sowie zur Farberhaltung zugelassen. Meist werden sie als Hilfsstoff beim Pökeln von Wurst und Schinken benutzt.

E 320 Butylhydroxyanisol (BHA)
E 321 Butylhydroxytoluol (BHT)

Was ist es überhaupt? E 320 und E 321 sind künstliche Antioxidationsmittel, die chemisch mit dem Desinfektions- und Holzschutzmittel Phenol verwandt sind. Sie sind extrem hitzebeständig und eignen sich gut für fettreiche Lebensmittel. Die Lebensmittelindustrie kombiniert BHA und BHT häufig mit den Gallaten E 310 bis E 312.

Die Risiken E 320 und E 321 können in großen Mengen zur lebensgefährlichen Blausucht führen, die durch eine typische Blaufärbung von Lippen, Schleimhäuten und der Haut gekennzeichnet ist. Dabei wird die Sauerstoffbindung in den roten Blutkörperchen unterbunden, was besonders bei Kindern zu akutem Sauerstoffmangel bis hin zum Erstickungstod führen kann (Fachbegriff: Methämoglobinämie). Aus diesem Grund ist die Anwendung in Kinder- und Säuglingsnahrung verboten. Kinder sind trotzdem gefährdet, weil sich die Zusatzstoffe E 320 und E 321 auch in von Kindern geschätzten Lebensmitteln befinden können, wie etwa Biskuits und Obstkuchen. Bei Tier- und Reagenzglasversuchen veränderte E 320 in großen Mengen das Erbgut, vor allem in Zellen des Magen-Darm-Traktes. In Langzeit-Tierstudien zeigten sich E 320 und E 321 bei Einnahme großer Mengen als krebserregend und verursachten Magen- und Leberkrebs bei Mäusen.

Betrifft es mich? E 320 und E 321 dürfen in Brat- und Frittierfetten, Schmalz, Fischöl sowie in Schaf-, Rinder- und Geflügelfett zur Stabilisierung genutzt werden. Ebenfalls erlaubt ist es in Fertigwürzmitteln, getrockneten, pulverisierten Kartoffeln, manchen Getreideprodukten und Kaugummi. Auch dürfen Instantsuppen, -soßen und -brühen, Milchpulver für Automatengetränke sowie Kuchen und Knabbererzeugnisse aus Getreide und Nüssen E 320 enthalten.

E 322 Lecithin

Was ist es überhaupt? E 322 ist ein Stoff, der sowohl wasser- als auch fettlöslich ist und somit Wasser und Öl in Lebensmitteln gut verbinden kann. Zudem wirkt der so genannte Emulgator leicht antioxidativ sowie stabilisierend und verhindert so vorzeitiges Ranzigwerden. Lecithin kommt in allen Tier- und Pflanzenzellen vor, industriell gewonnen wird es aber zum größten Teil aus Sojaöl. Dieses stammt überwiegend aus gentechnisch veränderten Sojabohnen. Da der Zusatzstoff vor der Weiterverwendung von den Soja-Erbgutresten getrennt wird, muss die gentechnische Behandlung der Rohstoffe auf dem Etikett nicht deklariert sein. Lecithin wird auch aus Sonnenblumen- und Rapsöl und Eiern gewonnen.

Die Risiken Über schädliche Wirkungen des Lecithins ist bislang nichts bekannt. Da aber Lecithin größtenteils aus Sojabohnen hergestellt wird, können im Lecithin enthaltene Reste von Sojaproteinen in sehr seltenen Einzelfällen allergische Reaktionen bei Soja-Allergikern auslösen.

Betrifft es mich? Lecithin darf in fast allen Lebensmitteln ohne Mengenbeschränkungen verwendet werden. Nur für Säuglingsnahrung ist eine Höchstmenge von 1 Gramm pro Liter vorgeschrieben. Wasser und Öl können durch den Emulgator Lecithin leichter zu einer stabilen Mischung verarbeitet werden, daher ist er ein häufiger Zusatzstoff in fettreichen Produkten, wie etwa Margarine, Salatdressings, Mayonnaise, Kakao, Eiscreme und Desserts. In Instantsoßen und -suppen sorgt es für eine bessere Löslichkeit beim Anrühren mit Wasser. Der Bäcker verwendet E 322, um den Teig elastischer und lockerer sowie die Porung feiner zu machen. Das Gebäck bleibt außerdem länger saftig frisch. Bei der Schokoladenherstellung kann durch das Verflüssigen der Schokolade mittels Zugabe von Lecithin der zeitaufwändige Conchierprozess erheblich verkürzt werden.

E 325 Natriumlactat
E 326 Kaliumlactat
E 327 Calciumlactat

Was ist es überhaupt? Lactat wird hergestellt, indem Milchsäure chemisch mit Natrium, Kalium oder Calcium verbunden wird. Lactate regulieren den Säuregehalt, binden Wasser und wirken leicht bakterienhemmend. Sie verbessern den Geschmack und die Beschaffenheit der Lebensmittel, indem sie die Vermischung von Fett und Wasser erleichtern. Lactate dienen auch als Schmelzsalze. Denn Käse sondert beim Erhitzen normalerweise wässrige Molke ab, was Lactate verhindern. Auch im menschlichen Stoffwechsel kommt Lactat vor. Spürbar ist das vor allem für Sportler. Bei zu starker körperlicher Belastung produziert der Muskel wesentlich mehr davon, dann ändert sich der Säure-Wert und es kommt zur Erschöpfung im Muskel.

Die Risiken Über schädliche Wirkungen der Lactate ist bislang nichts bekannt. In Säuglings- und Kleinkindernahrung ist der Zusatz nicht zugelassen, da Kinder im ersten Lebensjahr Milchsäure nur eingeschränkt verdauen können. Ausgenommen davon ist so genannte Entwöhnungsnahrung, bei der Lactate zur Regulierung des Säuregrades eingesetzt werden dürfen.

Betrifft es mich? Die Salze der Milchsäure werden häufig zur Konservierung und auch zur Geschmacksverbesserung in Fertiggerichten eingesetzt. Bei Torten, Backmischungen, Pasteten, Konfekt und Schaumkringeln werden sie eher zugesetzt, um die fabrikmäßige Produktion zu erleichtern. Bei Fleischwaren wird die Oberfläche mit diesen Milchsäuresalzen behandelt, um sie haltbarer zu machen. Lactate werden aus Geschmacksgründen fast ausschließlich für Herzhaftes verwendet.

E 330 Zitronensäure

Was ist es überhaupt? Zitronensäure ist ein Naturstoff, der in Zitrusfrüchten, wie Zitronen oder Orangen und zahlreichen anderen Früchten, enthalten ist. Auch im Stoffwechsel des menschlichen Körpers wird Zitronensäure ständig als Zwischenprodukt gebildet. In größeren Mengen findet sich die Säure als Geschmacks- und Konservierungsstoff in Nahrungsmitteln. Zitronensäure wird als Zusatzstoff immer dann eingesetzt, wenn etwas frisch und fruchtig schmecken soll, aber auch, damit die Produkte länger halten.

Die Säure wird industriell mithilfe des Schimmelpilzes *Aspergillus niger* produziert, als Nebenprodukt entsteht dabei eine etwa gleich große Menge Gips. Die aggressive Säure kommt auch als Entkalker für Kaffeemaschinen oder als WC-Reiniger zum Einsatz, dann sind von Gesetzes wegen Warnhinweise vorgeschrieben: »haut- und augenreizend« steht daher auf den Packungen, und: »darf nicht in die Hände von Kindern gelangen«.

Die Risiken Zitronensäure kann die Zähne angreifen und dazu führen, dass der Zahnschmelz aufgelöst wird. Zitronensäure fördert auch die Aufnahme von Metallen, wie Blei und Aluminium ins Blut. Das kann die Hirntätigkeit beeinträchtigen, zu Lern- und Gedächtnisstörungen führen, aber auch bei so genannten neurodegenerativen Erkrankungen, wie Alzheimer oder Parkinson, eine Rolle spielen, bei denen Hirnzellen zerstört werden. Auch Erkrankungen der Nieren und der Leber können die Folge sein. Am häufigsten sind sicher die Zahnschäden durch Zitronensäure, da die Säure in vielen, bei Kindern beliebten Eis- und Kindertees, in Limonaden und anderen Fruchtsaftgetränken enthalten ist. Im fortgeschrittenen Stadium bleiben von den Zähnen nur noch dunkelgefärbte, kleine Stummel übrig. Der Zahnmediziner, Professor Willi-Eckhard Wetzel aus Gießen, untersuchte mit seinen Mitarbeitern den Säuregehalt von 44 Eisteesorten, die sich allesamt als wahre Säurebomben entpuppten. Allein in seiner Gießener Klinik verdoppelte sich in nur einem Jahr die Anzahl der Kinder, die wegen stark säuregeschädigter Zähne behandelt werden mussten.

Betrifft es mich? Zitronensäure ist eigentlich ein harmloser Zusatzstoff. Zum Risiko wird die Substanz, weil sie sehr verbreitet ist und jeder Supermarktkunde praktisch täglich mit ihr in Berührung kommt. Weltweit werden jährlich etwa 1,4 Millionen Tonnen Zitronensäure produziert. Das entspricht mehr als dem Zehnfachen des Säuregehaltes der gesamten Welt-Zitronenernte. Die Säure wird vor allem in Getränken wie Eistee, Kinder- und Früchtetee, Fruchtsäften und Limonaden verwendet, selbst in manchen Babygläschen mit Obst- und Gemüsebrei, aber auch in industriell hergestellten Marmeladen, Bonbons, Gummibärchen und Fruchtgummi und sogar im Brot. Als Konservierungsstoff und wegen ihrer stabilisierenden Eigenschaften findet sich die Zitronensäure auch in zahlreichen Fertiggerichten, Konserven und bei tiefgekühlten Früchten.

E 331
E 332
E 333
E 334
E 335
E 336
E 337

120

E 331 Natriumcitrat
E 332 Kaliumcitrat
E 333 Calciumcitrat

Was ist es überhaupt? Citrate entstehen aus der chemischen Verknüpfung von Natrium, Kalium oder Calcium mit Zitronensäure. Zitronensäure ist ein Naturstoff, der in Zitrusfrüchten, wie Zitronen oder Orangen und zahlreichen anderen Früchten, enthalten ist. Auch im Stoffwechsel des menschlichen Körpers wird Zitronensäure ständig als Zwischenprodukt gebildet. Die Säure wird industriell mithilfe des Schimmelpilzes *Aspergillus niger* produziert.

Die Risiken Über schädliche Wirkungen der Citrate ist bislang nichts bekannt.

Betrifft es mich? Citrate sind antioxidativ wirkende Zusatzstoffe. Sie konservieren und stabilisieren die Inhaltsstoffe von Erfrischungsgetränken sowie Wein. Auch in Scheibenkäse, Backwaren, Knabberartikeln und Eiscreme werden sie eingesetzt sowie in Süßkonfekt, Diätmarmelade und Puddingfertigmischungen. Häufig auch in Milchprodukten, wie Milchpulver, Kondensmilch und ultrahocherhitzter Sahne.

E 334 Weinsäure
E 335 Natriumtartrat
E 336 Kaliumtartrat
E 337 Kaliumnatriumtartrat

Was ist es überhaupt? Weinsäure kommt natürlicherweise in vielen Pflanzen, vor allem, wie der Name sagt, in Weintrauben, vor. Bei längerer Lagerung von Wein entsteht in Fässern und Flaschen ein Bodensatz aus Kaliumtartrat, dem so genannten Weinstein. Er bildet die Ausgangssubstanz für die chemische Herstellung von E 334, E 335 und E 337. Als Zusatzstoff ist nur die rechtsdrehende Form der Weinsäure erlaubt, die so genannte L-Form.

Die Risiken Über schädliche Wirkungen der Weinsäure und Tartrate ist bislang nichts bekannt. In Säuglings- und Kleinkindernahrung allerdings ist der Zusatz aufgrund einer entwicklungsbedingten Weinsäureunverträglichkeit nicht zugelassen. Ausgenommen davon ist so genannte Entwöhnungsnahrung, die bis zu 5 Gramm pro Kilogramm Lebensmittel enthalten darf, aber ausschließlich die »rechtsdrehende«, so genannte »L«-Form.

Betrifft es mich? Weinsäure und ihre Salze sind häufig Bestandteil von Backpulver, sie lockern den Teig für Brot, Kuchen und Kekse. Die Säure sorgt für besseres Gelieren bei der industriellen Produktion von Puddings, Marmeladen, Gelees, Aspik und Sülze. Zusammen mit anderen Antioxidationsmitteln verhindern sie, dass Fett ranzig wird. Bei Obst- und Gemüsekonserven, Fruchteis und Limonade dienen E 334 bis E 337 als Säuerungsmittel und Konservierungsstoff. Das Kaliumsalz der Weinsäure wird von Menschen, die an Bluthochdruck leiden, als Ersatz für Kochsalz verwendet.

E 338 Phosphorsäure

Was ist es überhaupt? Phosphorsäure ist in Reinform stark ätzend. Sie wird künstlich mit Hilfe von Schwefelsäure, Chlorwasserstoffsäure oder Salpetersäure aus phosphathaltigen Mineralien hergestellt. Über die Phosphorsäure gelangt auch Phosphor als Mineralstoff in den Körper, zuviel davon kann Calcium aus dem Knochen verdrängen.

Die Risiken Phosphorsäure ist in Colagetränken in relativ großen Mengen enthalten. Sie kann, wenn diese regelmäßig oder gar täglich getrunken werden, zur Zerstörung des Zahnschmelzes beitragen, was vor allem bei Kindern zu schweren Zahnschäden (so genannten Erosionsschäden) führen kann. Phosphorsäure gilt als »Calciumräuber« und kann vor allem bei Kindern und Jugendlichen zu Knochenschwund führen. Besonders betroffen sind auch andere Menschen mit erhöhtem Calciumbedarf, Schwangere etwa, Leistungssportler oder Frauen in den Wechseljahren. Der Calciumabbau in den Knochen tritt vor allem dann ein, wenn gleichzeitig zu wenig calciumhaltige Milchprodukte oder auch Gemüse verzehrt werden.

Betrifft es mich? Vor allem Kinder sind betroffen: Nach einer Studie der EU-Kommission zum Verzehr von Lebensmittelzusatzstoffen nehmen die Kleinen bei Phosphorsäure und Phosphaten bis zum 1,7-fachen der akzeptablen Menge auf. Der wichtigste Einsatzbereich von E 338 sind Colagetränke. Zugelassen ist der Stoff aber allgemein zur Säuerung von alkoholfreien Getränken, zudem wie die Phosphate zur Konservierung sterilisierter, ultrahocherhitzter und eingedickter Milch. Als Trennmittel sorgt sie zusammen mit Phosphaten dafür, dass Milchpulver nicht verklumpt. Insgesamt sind Phosphorsäure und Phosphate für mehr als 40 Lebensmittel und Lebensmittelgruppen zugelassen, darunter Speiseeis, Flüssig-ei und Kartoffelprodukte, für Fischpasteten und Fischfilets, auch Krebsfleischerzeugnisse und das Krebsfleisch-Imitat Surimi. Auch Sportlergetränke, Tee, Apfel- sowie Birnenwein und Malzgetränke können nach der Zusatzstoff-Zulassungsverordnung Phosphorsäure und Phosphate enthalten.

E 339 Natrium-Orthophosphat
E 340 Kalium-Orthophosphat
E 341 Calcium-Orthophosphat
E 343 Magnesium-Hydrogen-Phosphat

Was ist es überhaupt? E 339 bis E 343 sind chemisch hergestellte, salzartige Verbindungen der Phosphorsäure (E 338). Eingesetzt werden sie zur Haltbarmachung und für den gewünschten säuerlichen Geschmack einiger Lebensmittel. Sie halten Fett und Wasser etwa in Soßen und Desserts gut vermischt. Teige lassen sich leichter verarbeiten, Brot und Kuchen gehen stärker auf und werden größer. Über die Phosphate gelangt Phosphor als Mineralstoff in den Körper, zuviel davon kann Calcium aus dem Knochen verdrängen.

Die Risiken Über schädliche Nebenwirkungen durch die in den Lebensmitteln zugelassenen Mengen ist bislang nichts bekannt. Für den häufig beschriebenen Zusammenhang zwischen Phosphaten in der Nahrung und dem Aufmerksamkeits-Defizit-Syndrom fehlt bisher jeglicher wissenschaftlicher Beweis.

Betrifft es mich? Phosphate verbessern die Haltbarkeit von sterilisierter, ultrahocherhitzter und eingedickter Milch und sorgen dafür, dass Milchpulver nicht verklumpt. Ebenfalls erlaubt sind Phosphate etwa für Käse, Sahne, Frühstücksprodukte, Speiseeis, Desserts, Soßen, Suppen, Fleischerzeugnisse, Fischpasteten und -filets, Flüssigei, Mehl und Backwaren, Kaugummi, Glasuren für Süßes und Herzhaftes, Tee, Tafelwasser, Sportlergetränke und Eiweißshakes. Magnesium-Hydrogen-Phosphat ist nur für die Konservierung von Frisch- und Schmelzkäse zugelassen.

E 350 Natriummalat
E 351 Kaliummalat
E 352 Calcium DL-Malat

Was ist es überhaupt? Malate sind salzartige Verbindungen von Natrium, Kalium oder Calcium und Äpfelsäure und kommen natürlicherweise auch bei Tieren und Pflanzen vor. Besonders hohe Gehalte zeigen unreife Äpfel und Quitten sowie Vogelbeeren und Stachelbeeren. Sowohl die Herstellung aus natürlichen Rohstoffen als auch die chemische Synthese sind möglich. Malate werden als Geschmacksverstärker oder Säuerungsmittel eingesetzt.

Die Risiken Über schädliche Nebenwirkungen ist bislang nichts bekannt. Durch die geschmacksverändernde Wirkung können Verbraucher allerdings über die Beschaffenheit des Produktes getäuscht werden.

Betrifft es mich? Malate sind für Lebensmittel allgemein zugelassen und unterliegen keinen Mengenbeschränkungen. Vorwiegend findet man sie in Erzeugnissen aus Obst, zum Beispiel in Gelees, Konfitüren, Säften und Limonaden. Besonders in den zuckerfreien Varianten werden sie wegen ihrer geschmacksverstärkenden Eigenschaften oft verwendet. Auch Fertigsuppen, Fertigsoßen und Kartoffelchips, enthalten häufig Malate. Käseverpackungen werden mit ihnen imprägniert.

E 353 Metaweinsäure (Weinstein)

Was ist es überhaupt? E 353 wird chemisch aus Weinstein hergestellt, der als Nebenprodukt der Weinherstellung entsteht. Es wird als künstlicher Stabilisator und Säuerungsmittel verwendet.

Die Risiken Über schädliche Nebenwirkungen ist nichts bekannt.

Betrifft es mich? Metaweinsäure darf nur zur Weinstabilisierung verwendet werden. Weintrinker sind ohnehin von dem Stoff betroffen, weil er auch natürlich im Wein vorkommen kann (»Weinstein«).

E 354 Calciumtartrat

Was ist es überhaupt? E 354 wird chemisch aus Weinstein hergestellt, der als Nebenprodukt der Weinherstellung entsteht. Es wird als künstlicher Stabilisator und Säuerungsmittel eingesetzt.

Die Risiken Über schädliche Nebenwirkungen des Calciumtartrats ist bislang nichts bekannt.

Betrifft es mich? Calciumtartrat ist für alle Lebensmittel zugelassen. Mengenbeschränkungen bestehen nur für seinen Einsatz in Keksen und Zwieback zur Säuglingsentwöhnung. E 354 wird außer im Wein vor allem als Säuerungsmittel und Stabilisator in Obst- und Gemüsekonserven, Limonade, Desserts, Fruchteis und Süßwaren eingesetzt. Es bindet Wasser in Wurstwaren, hält die Sülze stabil und schützt Fette vor dem Verderb. Es ist Bestandteil von Backpulvern und Hilfsmittel für einen lockeren, saftigen Teig.

E 355 Adipinsäure

Was ist es überhaupt? Adipinsäure kommt natürlicherweise auch in manchen Rübensorten und auch im Zigarettenrauch vor. Es wird für die Verwendung als Zusatzstoff aber künstlich aus einer Substanz namens Cyclohexan hergestellt.

Die Risiken Über schädliche Nebenwirkungen der Adipinsäure ist bislang nichts bekannt.

Betrifft es mich? Adipinsäure ist nur für bestimmte Lebensmittel zugelassen. Füllungen und Glasuren von Kuchen und Keksen sowie verschiedenen Desserts verleiht sie die gewünschte säuerliche Note. Getränkepulver und Puddingpulver bleiben bis zum Gebrauch trocken und stauben weniger beim Anrühren.

E 356 Natriumadipat
E 357 Kaliumadipat

Was ist es überhaupt? Natrium- und Kaliumadipat werden für die Verwendung als Zusatzstoff künstlich hergestellt. Sie sind Salze der Adipinsäure. In Lebensmitteln dienen die so genannten Adipate vor allem als Säuerungsmittel bzw. als Säureregulatoren, mit lang anhaltendem, saurem Eigengeschmack.

Die Risiken Über schädliche Wirkungen der Adipate ist bislang nichts bekannt.

Betrifft es mich? Adipate werden für Füllungen und Glasuren von Kuchen und Keksen angewandt und sie verleihen verschiedenen Desserts die gewünschte säuerliche Note. Getränkepulver und Puddingpulver bleiben bis zum Gebrauch trocken und stauben weniger beim Anrühren.

E 363 Bernsteinsäure

Was ist es überhaupt? Diese farblose, kristalline Säure wurde durch Erhitzen von Bernstein entdeckt und hat daher ihren Namen. Natürlicherweise kommt sie in Harzen vor, aber auch in Pilzen, Flechten, Algen und Tomaten. Als kurzzeitiges Zwischenprodukt im Energiestoffwechsel ist Bernsteinsäure in jeder Zelle zu finden. Für die Lebensmittelindustrie wird sie chemisch-synthetisch oder mit Hilfe von Mikroorganismen hergestellt.

Die Risiken Über schädliche Nebenwirkungen der Bernsteinsäure ist bislang nichts bekannt.

Betrifft es mich? Zugelassen ist Bernsteinsäure für Suppen, Brühen, Desserts und Getränkepulver; sie wird aber eher selten verwendet. Meist dient sie als Säuerungsmittel und Geschmacksverstärker. Gelegentlich wird sie auch als Kochsalzersatz in entsprechender Diätkost verwendet.

E 380 Ammonium-Citrat

Was ist es überhaupt? Ammonium-Citrat ist ein weißes, kristallines Pulver, welches chemisch-synthetisch aus Zitronensäure hergestellt wird. E 380 dient als Säureregulator und zur Farb- und Fettstabilisierung.

Die Risiken Über schädliche Nebenwirkungen des Ammonium-Citrats ist bislang nichts bekannt.

Betrifft es mich? Das Ammoniumsalz der Zitronensäure ist für Lebensmittel allgemein und ohne Mengenbeschränkungen zugelassen. Man findet es oft in Lebensmitteln, die auch Zitronensäure enthalten. Für die saure Note im Geschmack sorgt Ammonium-Citrat zum Beispiel in Limonaden, Konfitüren, Marmeladen oder Obst- und Gemüsekonserven. Man findet es aber auch in Fertigsuppen, Schmelzkäse, Brühwürsten, Speisefetten, in Eiscreme, Milchpulver und Kondensmilch sowie in Fischen und Krabben aus der Tiefkühltruhe. In Backpulvern dient es als Säureträger.

E 385 Calcium-Dinatrium-Ethylendiamintetraacetat

Was ist es überhaupt? E 385 ist ein künstlich hergestellter Zusatzstoff, der Lebensmittel vor der Einwirkung von Sauerstoff schützt. Er stabilisiert Geschmack und Aussehen des Lebensmittels.

Die Risiken Über schädliche Nebenwirkungen ist bislang nichts bekannt.

E 400
E 401
E 402
E 403
E 404
E 405

126

Betrifft es mich? E 385 ist nur für Halbfettmargarine und Soßen mit einem gewissen Fettanteil sowie für Hülsenfrüchte, Artischocken und Pilze in Gläsern oder Dosen zugelassen. Außerdem darf er zur Frischhaltung von Tiefkühlkrebsen, Krebsen, Weichtieren und Fischkonserven verwendet werden.

E 400 Alginsäure
E 401 Natrium-Alginat
E 402 Kalium-Alginat
E 403 Ammonium-Alginat
E 404 Calcium-Alginat
E 405 Propylenglykol-Alginat

Was ist es überhaupt? Alginsäure ist ein pflanzlicher Quellstoff, der aus Rot- und Braunalgen gewonnen wird. Alginate sind salzartige Verbindungen der Alginsäure mit zum Beispiel Natrium, Kalium, Ammonium, Calcium oder Propylenglycolat. Alginsäure und Alginate binden Wasser und führen zum Gelieren der Lebensmittel. Fett und Wasser werden durch Alginate leichter mischbar. Gleichzeitig bleiben Farbe und Konsistenz der Produkte länger stabil. Alginate sind gut fettlöslich und hitzestabil. In Milchprodukten ist Alginat besonders wirksam, weil Calcium den Quelleffekt verstärkt.

Die Risiken Alginsäure und Alginate sind lösliche Ballaststoffe. Sie können die Aufnahme lebenswichtiger Nährstoffe im Darm behindern. Denn sie bilden zusammen mit Spurenelementen (zum Beispiel Calcium) schwer lösliche chemische Verbindungen und verhindern so, dass diese durch die Darmschleimhaut aufgenommen werden. Der Zusatzstoff ist für Säuglings- und Kleinkindernahrung, mit Ausnahme spezieller Entwöhnungsnahrung, verboten, um Mangelerscheinungen auszuschließen. Alginsäure und Alginate finden sich jedoch auch in Lebensmitteln, die von Kleinkindern häufig gegessen werden, zum Beispiel in Eiscreme, Pudding, Instantdesserts, Kuchen und Süßwaren.

Betrifft es mich? Alginsäure und Alginate sind für Lebensmittel allgemein und ohne Mengenbeschränkungen zugelassen. Sie machen vor allem die Light- und Diätvarianten von Milchprodukten cremiger. Häufig helfen sie auch Wasser zu binden, in Suppen, Salatdressings und Mayonnaise, in Eiscreme, Kuchen und Keksen sowie in Tiefkühlprodukten, Schnittkäse, Gemüse- und Fleischkonserven. Alginate werden fabrikmäßig auch als Hilfsmittel beim Einfüllen von Dosen-Fertiggerichten eingesetzt, wie zum Beispiel in Gulaschsuppe. Um den garantierten Fleischanteil zu gewährleisten, wird das Absinken der festen Suppenbestandteile in der Abfüllanlage durch Alginate unterbunden. Die Fleischstückchen bleiben quasi in der Schwebe. Bei der nachfolgenden Erhitzung der Konserven zersetzen sich die Alginate vollständig und müssen bei dieser Verwendungsform daher nicht auf dem Etikett vermerkt sein.

E 406 Agar-Agar

Was ist es überhaupt? Agar-Agar ist ein geschmacksneutraler, nur in heißem Wasser löslicher Quellstoff, der aus Rotalgen gewonnen wird. Er kann das Wasser in Lebensmitteln gelartig binden und zeigt dabei zum Beispiel eine wesentlich höhere Quellfähigkeit als Gelatine. Für die Lebensmittelproduzenten ist E 406 außerdem von Vorteil, weil er in unterschiedlich sauren Milieus wirkt, sich bei hoher Temperatur gut verarbeiten lässt und erst kalt geliert. Agar-Agar enthält lange und komplexe Zuckerverbindungen, die im menschlichen Darm aber nicht aufgenommen oder verwertet werden. In zu großer Menge aufgenommen wirkt er abführend.

Die Risiken Bei einer Menge zwischen 4 und 12 Gramm pro Tag kann Agar-Agar abführend wirken und Durchfall verursachen. In industriell gefertigten Lebensmitteln sind aber meist nur 1–2 Gramm pro 100 Gramm Lebensmittel enthalten.

Betrifft es mich? Agar-Agar ist für Lebensmittel allgemein und ohne Mengenbeschränkung erlaubt. Vornehmlich ist er als Gelatineersatz in Gebrauch. Genutzt wird er vor allem in Weingummi, Tortenguss, Marmeladen, Gelees, Eiscreme, Sahne und im Schaum von Negerküssen und Ähnlichem. Auch in Fleischkonserven wird er zur Wasserbindung eingesetzt. Agar-Agar ist auch für Öko-Lebensmittel zugelassen.

E 407 Carrageen

Was ist es überhaupt? Carrageen ist ein gut wasserlöslicher Quellstoff, der aus Rot-Algen (Eucheuma) gewonnen wird. Kalium und Calcium verbessern seine Wirksamkeit. Carrageen ist für den Menschen unverdaulich.

Die Risiken Carrageen steht nach Ansicht einiger Wissenschaftler in Verdacht, die Ausbreitung von Geschwüren im Magen-Darm-Trakt und sogar Brustkrebs zu fördern. Andere Forscher sehen das Risiko eher als gering an. Die besagten Krebsarten entstehen zwar, so weit herrscht Einigkeit, nur bei bestimmten Carrageen-Sorten (mit kleinerem Molekulargewicht), für Lebensmittel zugelassen sind ganz andere Sorten (mit größerem Molekulargewicht). Jedoch, so die Carrageen-Kritiker, können die krebsverdächtigen Sorten auch im handelsüblichen Lebensmittel-Zusatz E 407 enthalten sein (als Verunreinigung sind bis zu 5 Prozent zugelassen). Zudem könnten die unschädlichen Varianten bei der Verdauung in die gefährlicheren Carrageen-Arten umgewandelt werden. Diese wiederum lösten in Studien mit Ratten und anderen Nagetieren Darmkrebs aus, schädigten die Darmschleimhaut und verursachten Darmgeschwüre – jedenfalls wenn sie in größeren Mengen gefüttert wurden. Reagenzglasversuche legten überdies den Verdacht nahe, dass dieses Carrageen an der Entstehung von Brustkrebs beteiligt sein könnte.

Das eigentlich unverdauliche Carrageen wird bei einem niedrigen Molekulargewicht von Zellen der Darmwand aufgenommen und dort nicht weiter abgebaut. Die Folge könnte möglicherweise der Zelltod, daraus resultierend eine Zerstörung der Darmwand und die Entstehung von Krebszellen sein. Die US-Forscherin Joanne Tobacman bringt daher steigende Raten von Brustkrebs und auch Geschwüre im Verdauungstrakt mit dem zunehmenden Verzehr des Verdickungsmittels in Zusammenhang. Sie regt an, die weit verbreitete Verwendung des Zusatzstoffes in der üblichen westlichen Kost zu überdenken.

Betrifft es mich? E 407 ist für Lebensmittel allgemein und ohne Mengenbeschränkung zugelassen. Vorwiegend wird es in süßen Produkten, wie z.B. in Marmelade, Eiscreme, Milchgetränken und Desserts eingesetzt. Außerdem findet man es in Trockenmilch und süßer Sahne, Babynahrung und Salatsoßen. Diät- und Lightprodukten verleiht Carrageen als Füllstoff mehr Volumen ohne zusätzlichen Nährwert. Als Stabilisator wird es für Sprühsahne, Bierschaum und Eiscreme genutzt, kann aber auch zur Verdickung für Soßen und Suppen, zum Gelieren in Pudding und Gelee sowie als Emulgator für Kakao und andere Milchgetränke eingesetzt werden. Carrageen wird häufig in Verbindung mit Johannisbrotkernmehl (E 410) eingesetzt.

E 410 Johannisbrotkernmehl

Was ist es überhaupt? E 410 ist das Mehl aus den Samen des Johannisbrotkernbaumes, die Schalen dieser Samen liefern einen Kakaoersatz namens Carob. Johannisbrotkernmehl kann als natürliches Verdickungs- oder Geliermittel verwendet werden. Für den Menschen ist dieser Stoff unverdaulich.

Die Risiken Johannisbrotkernmehl quillt im Darm stark auf. In größeren Mengen aufgenommen kann es abführende Wirkung haben.

Betrifft es mich? E 410 darf in allen Lebensmitteln und in beliebiger Menge genutzt werden. Häufig wird es zum dauerhaften Erhalt der gewünschten Konsistenz in Suppen, Dressings, Milchgetränken, anderen Milchprodukten, in Eiscreme und Sahne eingesetzt. Es hilft bei der Gelierung von Marmeladen und Gelees und sorgt für länger haltende Frische und Saftigkeit von Backwaren. Es kommt häufig in Diabetikerlebensmitteln vor und ersetzt das Klebereiweiß in glutenfreiem Brot aus Reis, Mais und Hirse. E 410 wird fast immer mit anderen Verdickungsmitteln kombiniert. Johannisbrotkernmehl darf auch in Ökolebensmitteln verwendet werden.

E 412 Guarkernmehl

Was ist es überhaupt? E 412 ist das Mehl der Guarbohne, einer Hülsenfrucht aus Indien. Es gehört zu den pflanzlichen Verdickungsmitteln, wirkt als Geliermittel und Emulgator und ist sehr gut wasserlöslich. Dieser Stoff besteht zum größten Teil aus einer langkettigen, komplexen Zuckerverbindung, die vom menschlichen Darm nicht gespalten und aufgenommen werden kann.

Die Risiken Guarkernmehl quillt im Darm stark auf und kann in größeren Mengen zu Bauchkrämpfen und Blähungen führen.

Betrifft es mich? Zugelassen ist E 412 für alle Lebensmittel und ohne Mengenbeschränkung. Verwendet wird es vor allem, um Brot und Kuchen saftiger zu machen und länger frisch zu halten. In glutenfreien Backwaren aus Hirse, Mais und Reis sind seine Wasserbindeeigenschaften hilfreich. Fertigsoßen, Feinkostsalate und Fertiggerichte enthalten Guarkernmehl, damit die Sauce sämig bleibt. Es verhindert auch das Auskristallisieren von Wasser aus Eiscreme. Das Auftrennen in verschiedene Bestandteile wird etwa bei Milchmixgetränken und Fruchtsäften durch E 412 verhindert. Guarkernmehl ist auch für Öko-Lebensmittel zugelassen.

E 413 Traganth (Gummi)

Was ist es überhaupt? Der Pflanzensaft Traganth wird aus Rinde und Ästen einer asiatischen Strauchart gewonnen. Durch Trocknen erhält man ein gelblich-weißes, körniges Pulver, das gut quillt und pur für ein sehr schleimiges Mundgefühl sorgt. In Lebensmitteln dient der Pflanzensaft als Verdickungs- und Bindemittel, wobei er ziemlich unempfindlich gegenüber Säure und Hitze ist. Wegen der aufwendigen Herstellung handelt es sich aber um einen teuren und damit wenig genutzten Zusatzstoff. Traganth besteht aus zwei verschiedenen, unverdaulichen Zuckerverbindungen.

Die Risiken Über schädliche Wirkungen des Traganths ist bislang nichts bekannt. Die dem Traganth häufig zugeschriebene starke allergene Wirkung ist bisher nicht durch wissenschaftliche Studien belegt. In den wenigen bekannt gewordenen Fallbeschreibungen wurde Traganth nicht eindeutig als Allergen identifiziert.

Betrifft es mich? E 413 darf in allen Lebensmitteln und jeder beliebigen Menge verwendet werden. Er wird meist für Erzeugnisse verwendet, die für andere Verdickungsmittel zu sauer sind oder bei deren Herstellung es zu heiß wird. Man findet den Stoff in Soßen, Suppen und Dressings, sowie in Schmelzkäse, Brot und Kuchen. Auch Ökolebensmittel dürfen dieses Verdickungsmittel enthalten.

E 414 Gummi Arabicum (Gummi)

Was ist es überhaupt? E 414 ist das getrocknete, wasserlösliche Harz afrikanischer Akazienarten. Die meisten Akazienplantagen befinden sich im Sudan, pro Baum und Jahr werden etwa 1 bis 2 kg geerntet. Es handelt sich um eine komplexe Zuckerverbindung, die im menschlichen Darm nicht aufgespalten werden kann. Afrikanische Weißbüscheläffchen verzehren hin und wieder das Akaziengummi und versorgen sich so mit einigen wichtigen Spurenelementen. In der Lebensmittelindustrie dient es vor allem als Emulgator und Verdickungsmittel.

Die Risiken In sehr seltenen Fällen kann Gummi Arabicum allergische Reaktionen wie Schnupfen, Asthma und Hautekzeme hervorrufen. In einem Fall wurde ein lebensbedrohlicher allergischer Schock durch Gummi Arabicum bei gleichzeitiger Anwendung von Beta-Blockern in Augentropfen beschrieben.

Betrifft es mich? E 414 ist für alle Lebensmittel erlaubt und darf in jeder beliebigen Menge zugesetzt werden. Es sorgt für eine schöne Schaumbildung beim Eingießen mancher Getränke. In einigen bunten, aromatisierten Getränken stabilisiert es den gleichmäßigen Zusammenhalt der vielen verschiedenen, künstlichen Inhaltstoffe. Gummi Arabicum verhindert das Auskristallisieren von Wasser und Zucker in Eiscreme sowie das Entmischen von Fett-Wasseremulsionen in Dressings, Soßen etc. Kuchen- und Brotteige können dank dieses Zusatzstoffes mehr Wasser binden und werden langsamer hart und trocken. Gummi Arabicum darf auch in Ökolebensmitteln benutzt werden.

E 415 Xanthan

Was ist es überhaupt? Xanthan ist eine unverdauliche, von Mikroorganismen erzeugte Stärke, sie kann industriell auch von gentechnisch veränderten Organismen produziert werden, wobei gentechnisch veränderter Mais als Ausgangssubstanz dienen kann. E 415 ist gut in Wasser löslich und hitzestabil. Sie wird als Verdickungsmittel und Stabilisator sowie zur Wasserbindung in Brot und Kuchenteigen benutzt.

Die Risiken Über schädliche Wirkungen des Xanthans als Zusatzstoff ist bislang nichts bekannt.

Betrifft es mich? In allen Lebensmitteln darf Xanthan ohne eine Mengenbeschränkung eingesetzt werden. Meist wirkt sie als Verdickungs- und Bindemittel in Eiscreme, Soßen, Dressings, Senf und Ketchup. Brot und Kuchen hält sie länger saftig. Sie stabilisiert Tiefkühlgerichte und sorgt dafür, dass Schwebstoffe im Getränk gleichmäßig verteilt bleiben. In Pudding unterstützt Xanthan die Gelbildung. Häufig wird sie mit Johannisbrotkernmehl (E 410) kombiniert eingesetzt.

E 416 Karayagummi

Was ist es überhaupt? Karaya bezeichnet ein gummiartiges Harz, das vom indischen Sterculia-Baum geerntet wird. Nach Reinigung und Trocknung erhält man ein grau-rosa Pulver mit leicht säuerlichem Geruch.

Das Karayagummi besteht aus unverdaulichen Stärkeverbindungen und Säuren, die zusammen für seine guten Quelleigenschaften verantwortlich sind. Es dickt Speisen ein und vergrößert ihr Volumen, und erhält die Cremigkeit fetthaltiger Soßen. Auf dem Etikett erscheint es als Emulgator oder Bindemittel.

Die Risiken Über schädliche Wirkungen des Karayagummis als Zusatzstoff ist bislang nichts bekannt.

Betrifft es mich? Karayagummi ist nur für einige wenige Lebensmittel in bestimmten Höchstmengen zugelassen. Außerdem darf es in Kaugummi, Knabbererzeugnissen aus Getreide, Kartoffeln und Nüssen sowie für die Füllungen und Glasuren von Kuchen und Keksen benutzt werden. Es ist auch erlaubt, die dickflüssige Konsistenz von Eierlikören mit E 416 zu stabilisieren.

E 417 Tarakernmehl

Was ist es überhaupt? Die Schoten des peruanischen Tarastrauches enthalten Kerne, die getrocknet und gemahlen als Gelier- und Verdickungsmittel wirken. Ihre Quellwirkung ist der von Guarkern- bzw. Johannisbrotkernmehl sehr ähnlich. Das Mehl ist weiß, leicht gelblich gefärbt, seine Stärkeverbindungen können vom menschlichen Körper nicht verarbeitet werden.

Die Risiken Über schädliche Wirkungen des Tarakernmehls als Zusatzstoff ist bislang nichts bekannt.

Betrifft es mich? Tarakernmehl ist für alle Lebensmittel zugelassen und wird häufig genutzt. Vor allem Desserts und Cremefüllungen werden mit E 417 eingedickt.

E 418 Gellan

Was ist es überhaupt? Gellan ist eine unverdauliche Stärkeverbindung, die biotechnisch von Bakterienkulturen produziert wird. Sie hat eine sehr starke Wirkung als Gelier- und Verdickungsmittel, braucht dazu aber Calcium.

Die Risiken Über schädliche Wirkungen des Gellans als Zusatzstoff ist bislang nichts bekannt.

Betrifft es mich? Das Geliermittel Gellan ist für alle Lebensmittel ohne Mengenbegrenzung zugelassen. Häufig ist es für die Konsistenz von Gelees, Marmelade, Konfitüre und Weingummi verantwortlich, kann aber auch in Knabbererzeugnissen und Bratpanade vorkommen.

E 420 Sorbit

Was ist es überhaupt? Sorbit wird künstlich aus dem Einfachzucker Glukose hergestellt, welche mit Enzymen zuvor aus Stärke gewonnen wird. Die Enzyme stammen mitunter aus gentechnisch veränderten Bakterien, die Stärke aus genverändertem Mais. Sorbit gehört chemisch zu den Zuckeralkoholen und kann als weißes Pulver oder als klare wässrige Lösung eingesetzt werden. Es kommt auch in der Natur, etwa in der Vogelbeere, in Birnen und Kirschen vor. Im Lebensmittel dient es als Zuckeraustauschstoff. Es hat zwar ebenso viel Kalorien wie Zucker, braucht aber kein Insulin, um verwertet zu werden. Darum wird es oft in Produkten für Diabetiker eingesetzt. Da Sorbit nur halb so stark süßt wie der übliche Haushaltszucker, wird es oft mit Süßstoffen, zum Beispiel Saccharin kombiniert.

Die Risiken Bei Aufnahme größerer Mengen Sorbit (mehr als 50 Gramm pro Tag) kann es Durchfall verursachen, weil es Wasser in den Dickdarm ziehen kann. Menschen mit der so genannten Sorbitintoleranz müssen diesen Zusatzstoff grundsätzlich meiden. Da sie den Stoff im Dünndarm nicht abbauen können, bekommen sie Bauchschmerzen, Blähungen und Durchfall. Diese Krankheit kommt indessen sehr selten vor.

Betrifft es mich? Sorbit ist weit verbreitet. Es darf ohne Mengenbegrenzung in fast allen Lebensmitteln eingesetzt werden. Genutzt wird es für Diätlebensmittel und bestimmte kalorienreduzierte Produkte. Auch manche Desserts ohne Zucker, Fruchtzubereitungen, Marmelade oder andere Brotaufstriche, Kuchen, Kekse oder Eiscreme können mit Sorbit gesüßt werden, außerdem Soßen und Senf. Sorbit bleibt auch nach dem Erhitzen geschmacksstabil. Da es viel Wasser bindet, wird es vielen Lebensmitteln zum Feuchthalten zugesetzt, dadurch halten sie länger und wirken dauerfrisch. Als Trägerstoff sorgt Sorbit dafür, dass zugesetzte Vitamine und Aromen sich nicht verflüchtigen. Wenn Sorbit mehr als 10 Prozent des Lebensmittels ausmacht, muss auf dem Etikett vor Nebenwirkungen gewarnt werden: »Kann bei übermäßigem Verzehr abführend wirken.«

E 421 Mannit

Was ist es überhaupt? Der Zuckeraustauschstoff Mannit gehört chemisch zu den Zuckeralkoholen und ist ein geruchloses, weißes Pulver. Er wird aus dem Fruchtzucker Fruktose hergestellt, der mit Hilfe von Hefepilzen aus Stärke gewonnen wird. Die Hefe ist teilweise gentechnisch verändert und mitunter auch der verwendete Mais. Natürlicherweise kommt Mannit in einer Eschenart sowie in Algen und Pilzen vor. In Lebensmitteln dient es als Zuckeraustauschstoff. Es hat zwar ebensoviel Kalorien wie Zucker, braucht aber kein Insulin, um verwertet werden zu können. Darum wird es oft in Produkten für Diabetiker eingesetzt. Da Mannit nicht einmal halb so stark süßt wie der übliche Haushaltszucker, wird es oft mit Süßstoffen, wie etwa Saccharin, kombiniert.

Die Risiken Bei Aufnahme von mehr als 50 Gramm pro Tag kann Mannit abführend wirken und Durchfall verursachen. Mannit kann in sehr seltenen Einzelfällen die Ursache allergischer Reaktionen sein. Eine indische Studie beschreibt den Fall einer 32-jährigen Frau, die einen schweren anaphylaktischen Schock mit Nesselsucht, Gefäßödemen, Atemnot bis hin zur Bewusstlosigkeit erlitt, nachdem sie eine Antibiotika-Kautablette zu sich genommen hatte, in der Mannit enthalten war. Der Zusatzstoff wurde in einer nachfolgenden Studie eindeutig als Auslöser der allergischen Reaktion identifiziert.

Betrifft es mich? E 421 ist ohne Mengenbeschränkung und für fast alle Lebensmittel zugelassen. Genutzt wird es für Diäterzeugnisse, bestimmte kalorienreduzierte Produkte und solche ohne Zuckerzusatz, etwa Desserts, Fruchtzubereitungen, Marmelade oder andere süße Brotaufstriche, Kuchen, Kekse oder Eiscreme. Außerdem darf es Soßen und Senf süßen. Mannit bleibt auch nach dem Erhitzen geschmacksstabil. Da es Wasser binden kann, setzt man Mannit den Lebensmitteln auch zum Schutz vor dem Austrocknen zu. Wenn es mehr als 10 Prozent des Lebensmittels ausmacht, muss auf dem Etikett mit dem Zusatz »Kann bei übermäßigem Verzehr abführend wirken« gewarnt werden.

E 422 Glycerin

Was ist es überhaupt? E 422 ist ein Alkohol, der Wasser binden und es in Lebensmitteln halten kann. Obwohl er in den Fetten aller Tiere und Pflanzen vorkommt, wird er heute größtenteils künstlich hergestellt. Glycerin ist eine farb- und geruchlose Flüssigkeit. Sie wird nicht nur als Feuchthaltemittel von der Lebensmittelindustrie, sondern zum Beispiel auch in Kosmetik, Tabak, als Frostschutzmittel und Schmierstoff eingesetzt. Bei der Weinherstellung entstehendes Glycerin ist wichtig für den Geschmack und die Qualität, verbotenerweise wird mitunter auch minderwertiger Wein durch Glycerinzugabe aufgebessert.

E 432
E 433
E 434
E 435
E 436
E 440

Die Risiken Über schädliche Wirkungen des Glycerins als Zusatzstoff ist nichts bekannt.

Betrifft es mich? Glycerin darf in allen Lebensmitteln und ohne Mengenbeschränkungen verwendet werden. Man findet es vor allem als Feuchthaltemittel in Weingummi, Süßigkeiten mit Schokolade, Kakaoerzeugnissen, Kuchen, Kuchenglasuren, Keksen aber auch in Fleischerzeugnissen.

E 432 Polyoxyethylen(20)-Sorbitan-Monolaurat (Polysorbate)
E 433 Polyoxyethylen(20)-Sorbitan-Monooleat
E 434 Polyoxyethylen(20)-Sorbitan-Monopalmitat
E 435 Polyoxyethylen(20)-Sorbitan-Monostearat
E 436 Polyoxyethylen(20)-Sorbitan-Tristearat

Was ist es überhaupt? Polysorbate sind künstliche Emulgatoren, sie stabilisieren schaumig-locker geschlagene Lebensmittel, wie zum Beispiel Sahne, Eiscreme oder Cremepuddings. Sie werden chemisch aus Sorbit (E 420), Fettsäuren und Alkohol hergestellt und kommen als gelbliche, ölige Flüssigkeit oder als weiche Masse zum Einsatz.

Die Risiken Über schädliche Wirkungen als Lebensmittelzusatzstoff ist bislang nichts bekannt.

Betrifft es mich? Polysorbate waren in Deutschland früher nicht erlaubt, sind aber seit 1998 im Zuge der EU-weiten Harmonisierung des Zusatzstoffrechtes für bestimmte Lebensmittel und in gewissen Mengen zugelassen. Sie dürfen in Kuchen und Keksen, Eiscreme, Kaugummi, Süßigkeiten, Desserts, Suppen und Soßen sowie in pflanzlichem Milchersatz und Sahne enthalten sein. Außerdem sind sie für Diätnahrungs- und Nahrungsergänzungsmittel zugelassen.

E 440 Pektin

Was ist es überhaupt? Pektine sind unverdauliche, pflanzliche Stoffe, die aus Zuckerverbindungen und Säuren bestehen. Der Pflanzenzelle dienen sie als stabilisierende Gerüstsubstanz. Mit Hilfe von Säure werden sie aus Pressrückständen der Apfelsaftherstellung, aus Orangenschalen oder aus Zuckerrüben gewonnen. So genanntes »amidiertes«, also mit Stickstoff kombiniertes Pektin gewinnt man durch eine anschließende Behandlung mit Ammoniak. In den meisten Produkten werden die Pektine wegen ihrer Fähigkeit,

Wasser zu binden, als Geliermittel eingesetzt. Fruchtsäfte werden durch sie stabilisiert und in Milchprodukten wird das Ausflocken von Eiweiß verhindert. Als Komplexbildner binden sie Metallionen und können deshalb als Medikament bei Metallvergiftungen die Fremdstoffe aus dem Körper ziehen.

Die Risiken Über schädliche Wirkungen des Pektins als Zusatzstoff ist bislang nichts bekannt.

Betrifft es mich? Häufig werden die Pektine in Konfitüren, Marmeladen, Fruchtsäften und Geleefrüchten eingesetzt. Man findet sie aber auch in Milchprodukten, glutenfreien Backwaren und -mischungen sowie in kalorienreduzierten Produkten. Für Fleisch- und Fischwaren in Gelee werden sie ebenfalls verwendet. Pektine sind in jeder Landpflanze enthalten und somit Bestandteil der alltäglichen Ernährung. E 440 ist für alle Lebensmittel und in beliebiger Menge zugelassen.

E 442 Ammoniumphosphat

Was ist es überhaupt? E 442 ist ein Zusatzstoff für Schokoladenprodukte, der chemisch unter Verwendung von Glycerin, Phosphorpentoxid und Ammoniak hergestellt wird. Als Emulgator ist er dafür verantwortlich, dass Fett und Wasser in Lebensmitteln eine cremige Einheit bilden und sich nicht wieder in ihre Bestandteile zerlegen.

Die Risiken Über schädliche Wirkungen des Ammoniumphosphats als Zusatzstoff ist bislang nichts bekannt.

Betrifft es mich? E 442 darf nur bis zu 10 Gramm pro Kilogramm Lebensmittel für Schokoladen und andere Kakaoerzeugnisse eingesetzt werden. Zugelassen ist es auch für Süßigkeiten und Kekse mit einem Schokoladenanteil oder Eis und Kuchen mit Schokoladenglasuren.

E 444 Saccharose-Acetat-Isobutyrat

Was ist es überhaupt? Saccharose-Acetat-Isobutyrat wird nur chemisch-synthetisch hergestellt. Dieser Stoff sorgt dafür, dass feine Schwebstoffe sich nicht auf den Boden absetzen können, sondern dauerhaft gleichmäßig im Getränk verteilt bleiben.

Die Risiken Über schädliche Wirkungen als Zusatzstoff ist bislang nichts bekannt.

Betrifft es mich? E 444 ist in bunten Brausen oder so genannten Sportgetränken oder Energy-Drinks enthalten. Der Stoff ist nur in einer Menge von bis zu 300 Milligramm pro Liter zugelassen und darf nur bei der Herstellung von solchen trüben, nichtalkoholischen, aromatisierten Getränken verwendet werden.

E 445   Glycerinester aus Wurzelharz

Was ist es überhaupt? Die Glycerinester werden aus Harzsäuren chemisch-synthetisch hergestellt. Sie sorgen dafür, dass sich feine Schwebstoffe nicht auf den Boden absetzen können, sondern dauerhaft und gleichmäßig im Getränk verteilt bleiben.

Die Risiken Über schädliche Wirkungen des Glycerinesters aus Wurzelharz als Zusatzstoff ist bislang nichts bekannt.

Betrifft es mich? E 445 ist nur als Stabilisator für alkoholfreie, trübe, aromatisierte Getränke und mit vorgeschriebener Höchstmenge von 100 Milligramm pro Liter zugelassen. Man findet sie in Brausen, Mixgetränken mit Teeanteil oder so genannten Sport- und Energy-Drinks.

E 450   Diphosphat
E 451   Triphosphat
E 452   Polyphosphat

Was ist es überhaupt? Die Di-, Tri- und Polyphosphate sind chemisch hergestellte, salzartige Verbindungen der Phosphorsäure (E 338). Eingesetzt werden sie zur Haltbarmachung und für den gewünschten säuerlichen Geschmack einiger Lebensmittel. Sie halten Fett und Wasser, etwa in Soßen und Desserts, gut vermischt. Teige lassen sich leichter verarbeiten, Brot, Kuchen, etc. gehen stärker auf und werden größer. Mit Di-, Tri- und Polyphosphaten lässt sich viel Wasser in Fleischwaren und Wurst einarbeiten.

Die Risiken Über akute schädliche Nebenwirkungen durch die in den Lebensmitteln zugelassenen Mengen ist bislang nichts bekannt. Für den häufig beschriebenen Zusammenhang zwischen Phosphat in der Nahrung und dem Aufmerksamkeits-Defizit-Syndrom fehlt jeglicher wissenschaftlicher Beleg. Über diese Zusatzstoffe gelangt Phosphor als Mineralstoff in den Körper, zuviel davon kann Calcium aus dem Knochen verdrängen.

Betrifft es mich? Das Spektrum für den Einsatz von Di-, Tri- und Polyphosphaten ist sehr groß und vielseitig und reicht von A wie alkoholfreie Getränke bis hin zu Z wie Zuckerwaren. Insgesamt sind Phosphorsäure und Phosphate für mehr als 40 Lebensmittel und Lebensmittelgruppen zugelassen, darunter Speiseeis, Flüssigei und Kartoffelprodukte, für Fischpasteten und Fischfilets, auch für Krebserzeugnisse und das Krebsfleisch-Imitat Surimi. Auch Sportlergetränke, Tee, Apfel- sowie Birnenwein und Malzgetränke können nach der Zusatzstoff-Zulassungsverordnung Phosphorsäure und Phosphate enthalten.

E 459 Beta-Cyclodextrin

Was ist es überhaupt? Beta-Cyclodextrin ist ein natürlicher Zusatzstoff, der aus Pflanzenstärke gewonnen wird. Er entsteht beim enzymatischen Abbau komplexer Kohlenhydratmoleküle der Pflanzenstärke. Der Zusatzstoff Beta-Cyclodextrin wird im Darm, ebenfalls durch Enzyme, weiter zu Glucose abgebaut und verdaut.

Die Risiken Über schädliche Wirkungen des Beta-Cyclodextrins ist bislang nichts bekannt.

Betrifft es mich? Beta-Cyclodextrin wird als Trägerstoff für Aromen oder andere Zusatzstoffe in Lebensmitteln eingesetzt, zum Beispiel in Tabletten und Dragees, bei aromatisiertem Tee und sofortlöslichem, aromatisierten Getränkepulver oder aromatisierten Knabbererzeugnissen. In flüssigen Lebensmitteln sind 500 Milligramm pro Liter, in festen Lebensmitteln bis zu 1 Gramm pro Kilogramm zugelassen. Nur für Tabletten und Dragees ist keine Höchstmenge festgelegt.

E 460 Mikrokristalline Cellulose

Was ist es überhaupt? Cellulose ist eine Zuckerverbindung, die für die Stabilität jeder Pflanzenzelle notwendig und (aufgrund ihrer »langkettigen« Struktur) für den Menschen unverdaulich ist. Die Lebensmittelindustrie gewinnt sie überwiegend aus Baumwolle und Mais, beide können gentechnisch verändert sein.

Die Risiken Über schädliche Wirkungen als Zusatzstoff ist bislang nichts bekannt.

Betrifft es mich? Mikrokristalline Cellulose findet sich häufig in Eiscreme, Käse- oder Sahneimitaten aus pflanzlichem Eiweiß, auch in echter Sahne, Dressings, Kaugummi und Mikrowellenprodukten. In manchen kalorienreduzierten Erzeugnissen ist Cellulose als kalorienfreies Füllmaterial enthalten. E 460 kann in beliebiger Menge eingesetzt werden.

E 461
E 463
E 464
E 465
E 466
E 468
E 469
E 470a
E 470b

E 461 Methylcellulose
E 463 Hydroxypropyl-Cellulose
E 464 Hydroxypropylmethyl-Cellulose
E 465 Methyl-Ethyl-Cellulose
E 466 Natrium-Carboxymethyl-Cellulose
E 468 Natrium-Carboxymethyl-Cellulose (cross-linked)
E 469 Natrium-Carboxymethyl-Cellulose
(enzymatisch hydrolisiert)

Was ist es überhaupt? Cellulose ist eine Zuckerverbindung, die für die Stabilität jeder Pflanzenzelle notwendig und (aufgrund ihrer »langkettigen« Struktur) für den Menschen unverdaulich ist. Die Lebensmittelindustrie gewinnt sie überwiegend aus Baumwolle und Mais, beide können gentechnisch verändert sein. E 461 entsteht durch die Behandlung von Cellulose mit Alkohol. Weitere Cellulose-Zusatzstoffe entstehen durch die Behandlung von Cellulose mit Propylenoxid (E 463), mit Alkohol und Propylenoxid (E 464), mit komplexeren Alkoholverbindungen (E 465) oder mit Alkohol und Lauge (E 466). E 468 entsteht durch Quervernetzung der Moleküle von E 466. Eine Spaltung von E 466 mit Enzymen führt zu E 469. Solche Celluloseverbindungen wirken als Verdickungs- bzw. Bindemittel. Durch sie wird die gewünschte Konsistenz des Lebensmittels stabilisiert sowie Form und Farbe erhalten.

Die Risiken Über schädliche Wirkungen als Zusatzstoff ist bislang nichts bekannt.

Betrifft es mich? Cellulose-Zusatzstoffe kommen vor allem in Kuchen und Keksen, Fertigbackmischungen, Backzutaten, in cremigen Fertigsuppen, Dips, Dressings, Mayonnaise, Schmelzkäse, in Pasteten, Fischstäbchen, in Sahne, Jogurts, Puddings sowie in Geleefrüchten und Marmelade vor. Sie können in beliebiger Menge eingesetzt werden.

E 470a Natrium-, Kalium- oder Calciumsalze
der Speisefettsäuren
E 470b Magnesiumsalze von Speisefettsäuren

Was ist es überhaupt? Um die Salze der Speisefettsäuren herzustellen, werden zunächst meist pflanzliche Fette verseift, also mit Laugen behandelt. Dadurch werden die Fettverbindungen an einer Seite wasserlöslich und können als Zusatzstoff Wasser-Fettmischungen in den Lebensmitteln stabilisieren. Aus den flüssigen

E 471
E 472a
E 472b
E 472c
E 472d
E 472e
E 472f

140

Fetten entstehen dann durch Verbindung mit Natrium, Kalium bzw. Calcium die Salze der Speisefettsäuren. Je nach Art des Fettes sind das dann gelblich-weiße Körnchen oder dunkelgelbe Öle bzw. Wachse. Wichtigster Rohstoff ist Sojaöl, welches in der Regel zu einem gewissen Anteil aus gentechnisch veränderten Pflanzen gewonnen wird. Eine Herstellung aus tierischen Fetten ist auch möglich.

Die Risiken Über schädliche Wirkungen als Zusatzstoff ist bislang nichts bekannt.

Betrifft es mich? E 470a und E 470b dürfen in allen Lebensmitteln und ohne Mengenbegrenzung vorkommen. Häufig findet man die Salze der Speisefettsäuren (Stearinsäure) als Emulgatoren in Pudding, Margarine, Backmischungen und Gebackenem, zum Beispiel in Zwieback. Für Würfelzucker sowie für Zwiebelgranulat und Knoblauchpulver werden die Stearate als Trennmittel eingesetzt, um Klümpchen und Verklebungen zu verhindern. Auch Kartoffelchips enthalten diese Stoffe.

E 471 Mono- und Diglyceride der Speisefettsäuren

E 472a ...verestert mit Essigsäure

E 472b ...verestert mit Milchsäure

E 472c ...verestert mit Zitronensäure

E 472d ...verestert mit Weinsäure

E 472e ...verestert mit Mono- und Diacetylweinsäuren

E 472f ...verestert mit Essig- und Weinsäure

Was ist es überhaupt? Für die Herstellung von E 471 werden Fettsäuren chemisch mit Glyzerin (E 422) verknüpft. Dadurch werden die Fettverbindungen an einer Seite wasserlöslich und können als Zusatzstoff Wasser-Fettmischungen in den Lebensmitteln stabilisieren. Je nach Art des Fettes sind die Diglyceride dickflüssig bis fest und variieren in der Farbe von gelblich bis braun. Werden Mono- und Diglyceride von Speisefettsäuren noch zusätzlich mit unterschiedlichen Säuren behandelt, entstehen die veresterten Mono- und Diglyceride der Speisefettsäuren (E 472a–f). Wegen dieser Veresterung zählen diese zu den künstlichen Zusatzstoffen, obwohl ihre Vorstufe aus Pflanzenöl hergestellt wird. Wichtigster Rohstoff ist Sojaöl, welches in der Regel zu einem gewissen Anteil aus gentechnisch veränderten Pflanzen gewonnen wird. Eine Herstellung aus tierischen Fetten ist auch möglich.

Die Risiken Über schädliche Wirkungen als Zusatzstoff ist bislang nichts bekannt.

Betrifft es mich? Mono- und Diglyceride der Speisefettsäuren (Stearinsäure) und ihre veresterten Varianten sind für alle Lebensmittel erlaubt und ihre Verwendung in der Menge nicht beschränkt. Besonders für fetthaltige Produkte, wie Margarine, Back- und Küchenfett, Wurst, Sahne, Kuchen, Kekse, Torten und Schokoladenprodukte, zählen ihre emulgierenden Eigenschaften, ebenso in Süßigkeiten, Jogurtdesserts, Fertigpuddingpulver, Eiscreme, Soßen und in Mayonnaise. Sie sorgen auch dafür, dass Trockenprodukte, wie etwa Kartoffelpüree-, Kakao-, Milchpulver sowie Säuglingsnahrung, sich wieder gut in Flüssigkeit lösen und abgepackte Nudeln und Reis nicht verkleben. Als Schaumverhüter können sie auch in Marmeladen vorkommen. In manchen Broten verbessern sie die Backeigenschaften, sie dienen auch als Trennmittel für getrocknete Früchte oder Nüsse.

E 473 Saccharoseester von Speisefettsäuren
(Zuckertenside)
E 474 Saccharoseglyceride
E 475 Polyglycerinester von Speisefettsäuren

Was ist es überhaupt? Aus der chemischen Verknüpfung von wasserlöslicher Saccharose mit fettlöslichen Fettsäuren entsteht der Emulgator E 473, durch Zugabe von Glycerin (E 422) die Zusatzstoffe E 474 und E 475. Im Vergleich zu anderen Emulgatoren können diese so genannten Zuckertenside schwierige Mischungsverhältnisse zwischen Wasser und Fett stabilisieren. Ihre keimtötende Wirkung macht sie für die Lebensmittelindustrie noch attraktiver. Hauptsächlicher Rohstoff für die Fettsäuren ist Sojaöl, welches in der Regel zu einem gewissen Anteil aus gentechnisch veränderten Pflanzen gewonnen wird. Eine Herstellung aus tierischen Fetten ist auch möglich.

Die Risiken Über schädliche Wirkungen ist bislang nichts bekannt. Die Aufnahme großer Mengen Saccharoseester kann bei manchen Menschen abführende Wirkung haben.

Betrifft es mich? E 473 und E 474 dürfen je nach Produkt in Mengen von 1 bis 20 Gramm pro Kilogramm in unterschiedlichsten Lebensmitteln eingesetzt werden. Kekse, Kuchen, Brot und Brötchen gehen besser auf und werden weicher. Dressings und fettige Soßen lösen sich nicht wieder in ihre Bestandteile auf. Formfleisch, gepresster Fisch und Gemüsestäbchen bleiben schön saftig und Tiefkühlprodukte werden in Form und Farbe stabilisiert. Sie halten auch das Fett in den Süßigkeiten, verhindern, dass Milchprodukte verderben und sorgen dafür, dass Nudeln nicht verkleben.

Für die Oberflächenbehandlung von frischem Obst gibt es keine Mengenbeschränkung.

Durch die weit verbreitete Nutzung wird die gesetzliche geduldete, maximale Aufnahmemenge (ADI) von 0–20 Milligramm pro Kilogramm Körpergewicht pro Tag von Kindern ebenso wie von Erwachsenen regelmäßig überschritten. E 475 ist zugelassen für Back- und Süßwaren, Kaugummi, Fettemulsionen, Milch, Sahneimitate, Kaffeeweißer, Desserts, und zwar mit gesetzlich vorgeschriebenen Höchstmengen von 1–10 Gramm pro Kilogramm Lebensmittel, je nach Produkt. Polyglycerinester wirken als Emulgator oder stabilisieren cremig-schaumige Desserts. Hauptsächlich genutzt werden sie, um Fette und Öle zu stabilisieren und das Spritzen von Bratfetten zu verringern.

E 476 Polyglycerin-Polyricinoleat

Was ist es überhaupt? Durch die chemische Verknüpfung von Glycerin (E 422) und Polyricinolsäuren entsteht der Emulgator E 476. Das Glycerin wird teilweise aus gentechnisch verändertem Soja gewonnen. Mit Polyglycerin-Polyricinoleat kann viel kalorien- und kostenarmes Wasser in das Lebensmittel eingearbeitet werden, daher eignet er sich gut für Fettreduziertes.

Die Risiken Über schädliche Wirkungen als Zusatzstoff ist bislang nichts bekannt.

Betrifft es mich? E 476 darf nur in einer Menge von bis zu 5 Gramm pro Kilogramm Lebensmittel und nur für Brotaufstriche und Dressings in der Low-Fat-Variante sowie für Schokolade und schokoladige Süßigkeiten verwendet werden.

E 477 Propylen-Glycol-Ester von Speisefettsäuren

Was ist es überhaupt? Die Propylen-Glycol-Ester der Speisefettsäuren werden chemisch hergestellt. Es handelt sich je nach Säure um klare oder weißliche Flüssigkeiten oder Wachse. Der wichtigste Rohstoff für die Fettsäuren ist Sojaöl, welches in der Regel zu einem gewissen Anteil aus gentechnisch veränderten Pflanzen gewonnen wird.

Die Risiken Über schädliche Wirkungen ist nichts bekannt.

Betrifft es mich? Der Emulgator E 477 ist erst seit 1998 und der EU-weiten Angleichung der Lebensmittelzusatzstoffgesetze in Deutschland erlaubt. Er darf je nach Produkt in unterschiedlichen Mengen von 1–30 Gramm pro Kilogramm Lebensmittel eingesetzt werden. Etwa in Brot, Kuchen, Keksen, Backmargarine, in Milch- und Sahneimitaten, Desserts, Eiscreme, Süßigkeiten und Kaffeeweißer.

E 479b Thermooxidiertes Sojaöl mit Mono- und Diglyceriden

Was ist es überhaupt? Thermooxidiert heißt, dass bei großer Hitze (200–250 °C) Luft in ein Ölgemisch geblasen wird und der Sauerstoff die Pflanzenfette chemisch verändert. Das Sojaöl wird in der Regel zu einem gewissen Anteil aus gentechnisch veränderten Pflanzen gewonnen.

Die Risiken Über schädliche Wirkungen als Zusatzstoff ist bislang nichts bekannt. Allerdings können in sehr seltenen Einzelfällen minimale Rückstände der Sojabohnenhülle im Sojaöl bei Sojaallergikern zu allergischen Reaktionen führen, wie zum Beispiel von Hautausschlag und Atemnot bis hin zum lebensbedrohlichen allergischen Schock.

Betrifft es mich? Erst seit 1998 und der EU-weiten Angleichung des Zusatzstoffrechtes ist E 479b auch in Deutschland erlaubt. Allerdings darf es nur in Fettemulsionen zum Braten, wie Pflanzenmargarine oder Pflanzencremes, eingesetzt werden.

E 481 Natriumstearoyl–2–Lactylat
E 482 Calciumstearoyl–2–Lactylat
E 483 Stearyltartrat

Was ist es überhaupt? Die Stearoyl-Lactylate werden aus Natrium bzw. Calcium und chemisch veränderten Fettsäuren hergestellt. Zur Bildung von Stearyltartrat verknüpft man Weinsäure (E 334) mit einem Fettalkohol.

Die Risiken Über schädliche Wirkungen als Zusatzstoff ist bislang nichts bekannt. Die als unbedenklich festgesetzte, tägliche Aufnahmemenge (ADI) von 20 Milligramm pro Kilogramm Körpergewicht wird jedoch bei Kindern vielfach überschritten (136–268 %).

E 491
E 492
E 493
E 494
E 495

144

Betrifft es mich? E 481 und E 482 sind als Emulgatoren für eine breite Palette von Lebensmitteln zugelassen. Von Brot über Kuchen und Kekse bis zu Margarine und Frühstücksflocken, auch für Süßigkeiten, Desserts, Margarine, Kaffeeweißer, Getränkepulver und Diätlebensmittel sowie Schnellkochreis und Fleischkonserven. Auch in cremigen Likören und anderen Spirituosen kann er vorkommen. E 483 dagegen darf nur für die Herstellung von Backwaren und Desserts genutzt werden.

E 491 Sorbitanmonostearat
E 492 Sorbitantristearat
E 493 Sorbitanmonolaurat
E 494 Sorbitanmonooleat
E 495 Sorbitanmonopalmitat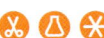

Was ist es überhaupt? E 491 bis E 495 sind künstliche Emulgatoren, in manchen Lebensmitteln verhindern sie unerwünschte Schaumbildung oder das Austreten von Fettkristallen. Getränkeweißer und andere Trockenprodukte lösen sich besser in Flüssigkeit. Hergestellt werden diese Zusatzstoffe durch Verknüpfung von Sorbit (E 420) mit verschiedenen Fettsäuren. Dabei können die Stearinsäure aus tierischen Fetten oder Soja, die Palmitinsäure aus tierischen Fetten, die Laurylsäure und die Oleinsäure aus Mais stammen. Die Rohstoffe Soja und Mais werden in der Regel zu einem gewissen Anteil auch aus gentechnisch veränderten Pflanzen gewonnen.

Die Risiken Über schädliche Wirkungen der Sorbitan-Fettsäureester als Zusatzstoff in Lebensmitteln ist bislang nichts bekannt. Der für Sorbitanmonostearat festgelegte Wert von 25 Milligramm pro Kilogramm Körpergewicht als tägliche, gesundheitlich akzeptable Aufnahmemenge, wird von Kindern jedoch oft erheblich überschritten.

Betrifft es mich? Vor allem bei Kindern ist die Wahrscheinlichkeit sehr hoch, dass sie die Sorbitan-Fettsäureester als Zusatzstoff zu sich nehmen: Nach einer Untersuchung der EU-Kommission über die tatsächliche Aufnahme von Lebensmittelzusatzstoffen verzehren Kinder bei E 491, E 492 und E 495 zwischen 150 bis 190 Prozent der akzeptablen täglichen Dosis von 25 Milligramm pro Kilogramm Körpergewicht und bei E 493 und E 494 sogar 657 bis 802 Prozent der akzeptablen täglichen Dosis von 5 Milligramm pro Kilogramm Körpergewicht. Das bedeutet, dass nach den statistischen Daten überhaupt kein Kind innerhalb des als sicher geltenden Bereiches liegt, alle verzehren ein Vielfaches dessen, was als gesundheitlich akzeptabel gilt. Das liegt daran, dass E 491 bis E 495 in vielen Kinderlieblingsspeisen enthalten sind: in Desserts, Eiscreme, Süßigkeiten, Kuchen, Keksen, Kaugummi. Zugelassen sind sie ferner für Glasuren, für Teekonzentrate, für pflanzliche Milch- und Sahneimitate, Kaffeeweißer, Fettemulsionen und fettige Soßen. Dabei gelten unterschiedliche Höchstmengen von 0,5 bis 10 Milligramm pro Kilogramm Lebensmittel, bei Backhefe, Nahrungsergänzungsmitteln und Diätmahlzeiten gibt es keine Mengenbeschränkungen. Sorbitantristearat darf zusätzlich in Schokolade und schokoladigen Süßigkeiten verwendet werden, E 493 ist auch in Fruchtgelees und Marmeladen mit einer Menge von bis zu 25 Milligramm pro Kilogramm erlaubt.

E 500 Natriumcarbonat (Backpulver, Backtriebmittel)
E 501 Kaliumcarbonat, Kalium-Hydrogencarbonat
E 503 Ammoniumcarbonat, Ammonium-Hydrogencarbonat (Hirschhornsalz)
E 504 Magnesiumcarbonat

Was ist es überhaupt? Die Carbonate werden chemisch produziert. E 500 entsteht durch das Einleiten von Ammoniak und Kohlendioxid (E 290) in eine Kochsalzlösung, für E 501 wird dazu Kalilauge verwendet und für E 504 eine Magnesiumsalzlösung. E 503, auch Hirschhornsalz genannt, wurde früher durch Erhitzen von Horn, z.B. aus Klauen und Hufen, gewonnen, heutzutage ist allerdings die Herstellung aus Ammoniumsulfat und Schlämmkreide gängig. Carbonate setzen Kohlensäure frei, machen den Teig luftig und vergrößern das Volumen des Gebäcks. Aromen und Farbstoffe können mithilfe von Carbonaten als Trägersubstanz besser in Lebensmitteln verteilt werden.

Die Risiken Über schädliche Wirkungen der Carbonate als Backtriebmittel (Backpulver) ist bislang nichts bekannt.

Betrifft es mich? Die Carbonate sind für Lebensmittel allgemein und ohne Höchstmenge zugelassen. Als Backpulver sorgen sie für lockeren Kuchen- und Kleksteig, sie werden bei der Rosinentrocknung sowie bei der Kaffee- und Kakaoverarbeitung genutzt und kommen auch in Kondensmilch, Schmelzkäse, Sauermilchkäse vor. E 503 ist das klassische Backtriebmittel für Lebkuchen. E 504

E 507
E 508
E 509
E 510
E 511

146

findet sich vor allem in Kaugummi, Diätlebensmitteln und Speisesalz. Es kann zur Aufbereitung von Trinkwasser dienen und darf auch in Ökolebensmitteln vorkommen.

E 507 Salzsäure

Was ist es überhaupt? Salzsäure wird wegen ihrer Eiweiß zersetzenden Wirkung, für Säure im Geschmack oder aber zum besseren Gelieren eingesetzt. Salzsäure wird für die Industrie chemisch aus Wasserstoff und Chlor hergestellt.

Die Risiken Über schädliche Wirkungen der Salzsäure und ihrer Salze bei den als Zusatzstoff oder technischen Hilfsstoff verwendeten Einsatzmengen ist bislang nichts bekannt.

Betrifft es mich? E 507 darf theoretisch ohne Höchstmenge in allen Lebensmitteln eingesetzt werden, bis der Zweck des Zusatzstoffes erreicht ist. In den Lebensmitteln selbst verbleiben natürlich nur gesundheitlich unschädliche Mengen dieser eigentlich gefährlichen, stark ätzenden Chemikalie. Wenn Zusatzstoffe nur als technisches Hilfsmittel eingesetzt werden müssen sie nicht auf dem Etikett stehen.

E 508 Kaliumchlorid
E 509 Calciumchlorid
E 510 Ammoniumchlorid (Salmiak)
E 511 Magnesiumchlorid

Was ist es überhaupt? E 508 bis E 511 sind Salze der Salzsäure. Sie sind chemische Verbindungen von Kalium, Calcium, Ammoniak oder Magnesium mit Salzsäure. Kaliumchlorid wird aus natürlichem Kalirohsalz gewonnen. Calcium- und Ammoniumchlorid (Salmiak) entstehen als Nebenprodukt bei der Sodaherstellung. Magnesiumchlorid kann aus Meersalz gewonnen werden.

Die Risiken Über schädliche Wirkungen der Salzsäure und ihrer Salze bei den als Zusatzstoff oder technischen Hilfsstoff verwendeten Einsatzmengen ist bislang nichts bekannt.

Betrifft es mich? E 508 bis E 511 werden wegen ihrer eiweißzersetzenden Wirkung, für Säure im Geschmack, oder aber zum besseren Gelieren eingesetzt. Sie dürfen als Hilfsstoff theoretisch ohne Höchstmenge in allen Lebensmitteln eingesetzt werden, bis die erwünschte Wirkung erreicht ist. E 508 und E 509 werden zur Produktion von Bierhefe eingesetzt. E 509 spaltet außerdem Eiweiß,

E 512
E 513
E 514
E 515
E 516
E 517
E 520
E 521
E 522
E 523

um Käse oder Würzmittel herzustellen, hilft beim Gelieren von Marmelade, macht die Schale von Obst und Gemüse widerstandsfähiger, wird in Kondensmilch eingesetzt und dient ebenso wie E 510 und E 511 der Trinkwasseraufbereitung. Magnesiumchlorid kann auch als Kochsalzersatz für Patienten mit Bluthochdruck eingesetzt werden. Wenn Zusatzstoffe nur als technisches Hilfsmittel eingesetzt werden und mithin nicht in den Lebensmitteln vorkommen, müssen sie nicht auf dem Etikett stehen.

E 512 Zinndichlorid

Was ist es überhaupt? Zinndichlorid wird chemisch hergestellt und wirkt wegen des Metalls als Antioxidationsmittel. Salzsäure wird für die Industrie chemisch aus Wasserstoff und Chlor hergestellt.
Die Risiken Über schädliche Wirkungen der Salzsäure und ihres Salzes Zinndichlorid bei den als Zusatzstoff oder technischen Hilfsstoff verwendeten Einsatzmengen ist bislang nichts bekannt.
Betrifft es mich? E 512 ist in begrenzter Menge (25 Milligramm pro Kilogramm Lebensmittel) als Antioxidationsmittel für Spargelkonserven zugelassen. E 512 war vor 1998 und der EU-weiten Angleichung der Zusatzstoffgesetze in Deutschland nicht erlaubt. Wenn Zusatzstoffe nur als technisches Hilfsmittel eingesetzt werden und mithin nicht in den Lebensmitteln vorkommen, müssen sie nicht auf dem Etikett stehen.

E 513 Schwefelsäure
E 514 Natriumsulfat (Glaubersalz)
E 515 Kaliumsulfat
E 516 Calciumsulfat (Gips)
E 517 Ammoniumsulfat
E 520 Aluminiumsulfat
E 521 Aluminium–Natriumsulfat
E 522 Aluminiumkaliumsulfat
E 523 Aluminiumammoniumsulfat

Was ist es überhaupt? Schwefelsäure ist eine starke Säure, die chemisch aus Schwefeldioxid und Wasser hergestellt wird. Mit ihr werden Milcheiweiße und Stärke gefällt. In den Sulfaten ist die Säure chemisch mit verschiedenen Stoffen zu salzartigen Verbindungen verknüpft. Natriumsulfat (Glaubersalz) ist, in größeren als bei denen als Zusatzstoff eingesetzten Mengen, ein sehr wirksames Ab-

E 524
E 525
E 526
E 527
E 528

148

führmittel. Calciumsulfat ist bekannter unter der Bezeichnung Gips. In den Aluminiumsulfaten ist Schwefelsäure chemisch mit Aluminium und weiteren Stoffen verknüpft.

Die Risiken Über schädliche Wirkungen der Schwefelsäure und ihrer Salze bei den als Zusatzstoff oder technischen Hilfsstoff verwendeten Einsatzmengen ist bislang nichts bekannt. Aluminiumsulfate enthalten aber Aluminium. Das Metall steht in Verdacht, Demenzerkrankungen im Gehirn, wie die Alzheimer- und Parkinsonkrankheit, zu fördern.

Betrifft es mich? Schwefelsäure und Sulfate sind für Lebensmittel allgemein zugelassen und werden vor allem als Träger für Farb- und Aromastoffe, für die Aufbereitung von Trinkwasser und zur Festigung von Gebäck eingesetzt. Die reine Schwefelsäure wird meist nur zum Fällen von Eiweiß und Stärke zum Zwecke der Herstellung von Würzmitteln und Sirup benutzt und aus den Lebensmitteln mittels Hinzufügung von Lauge wieder entfernt. Sie ist wie Calciumsulfat (Gips) sogar für Öko-Lebensmittel zugelassen. Aluminiumsulfate verfesten auf chemische Weise Glasuren von Obst und Gemüse. E 520 bis und E 523 sind in begrenzter Menge und nur für industriell abgefülltes Eiklar und für kandiertes, kristallisiertes oder glasiertes Obst und Gemüse zugelassen. Die Zusatzstoffe sind weit verbreitet; häufige Konsumenten industrieller Nahrungsmittel nehmen nach einer Studie der EU-Kommission bis zum 6,2-fachen der wöchentlich akzeptablen Dosis von 7 Milligramm pro Kilogramm Körpergewicht zu sich, Kinder sogar bis zum 7,5-fachen.

E 524 Natriumhydroxid (Natronlauge, Ätznatron)
E 525 Kaliumhydroxid (Ätzkali)
E 526 Calciumhydroxid (Löschkalk)
E 527 Ammoniumhydroxid
E 528 Magnesiumhydroxid

Was ist es überhaupt? Hydroxide werden künstlich hergestellt. Meist kennt man sie verdünnt als Lauge, in fester Form werden sie Ätznatron, Ätzkali, Löschkalk etc. genannt. Sie puffern Säure ab und hemmen durch gezieltes Einstellen eines gewünschten Säuregehaltes im Lebensmittel unerwünschte Mikroorganismen.

Die Risiken Über schädliche Wirkungen der Hydroxide als Zusatzstoff zur Säuerung und Säureregulation von Lebensmitteln ist bislang nichts bekannt.

Betrifft es mich? Die Hydroxide sind für Lebensmittel allgemein und ohne vorgegebene Höchstmenge, E 524 sogar für Öko-Lebensmittel zugelassen. Mit Natronlauge wird Trinkwasser aufbereitet, Eiweiß zur Produktion von Würzmitteln gespalten und Kakaopulver noch feiner als nur gemahlen. Die Laugenbrezel erhält durch das Bad im Natriumhydroxid ihren typischen Geschmack. Kaliumhydroxid lässt Tee und Kakao zu staubfeinem Instantpulver werden. Calciumhydroxid reinigt Zucker, konserviert Nüsse und Eier und hilft Eiersatz herzustellen. Milcheiweiß- und Kakaopulver werden für bessere Löslichkeit mit Ammonium- oder Magnesiumhydroxid bearbeitet. Wenn die Laugen etwas nur spalten müssen und aus dem Lebensmittel wieder entfernt werden, zählen sie als technische Hilfsstoffe und müssen nicht auf dem Etikett stehen.

E 529 Calciumoxid
E 530 Magnesiumoxid

Was ist es überhaupt? Durch Verbrennung von Kalk oder Magnesium entstehen sehr hitzestabile, weiße Pulver, die Oxide. Mit diesen künstlichen Säureregulatoren können angestrebte Säurewerte in den Lebensmitteln stabil gehalten und damit die Haltbarkeit verbessert werden.

Die Risiken Über schädliche Wirkungen als Lebensmittelzusatzstoff ist bislang nichts bekannt.

Betrifft es mich? E 529 und E 530 sind für Lebensmittel allgemein ohne vorgegebene Höchstmenge zugelassen. Calciumoxid wird zur Aufbereitung von Trinkwasser, zur Herstellung von Weißzucker und bei der Marmeladenproduktion als Hilfsstoff eingesetzt. Als Hilfsstoff verwendet, müssen Oxide nicht auf dem Etikett stehen.

E 535 Natriumferrocyanid (Blutlaugensalz)
E 536 Kaliumferrocyanid
E 538 Calciumferrocyanid

Was ist es überhaupt? Ferrocyanide, auch Blutlaugensalze genannt, bestehen aus gelben, wasserlöslichen Kristallen, die dem Speisesalz als Rieselhilfe zugesetzt werden. Der aufregende Name stammt von einer aufregenden Rezeptur. Früher hat man das Blutlaugensalz aus getrocknetem Blut, Hornspänen und anderen tierischen Überresten hergestellt. Heute macht die Industrie das chemisch aus Eisenchlorid, Wasserstoff und der jeweiligen Lauge. Cyanid heißt das

E 541
E 551
E 552
E 553a
E 553b
E 554
E 555
E 556

150

giftige Salz der Blausäure. Durch chemische Reaktion mit Eisen entsteht eine Verbindung, die das Cyanid fixiert und unwirksam macht. Sie wird als Ferrocyanid bezeichnet und wirkt, mit Natrium, Kalium bzw. Calcium verknüpft, als chemisches Trennmittel.

Die Risiken Über schädliche Wirkungen der Ferrocyanide als Zusatzstoff ist bislang nichts bekannt. Weil Ferrocyanide als Reinsubstanz extrem giftig sind, ist die zulässige Einsatzmenge als Trennmittel in Kochsalz sehr niedrig (20 Milligramm pro Kilogramm Kochsalz). Um die als unbedenklich geltende Aufnahmemenge von maximal 1,5 Milligramm pro Tag zu erreichen, müssten ganze 15 Teelöffel Kochsalz täglich konsumiert werden, was sehr unwahrscheinlich ist.

Betrifft es mich? Ferrocyanide sind nur bis zur vorgeschriebenen Menge (20 Milligramm pro Kilogramm Kochsalz) im Kochsalz und Kochsalzersatz erlaubt.

E 541 Natriumaluminiumphosphat

Was ist es überhaupt? E 541 ist ein chemisch produzierter Zusatzstoff, der manchen Mehlen zugesetzt wird, um den Teig zu lockern.
Die Risiken Über schädliche Wirkungen ist bislang nichts bekannt.
Betrifft es mich? Natriumaluminiumphosphat ist als Mehlzusatz ausschließlich für ein spezielles, englisches Gebäck, so genannte Scones, und eine Art Biskuitgebäck zugelassen.

E 551 Siliciumdioxid (Kieselsäure)
E 552 Calciumsilicat
E 553a Magnesiumsilicat, synthetisch
E 553b Talkum, Magnesiumsilicat
E 554 Natriumaluminiumsilicat
E 555 Kaliumaluminiumsilicat
E 556 Calciumaluminiumsilicat

Was ist es überhaupt? Silex ist lateinisch und bedeutet Kiesel. Silicium ist das zweithäufigste Element der Erde und daher vor allem in Erden und Mineralien, aber auch in vielen Pflanzen, wie Arnika, Schachtelhalm oder Weizen, weit verbreitet. Siliciumdioxid und Silicate sind Kieselsäureverbindungen und dürfen als Kieselsäure deklariert werden. Es handelt sich um feine Pulver, die als Trennmittel pulverförmige Lebensmittel rieselfähig erhalten oder andere Produkte am Verkleben hindern. E 551 wird aus Quarzsand hergestellt. E 552 aus Quarzsand oder anderen silicathaltigen Stoffen natürlichen Ursprungs, E 553a chemisch-synthetisch aus Magnesium und Silicaten, E 553b (auch Talkum genannt) aus Speckstein, E 554, E 555 und E 556 chemisch-synthetisch aus Natrium, Kalium bzw. Calcium und Aluminiumsilicaten. Aluminiumsilicat (E 559) ist ein natürlich vorkommender Stoff.

Die Risiken Über schädliche Wirkungen als Zusatzstoff in Lebensmitteln ist bislang nichts bekannt.

Betrifft es mich? Siliciumdioxid und Silicate sind als Trennmittel für bestimmte Lebensmittel zugelassen. Sie sorgen dafür, dass Soßenpulver und Tütensuppen nicht verklumpen, Salz gut rieselt und abgepackte Käsescheiben nicht zusammenkleben. Als feines Pulver können sie Farbstoffe und Emulgatoren gut in den Lebensmitteln verteilen. Für E 553b bestehen auch weitere Zulassungen. Dank ihm kleben Kaugummistreifen nicht am Papier und Reiskörner, Geleefrüchte oder Würstchen nicht aneinander. Auf Kaugummistreifen ist das feine Talkumpulver gut zu sehen.

E 558 Bentonit

Was ist es überhaupt? Bentonit ist ein Feuchtigkeit bindendes, natürliches Trennmittel, das aus vulkanischem Tongestein gewonnen und zu einem feinen Pulver verarbeitet wird.

Die Risiken Über schädliche Wirkungen als Zusatzstoff in Lebensmitteln ist bislang nichts bekannt.

Betrifft es mich? Bentonit ist ein technischer Hilfsstoff ohne eigene Funktion und dient ausschließlich als Trägermittel für Farbstoffe bei der Herstellung von Lebensmitteln.

E 559 Aluminiumsilicat (Kaolin, Kieselsäure)

Was ist es überhaupt? Aluminiumsilicat ist ein natürlich vorkommender Stoff, der auch unter dem Namen Kaolin bekannt ist. E 559 ist eine Kieselsäureverbindung und darf als Kieselsäure deklariert werden. Es handelt sich um feines Pulver, das als Trennmittel pulverförmige Lebensmittel rieselfähig erhält oder andere Produkte am Verkleben hindert.

Die Risiken Über schädliche Wirkungen als Zusatzstoff in Lebensmitteln ist bislang nichts bekannt.

Betrifft es mich? E 559 ist als Trennmittel nur für bestimmte Lebensmittel zugelassen. Es sorgt dafür, dass Soßenpulver und Tütensup-

E 570
E 574
E 575
E 576
E 577
E 578
E 579
E 585

152

pen nicht verklumpen, Salz gut rieselt und abgepackte Käsescheiben nicht zusammenkleben. Als feines Pulver kann es Farbstoffe und Emulgatoren in den Lebensmitteln verteilen.

E 570 Speisefettsäuren

Was ist es überhaupt? E 570 sind Fettsäuren, die auch in jeder Tier- und Pflanzenzelle vorkommen. Als Rohstoffe dienen in der Regel Soja, Mais, Raps oder Baumwolle. Um E 570 zu gewinnen, wird das Pflanzenmaterial zerkleinert, anschließend helfen chemische Lösungsmittel, die Fettsäuren vom Pflanzenbrei abzutrennen. Die Rohstoffe Soja und Mais werden in der Regel zu einem gewissen Anteil auch aus gentechnisch veränderten Pflanzen gewonnen.

Die Risiken Über schädliche Wirkungen der Speisefettsäuren als Lebensmittelzusatzstoff ist bislang nichts bekannt.

Betrifft es mich? Die Speisefettsäuren sind für Lebensmittel ohne Beschränkungen und in beliebiger Menge zugelassen. Üblich ist allerdings nur eine Anwendung als Trennmittel für Kaugummimasse. Wesentlich weiter verbreitet als die natürlichen Speisefettsäuren sind die künstlich zusammengesetzten Speisefettsäuren mit den E-Nummern E 470 bis E 477.

E 574 Gluconsäure
E 575 Glucono-delta-Lacton
E 576 Natriumgluconat
E 577 Kaliumgluconat
E 578 Calciumgluconat
E 579 Eisen-II-gluconat
E 585 Eisen-II-lactat

Was ist es überhaupt? Wein oder Honig enthalten von Natur aus Gluconsäure, in der Lebensmittelindustrie ist allerdings die biotechnologische Produktion üblich, bei der Traubenzucker mit Hilfe von Schimmelpilzen oder durch Einsatz ihrer Enzyme in Gluconsäure verwandelt wird. Häufig dient gentechnisch veränderter Mais als Ausgangsprodukt. Auf dem Etikett ist dies nicht angegeben. Wird die Gluconsäure eingedampft, entsteht E 575. Die Gluconate (E 576 bis E 578) sind chemische Verbindungen von Natrium, Kalium bzw. Calcium und der Gluconsäure. E 579 und E 585 sind Verbindungen, in denen Eisen chemisch mit Gluconsäure bzw. Milchsäure (E 270) verknüpft ist.

E 620
E 621
E 622
E 623
E 624
E 625

Die Risiken Über schädliche Wirkungen als Zusatzstoff ist bislang nichts bekannt.

Betrifft es mich? E 574 darf als Zusatzstoff in Lebensmitteln allgemein und ohne vorgeschriebene Höchstmenge eingesetzt werden. Gluconsäure ist ein typisches Säuerungsmittel für Limonade und andere Getränke. Sie stabilisiert auch Farb- und Inhaltsstoffe von Obst und Gemüse in Konserven. In Molkereien und Brauereien reinigt man mit Gluconsäure die Leitungen, um Ablagerungen vorzubeugen. E 575 reguliert die Säure im Backpulver und findet sich auch in Wiener-, Cervelat- und anderen Rohwürsten, Fischkonserven, Meeresfrüchten sowie verarbeitetem Gemüse und frischen Teigwaren. Mit E 576 und E 577 wird die Wirksamkeit von Gelierungsmitteln in Desserts verbessert. Durch E 578 werden spezielle Diätlebensmittel angesäuert, konserviert oder mit Calcium angereichert. E 579 und E 585 dürfen nur zum Färben von Oliven bis zu einer Menge von 150 Milligramm pro Kilogramm eingesetzt werden.

E 620 Glutamat, Glutaminsäure (Geschmacksverstärker)
E 621 Mononatriumglutamat
E 622 Monokaliumglutamat
E 623 Calciumglutamat
E 624 Monoammoniumglutamat
E 625 Magnesiumglutamat

Was ist es überhaupt? Glutaminsäure und ihre Salze sind keine bloßen Geschmacksverstärker im eigentlichen Sinn. Sie haben einen ausgeprägten Eigengeschmack, für den es auf der Zunge sogar eigene Geschmacksrezeptoren gibt. Sie verleihen dem Essen einen intensiven, würzig-süßen Geschmack, der im Japanischen als »umami« bezeichnet wird. Fleischgeschmack lässt sich so abrunden und hervorheben. Algen, auch Sojasauce, Roquefort- und Parmesankäse sowie konzentriertes Tomatenmark sind von Natur aus relativ glutamatreich. Hergestellt wird Glutamat biotechnisch mithilfe von Bakterien, die auch gentechnisch verändert sein können, aus pflanzlichen und tierischen Rohstoffen. Und das in großen Mengen. Die Jahresproduktion betrug im Jahr 2003 weltweit 1,5 Millionen Tonnen. Wird Glutaminsäure chemisch mit Natrium, Kalium, Calcium, Ammoniak oder Magnesium verknüpft, entstehen E 621 bis E 625, die so genannten Salze der Glutaminsäure.

E 620
E 621
E 622
E 623
E 624
E 625

154

Die Risiken Der Zusatzstoff Glutamat kann in seltenen Fällen bei sehr empfindlichen Menschen das so genannte »China-Restaurant-Syndrom« auslösen, das unter anderem durch Kopfschmerzen, ein Taubheitsgefühl im Nacken, Gliederschmerzen und Übelkeit gekennzeichnet ist.

Die Symptome beschrieb 1968 erstmals der aus Korea stammende US-Arzt Robert Ho Man Kwok. In zahlreichen Studien wurde daraufhin das Syndrom untersucht, das in der Fachwelt sehr umstritten ist, weil sich bei mehreren Studien die Effekte nicht bestätigen ließen. Mittlerweile gibt es allerdings einige seriöse Untersuchungen, die die beschriebenen Glutamat-Reaktionen bei empfindlichen Konsumenten bestätigen. Die genaue Ursache für diese Symptome ist nicht geklärt. Bei empfindlichen Asthmatikern kann es in sehr seltenen Fällen auch Asthmaanfälle verursachen, wobei auch hier der ursächliche Zusammenhang noch nicht eindeutig geklärt ist.

Auch Kopfschmerz- und Migränepatienten berichten von Schmerzattacken nach glutamathaltigen Speisen. Glutamat steht außerdem in Verdacht, bei der Entwicklung von so genannten neurodegenerativen Erkrankungen eine Rolle zu spielen, bei denen Nervenzellen zerstört werden, wie etwa Morbus Alzheimer, Morbus Parkinson, Multiple Sklerose (MS) oder Amyotrophe Lateralsklerose (ALS).

Der amerikanische Forscher John Olney von der Washington University in St. Louis wies nervenschädigende Effekte hoher Glutamatdosen im Tierversuch schon in den Sechzigerjahren des vergangenen Jahrhunderts nach.

Die gängige medizinische Lehrmeinung besagt, dass das menschliche Gehirn durch die so genannte Blut-Hirn-Schranke vor ernährungsbedingt hohen Glutamatkonzentrationen im Blut geschützt sei. Es gibt jedoch zahlreiche Hinweise darauf, dass diese Barriere bei Kleinkindern und Patienten mit Erkrankungen wie Alzheimer, Parkinson, MS und ALS oder einem Schlaganfall nur bedingten Schutz bietet und überdies nicht alle Hirnregionen gleichermaßen schützt.

Geschmacksverstärker fördern den Appetit, was bei alten und kranken Menschen, die unter Appetitlosigkeit leiden, gesundheitsförderlich ist. Die Auswirkungen dieses Effektes auf Übergewichtige und Fettsüchtige sind wissenschaftlich noch nicht endgültig geklärt.

Betrifft es mich? Glutaminsäure und Glutamate sind für Lebensmittel allgemein zugelassen. Als Geschmacksverstärker sind Glutaminsäure und Glutamat in fast allen Brühen und Würzmitteln vorhanden und dürfen hier unbegrenzt zugegeben werden.

Bei verarbeiteten Lebensmitteln werden Geschmacksverluste mit Hilfe dieser Stoffe ausgeglichen. So bekommen viele Fertiggerichte, ob instant, eingeschweißt, aus der Dose oder in der Tiefkühlvariante, nur durch diese Zusatzstoffe einen annehmbaren Geschmack. Auch Tütensuppen und Soßenpulver ebenso wie Chips, Flips und andere Knabbereien wären ohne diesen Zusatzstoff vielfach fad. Für noch mehr Geschmack werden Glutamate oft mit so genannten Guanylaten kombiniert eingesetzt.

E 626 Guanylsäure (Geschmacksverstärker)
E 627 Dinatriumguanylat
E 628 Dikaliumguanylat
E 629 Calciumguanylat

Was ist es überhaupt? Die Geschmacksverstärker verleihen dem Essen einen intensiven, würzigen Geschmack. Dadurch können teure Rohprodukte, wie etwa Fleisch, eingespart werden. Eigentlich ist die Säure eine natürliche Substanz und sehr weit verbreitet, denn sie ist in der Erbsubstanz einer jeden Zelle enthalten. Als Zusatzstoff wird die Guanylsäure indessen mit Hilfe von Bakterien hergestellt, die auch gentechnisch verändert sein können. Die reine Guanylsäure (E 626) wird durch chemische Verknüpfung mit Natrium, Kalium und Calcium verbunden. So entstehen E 627 bis E 629, die Salze der Guanylsäure. Die Guanylate wirken ähnlich wie Glutamat, allerdings sind sie bis zum 20-fachen intensiver.

Die Risiken Über schädliche Wirkungen der Guanylsäure und Guanylate als Zusatzstoff ist bei gesunden Menschen bislang nichts bekannt. Da Guanylsäure im Körper in Harnsäure umgewandelt wird, können große Mengen bei Stoffwechselkrankheiten wie Gicht die Symptome verschlimmern. Geschmacksverstärker fördern den Appetit, was bei alten und kranken Menschen, die unter Appetitlosigkeit leiden, gesundheitsförderlich ist. Die Auswirkungen dieses Effektes auf Übergewichtige und Fettsüchtige sind wissenschaftlich noch nicht endgültig geklärt.

Betrifft es mich? Guanylsäure und Guanylate dienen als Geschmacksverstärker, beispielsweise in Fertiggerichten. Sie werden eingesetzt, weil die Zutaten durch die industrielle Verarbeitung, etwa das Trocknen beim Gemüse, deutlich an Geschmack verlieren.

Auch Tütensuppen, Soßenpulver, Fertigsoßen und Curryketchup sowie Chips, Flips und andere Knabbereien wären ohne diese Zusatzstoffe vielfach fad.

Für eine weitere Steigerung des Geschmacks werden Guanylate oft mit Glutamaten kombiniert. Dikaliumguanylat wird auch als Kochsalzersatz verkauft. Für den Einsatz von Guanylsäure in Lebensmitteln allgemein ist maximal 500 Milligramm pro Kilogramm Lebensmittel festgelegt. In Würzmitteln darf es allerdings unbegrenzt eingesetzt werden.

E 630 Inosinsäure (Geschmacksverstärker)
E 631 Dinatriuminosinat
E 632 Dikaliuminosinat
E 633 Calciuminosinat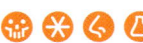

Was ist es überhaupt? Die Geschmacksverstärker verleihen dem Essen einen intensiven, würzig-süßen Geschmack, im Japanischen wird dieser als »umami« bezeichnet. Fleischgeschmack lässt sich so künstlich abrunden und verstärken. Die Inosinsäure wird industriell mit Hilfe von Bakterien hergestellt, die gentechnisch verändert sein können.

Die Risiken Über schädliche Wirkungen der Inosinsäure und Inosinate als Zusatzstoff ist bei gesunden Menschen bislang nichts bekannt. Da Inosinsäure im Körper in Harnsäure umgewandelt wird, können große Mengen bei Harnsäureerkrankungen (z.B. Gicht) die Symptome verschlimmern. Geschmacksverstärker fördern den Appetit, was bei alten und kranken Menschen, die unter Appetitlosigkeit leiden, gesundheitsförderlich ist. Die Auswirkungen dieses Effektes auf Übergewichtige und Fettsüchtige sind wissenschaftlich noch nicht endgültig geklärt.

Betrifft es mich? Seit der EU-weiten Angleichung des Lebensmittelrechtes 1998 gehören Inosinsäure und Inosinate zu den auch in Deutschland zugelassenen Zusatzstoffen. Für den Einsatz in unterschiedlichsten Lebensmitteln muss die vorgeschriebene Höchstmenge von maximal 500 Milligramm pro Kilogramm Lebensmittel eingehalten werden. In Würzmitteln dürfen sie allerdings unbegrenzt eingesetzt werden. Auch Tütensuppen, Soßenpulver, Fertigsoßen und Curryketchup sowie Chips, Flips und andere Knabbereien werden mit Inosinsäure geschmacksverstärkt und oft mit Glutamat kombiniert eingesetzt.

E 634 Calcium-5'-Ribonucleotid
(Geschmacksverstärker)
E 635 Dinatrium 5'-Ribonukleotid

Was ist es überhaupt? Die Geschmacksverstärker haben kein konkretes eigenes Aroma. Sie verleihen dem Essen einen intensiven, würzigen Geschmack, der im Japanischen als »umami« bezeichnet wird. Fleischgeschmack lässt sich so künstlich abrunden und verstärken. E 634 und E 635 verändern neben dem Geschmack auch das so genannte Mundgefühl. Flüssige Lebensmittel bekommen durch sie mehr Fülle, Soßen und Suppen schmecken nicht so wässrig. Die 5'-Ribonucleotide arbeiten in jeder pflanzlichen und tierischen Zelle am Ab- und Umbau von Eiweißen mit. Für die Lebensmittelindustrie gewinnt man sie aus chemisch aufbereitetem Zellmaterial.

Die Risiken Über schädliche Wirkungen als Zusatzstoff ist bei gesunden Menschen bislang nichts bekannt. Da 5'-Ribonucleotide im Körper in Harnsäure umgewandelt werden, können große Mengen bei Stoffwechselkrankheiten wie Gicht die Symptome verschlimmern. Geschmacksverstärker fördern den Appetit, was bei alten und kranken Menschen, die unter Appetitlosigkeit leiden, gesundheitsförderlich ist. Die Auswirkungen dieses Effektes auf Übergewichtige und Fettsüchtige sind wissenschaftlich noch nicht endgültig geklärt.

Betrifft es mich? Seit der EU-weiten Angleichung des Lebensmittelrechtes 1998 gehören E 634 und E 635 zu den in Deutschland zugelassenen Zusatzstoffen. Meist kommen sie in Würzmitteln vor, wo sie in unbegrenzter Menge zugesetzt werden dürfen.

E 640 Glycin, Natriumsalze des Glycins

Was ist es überhaupt? Glycin ist eine Aminosäure, die im Eiweiß des menschlichen Körpers enthalten ist. Als weißes Pulver ist sie geruchslos und schmeckt süßlich. Zwar ist Glycin wesentlich weniger süß als Haushaltszucker, es kann aber den bitteren Nebengeschmack von Süßstoffen übertönen und den Gesamteindruck abrunden.

Die Risiken Über schädliche Wirkungen des Glycins und dessen Natriumsalze als Zusatzstoff ist bislang nichts bekannt.

Betrifft es mich? E 640 ist für Lebensmittel allgemein und ohne Mengeneinschränkung zugelassen. In Süßstofftabletten darf Glycin zur Geschmacksabrundung enthalten sein. Marzipan und Schinken dürfen mit ihm feucht gehalten werden. Es wird auch benutzt, um Aromen und Farbstoffe gleichmäßiger im Lebensmittel zu verteilen.

E 650 Zinkacetat

Was ist es überhaupt? Zinkacetat besteht aus weißen, glänzenden Kristallblättchen mit leichtem Essiggeruch und ist gut in Wasser löslich. Es ist eine salzartige Verbindung aus Essigsäure und Zink.

Die Risiken Über schädliche Wirkungen des Zinkacetats in den als Zusatzstoff eingesetzten Mengen ist bislang nichts bekannt.

Betrifft es mich? E 650 ist in Europa erst seit 2002 zugelassen. Es darf nur in Kaugummi mit der Höchstmenge von 1 Gramm pro Kilogramm eingesetzt werden.

E 900 Dimethylpolysiloxan (Silikon)

Was ist es überhaupt? Der Zusatzstoff ist auch bekannt unter dem Namen Silikon. Chemisch betrachtet ist er eine Verbindung aus Sauerstoff und Silizium. In den Lebensmitteln bilden Silikone netzartige Formen, die den entstehenden Schaum zerstören. Silikonöle werden auch in der Kosmetik und der Schönheitschirurgie, zum Aufpolieren von Autolack sowie zur Reinigung und als Schmiermittel für Maschinen eingesetzt.

Die Risiken Über schädliche Wirkungen von Dimethylpolysiloxan (Silikon) in den als Zusatzstoff eingesetzten Mengen ist bislang nichts bekannt.

Betrifft es mich? E 900 dient nicht der Qualitätsverbesserung, sondern ausschließlich der Rationalisierung bei der Produktion. Es kann zum Schutz vor dem Überkochen und zur Verhinderung von Schaumbildungen, zum Beispiel beim Abfüllen, eingesetzt werden. In diesem Sinne hilft es etwa bei der Rührteig-, Marmeladen- und Obstkonservenherstellung. Auch Brat- und Frittierfetten sowie Brühen und Suppen wird es zugesetzt. Das Abfüllen von Getränken verläuft weitgehend schaumlos und die Konsistenz der Getränke wird stabilisiert. Für die verschiedenen Lebensmittel ist eine maximale Einsatzmenge von 10 Milligramm pro Kilogramm oder Liter vorgeschrieben. Nur bei der Kaugummiproduktion darf mehr, nämlich 100 Milligramm pro Kilogramm, eingesetzt werden.

E 901 Bienenwachs, weiß und gelb

Was ist es überhaupt? Bienenwachs wird bekanntlich von Bienen produziert. Zwischen ihren Bauchschuppen haben die Arbeiterbienen Sekretdrüsen, aus denen das Wachs ausgeschwitzt wird. Daraus bauen sie die Waben für ihre Brut. Zur Herstellung von E 901 werden diese Waben ausgeschleudert und eingeschmolzen. Das Wachs ist zähflüssig, wasserunlöslich und hat einen typischen, eben bienenwachsartigen Geruch. Je nach Pollenanteil variiert seine Farbe von gelb über rot bis braun. Bienenwachs kann Rückstände verschiedenster Stoffe und auch Giftstoffe enthalten, die auf unterschiedlichsten Wegen in die Bienenwaben gelangt sein können. Deswegen wird das weiße Bienenwachs nach dem Schmelzen noch mit Chromsäure, Wasserstoffperoxid oder ähnlichen Oxidationsmitteln gereinigt. Das Wachs ist unverdaulich und auch gängiger Bestandteil von Kosmetik, Möbelpolitur und Radiergummis.
Die Risiken Über schädliche Wirkungen ist bislang nichts bekannt.
Betrifft es mich? Bienenwachs darf als Glasur für Kaffeebohnen, Süßigkeiten, Kekse, Nüsse und andere Knabberartikel in beliebiger Menge verwendet werden. Dank des Schutzüberzuges bleiben sie länger frisch und sehen schöner aus. Wird die Schale von Früchten mit E 901 behandelt, so muss das Obst auf dem Etikett als »gewachst« gekennzeichnet sein. Vor allem Äpfel und Birnen, Zitrusfrüchte und Melonen glänzen durch die Bearbeitung mit dem Wachs mehr und werden vor Austrocknung geschützt. Auch die zähe Masse des Kaugummis wird aus verschiedenen Wachsen hergestellt, wobei Bienenwachs als teurer Rohstoff vermehrt durch billigere, synthetische Wachse ersetzt wird.

E 902 Candelillawachs

Was ist es überhaupt? Candelillawachs stammt aus einer kakteenähnlichen Pflanzenart, den Wolfsmilchgewächsen, die vor allem in den USA und Südamerika heimisch sind. Stiele und Blätter werden gekocht, das Rohwachs abgeschöpft und anschließend mit Schwefelsäure chemisch gereinigt. Dadurch entsteht ein gelblichbraunes, hartes Wachs. In Wasser löst es sich nicht, wohl aber in chemischen Lösungsmitteln wie Benzol, Petrolether und Azeton. In erhitztem Zustand riecht es bienenwachsartig, kalt bleibt es geruchlos. Candelillawachs ist unverdaulich und auch gängiger Bestandteil von Kosmetik, Möbelpolitur und Radiergummis.

Die Risiken Über schädliche Wirkungen als Zusatzstoff ist bislang nichts bekannt.

Betrifft es mich? Candelillawachs darf als Überzug für Kaffeebohnen, Weingummi, Schokolade, Kekse, Nüsse und andere Knabbereien in beliebiger Menge verwendet werden. Mit Hilfe des Wachses bekommen die Produkte einen schönen Glanz, kleben nicht aneinander und bleiben länger frisch. Werden die Schalen von Früchten mit E 902 behandelt, so müssen diese auf dem Etikett als »gewachst« bezeichnet werden. Vor allem Äpfel und Birnen, Zitrusfrüchte und Melonen werden durch die Bearbeitung mit dem Wachs schön glänzend und vor Austrocknung geschützt. Die zähe Masse des Kaugummis kann neben anderen Wachsen auch E 902 enthalten. Dieses natürliche Wachs ist allerdings teurer und wird daher meist durch synthetische, billigere Varianten ersetzt.

E 903 Carnaubawachs

Was ist es überhaupt? E 903 ist ein natürliches Wachs, das aus der Carnaubapalme stammt. Die Blätter dieses ursprünglich brasilianischen Baumes liefern das härteste der natürlichen Wachse, das nur in speziellen Lösungsmitteln, wie Petrolether, Benzol, Chloroform oder Toluol, einigermaßen löslich ist. Seine Färbung schwankt zwischen gelblich grün und dunkelgrau. Mitunter wird das Wachs mit Hilfe von Bleicherden gebleicht. Man verwendet Carnaubawachs zum Aufpolieren von Schuhen, Autos und Dragees sowie zur Herstellung von Bohnerwachs, Seifen, Kerzen und Kosmetik.

Die Risiken Über schädliche Wirkungen als Zusatzstoff ist bislang nichts bekannt.

Betrifft es mich? E 903 darf als Glasur für Kaffeebohnen, Weingummi, Schokolade, Kekse, Nüsse und andere Knabbereien in beliebiger Menge verwendet werden. Durch das Wachs bekommen die Produkte einen schönen Glanz, kleben nicht aneinander und bleiben länger frisch. Werden die Schalen von Früchten mit E 903 behandelt, so müssen diese auf dem Etikett als »gewachst« gekennzeichnet sein. Vor allem Äpfel und Birnen, Zitrusfrüchte und Melonen werden durch die Bearbeitung mit dem Wachs schön glänzend und vor dem Austrocknen geschützt. Die zähe Masse des Kaugummis kann neben anderen Wachsen auch Carnaubawachs enthalten. Weil sie teurer sind, werden die natürlichen Wachse allerdings häufig durch synthetische, billigere Varianten ersetzt.

E 904 Schellack

Was ist es überhaupt? Früher hat man Schallplatten und unzerstörbare Tinte aus dieser lackartigen Substanz hergestellt. Biedermeiermöbel bekommen durch sie den besonderen Glanz und auch Fußböden werden so aufpoliert.

Schellack bildet auch die feste, unverdauliche Schicht um magensaftresistente Tabletten. Auch in Klebstoff oder Nagellack wird er eingesetzt. Der Schellack kommt aus Indien, wo er von verschiedenen Bäumen abgesondert wird, auf denen die Lackschildlaus als Parasit lebt. Wenn die Weibchen den Baum anstechen, werden sie und der ganze Zweig von dem Harz des Baumes eingeschlossen. Sie sterben, aber ihre Brut kann gut geschützt heranwachsen. Der handelsübliche Schellack ist eine spröde, je nach Grad der chemischen Reinigung bräunlich rote bis farblose Substanz.

Die Risiken Über schädliche Wirkungen als Zusatzstoff ist bislang nichts bekannt.

Betrifft es mich? E 904 darf als Glasur für Kaffeebohnen, Weingummi, Schokolade, Kekse, Nüsse und andere Knabbereien in beliebiger Menge verwendet werden. Mit Hilfe des Wachses bekommen die Produkte einen schönen Glanz, kleben nicht aneinander und bleiben länger frisch.

Wird die Schale von Früchten, wie etwa Äpfel, Birnen, Zitrusfrüchte und Melonen, mit E 904 behandelt, so muss das Obst auf dem Etikett als »gewachst« gekennzeichnet sein.

Schellack wird auch für die Stempelfarbe für Eier verwendet, und auch die zähe Masse des Kaugummis kann neben einigen Wachsen auch Schellack enthalten. Wegen ihres hohen Preises werden die natürlichen Rohstoffe meist durch synthetische, billigere Varianten ersetzt.

E 905 Mikrokristallines Wachs

Was ist es überhaupt? Mikrokristallines Wachs wird aus Rückständen der Motorölaufbereitung hergestellt. Das weiße, geruchlose Wachs wird auch als Salbengrundlage oder zur Konservierung von Metallgegenständen benutzt. Bei alten Möbelstücken trägt der Restaurateur oft als letzten Schritt eine Schutzschicht aus E 905 auf. Die meisten Kerzen bestehen aus diesem Wachs.

Die Risiken Über schädliche Wirkungen als Zusatzstoff ist bislang nichts bekannt.

Betrifft es mich? E 905 darf zum Aufpolieren von Melonen-, Papaya-, Mango- und Avocadoschalen sowie für glänzende Oberflächen bei Süßigkeiten und Kaugummi ohne vorgegebene Höchstmenge verwendet werden.

E 907 Hydriertes Poly-1-Decen

Was ist es überhaupt? Hydriertes Poly-1-Decen ist ein farbloser, geruchs- und geschmackloser Stoff, der aus dem Mineralölabbauprodukt Ethylen hergestellt wird. Mit dem erst vor wenigen Jahren zugelassenen Zusatzstoff werden ähnlich wie mit Wachsen Zuckerwaren und Trockenfrüchte mit einer Schutzschicht überzogen. Diese ist sehr temperaturbeständig und resistent gegen Bakterien und andere mikrobiologische Einwirkungen.
Die Risiken Über schädliche Wirkungen ist bislang nichts bekannt.
Betrifft es mich? Der Zusatzstoff wird häufig für Zuckerwaren und Trockenfrüchte eingesetzt.

E 912 Montansäureester

Was ist es überhaupt? Die Ester der Montansäuren werden durch chemische Aufbereitung von Rohmontanwachs gewonnen, welches in Braunkohle vorkommt. Die harte, helle Substanz wird von der Lebensmittelindustrie als gut polierbare Schutzschicht eingesetzt. Nur Braunkohle, die zum großen Teil aus wachshaltigen Pflanzen entstanden ist, eignet sich für die Wachsgewinnung. Entsprechende Braunkohlevorkommen gibt es in Sachsen-Anhalt, hier befindet sich auch die weltweit bedeutendste Produktionsstätte für Rohmontanwachs.
Die Risiken Über schädliche Wirkungen als Zusatzstoff ist bislang nichts bekannt.
Betrifft es mich? E 912 darf nur zum Wachsen der Schale von Zitrusfrüchten und Mangos, Melonen, Papayas, Avocados und Ananas verwendet werden, deren Schalen nicht zum Verzehr bestimmt sind. Was mit Montansäureester behandelt wurde, muss als »gewachst« gekennzeichnet werden.

E 914 Polyethylenwachsoxidate

Was ist es überhaupt? E 914 ist ein künstlich hergestelltes Wachs. Es eignet sich, ebenso wie natürliche Wachse, zur Oberflächenbehandlung, ist aber wesentlich kostengünstiger.

Die Risiken Über schädliche Wirkungen als Zusatzstoff ist bislang nichts bekannt.

Betrifft es mich? E 914 darf ausschließlich zum Wachsen der Schale von Zitrusfrüchten, Mangos, Melonen, Papayas, Avocados und Ananas verwendet werden. Was mit Polyethylenwachsoxidaten behandelt wurde, muss als »gewachst« gekennzeichnet werden.

E 920 Cystein

Was ist es überhaupt? Cystein ist eine schwefelhaltige Aminosäure, die im tierischen und pflanzlichen Eiweiß vorkommt. Früher hat man diese Aminosäure aus dem Keratin von Haaren, Hufen und Federn hergestellt, seit 2001 lässt die Lebensmittelindustrie den Stoff von gentechnisch veränderten Bakterien aus Zucker produzieren.

Die Risiken Über schädliche Wirkungen als Backhilfsmittel ist bislang nichts bekannt.

Betrifft es mich? E 920 ist nur als Mehlbehandlungsmittel zugelassen. Der Teig wird durch diesen Zusatzstoff elastischer, Brötchen und Brot werden luftiger und voluminöser.

E 927b Carbamid

Was ist es überhaupt? Carbamid entsteht beim Abbau von Eiweiß, auch im menschlichen Organismus. Für die Lebensmittelindustrie wird es in großen Chemieanlagen aus Erdgas hergestellt und als weißes Granulat vertrieben. Es zeigt starke, Wasser bindende Eigenschaften, stabilisiert so etwa die Feuchtigkeit der Haut und wird daher auch in der Kosmetik verwendet. In Zahnpasta soll es Kariessäuren abpuffern. Außerdem ist Carbamid ein beliebter Dünger, da die Pflanzen ihn zum Aufbau von Eiweiß nutzen können.

Die Risiken Über schädliche Wirkungen des Carbamids als Bestandteil von Kaugummiprodukten ist bislang nichts bekannt.

Betrifft es mich? Seit 1998 und der EU-weiten Angleichung des Zusatzstoffrechtes ist E 927b auch in Deutschland zugelassen. Es darf bis zur vorgeschriebenen Höchstmenge von 30 Gramm pro Kilogramm als Stabilisator für die Kaumasse von zuckerfreiem Kaugummi eingesetzt werden.

E 938 Argon

Was ist es überhaupt? Argon ist ein farb-, geschmack- und geruchloses Edelgas, das ca. 0,9 Prozent der Atemluft auf der Erde ausmacht. Um es industriell zu gewinnen, wird die Luft verflüssigt und durch Destillation aufgetrennt. Edelgase reagieren kaum mit anderen Stoffen und sorgen in der Lebensmittelverpackung für eine chemisch neutrale Atmosphäre. Daher wird es auf dem Etikett auch als Packgas oder Schutzgas deklariert.

Die Risiken Über schädliche Wirkungen des Argons als Schutzgas zur Konservierung von Lebensmitteln ist bislang nichts bekannt.

Betrifft es mich? Seit 1998 und der EU-weiten Angleichung des Zusatzstoffrechtes ist E 938 auch in Deutschland für Lebensmittel allgemein zugelassen. Mit diesem Gas wird beim Abpacken der Lebensmittel die Luft in der Verpackung ersetzt. Ohne Sauerstoff sind die Produkte vor Verderb durch Oxidation und vor Befall von Bakterien und Pilzen geschützt. Argon darf auch für Ökolebensmittel verwendet werden.

E 939 Helium

Was ist es überhaupt? Helium ist ein farb-, geschmack- und geruchloses Edelgas, das zu einem relativ geringen Anteil auch in der Atemluft der Erde vorkommt. Im Erdinneren entsteht Helium bei radioaktivem Zerfall von Uran, Thorium und anderen schweren Elementen. Industriell wird es meist aus Erdgas gewonnen. Edelgase reagieren kaum mit anderen Stoffen und sorgen in der Lebensmittelverpackung für eine chemisch neutrale Atmosphäre. Seiner Funktion nach wird E 939 auf dem Etikett auch als Packgas oder Schutzgas deklariert.

Die Risiken Über schädliche Wirkungen als Schutzgas zur Konservierung von Lebensmitteln ist bislang nichts bekannt.

Betrifft es mich? Seit 1998 und der EU-weiten Angleichung des Zusatzstoffrechtes ist E 939 auch in Deutschland für Lebensmittel allgemein zugelassen. Mit diesem Gas wird beim Abpacken der Lebensmittel die Luft in der Verpackung ersetzt. Ohne Sauerstoff sind die Produkte vor Verderb durch Oxidation und vor Befall von Bakterien und Pilzen geschützt. Helium darf auch für Ökolebensmittel verwendet werden.

E 941 Stickstoff

Was ist es überhaupt? Reiner Stickstoff ist farblos und gasförmig. Er erstickt Feuer und ist mit fast 80 Prozent der Hauptbestandteil der Luft auf der Erde. Für den industriellen Einsatz wird er mittels Destillation aus der Luft herausgetrennt.

Die Risiken Über schädliche Wirkungen ist bislang nichts bekannt.

Betrifft es mich? Stickstoff kann als konservierendes Gas verwendet werden (»Schutzgas«), denn es ersetzt die Luft in der Verpackung. So werden die Produkte haltbarer. Bedeutung hat das vor allem für Lebensmittel, die schnell oxidieren, wie etwa Obst. Mit flüssigem Stickstoff werden auch Gewürze, Obst, Gemüse oder Kaffee durch schockartige Kälte getrocknet (»gefriergetrocknet«). Mit Stickstoff aufgeschäumte Milchprodukte werden cremig und luftig. Lightprodukte sehen bei gleich bleibender Kalorienzahl nach mehr aus und auch bei Eiscreme erhöht das Gas das Volumen. Die prominenteste Verwendungsform von Stickstoff im Lebensmittelwesen ist die Sprühsahne. Stickstoff ist für Lebensmittel aller Art und ohne Mengenbeschränkung zugelassen. Es darf auch für Ökolebensmittel verwendet werden.

E 942 Distickstoffmonoxid (Lachgas)

Was ist es überhaupt? E 942 ist ein farbloses, leicht süßlich riechendes und schmeckendes Gas mit schmerzstillender, leicht narkotisierender Wirkung. Den Namen Lachgas trägt es, weil durch sein Einatmen in ausreichender Menge Halluzinationen und rauschartige Glücksgefühle hervorgerufen werden. E 941 und E 942 werden auf dem Etikett auch als Packgas oder Schutzgas deklariert.

Die Risiken Über schädliche Wirkungen in Lebensmitteln ist bislang nichts bekannt.

Betrifft es mich? Die prominenteste Verwendungsform von Lachgas im Lebensmittelwesen ist die Sprühsahne. E 942 ist für Lebensmittel aller Art und ohne Mengenbeschränkung zugelassen. Lachgas kann auch als konservierendes Gas verwendet werden (»Schutzgas«), denn es verdrängt die Luft aus der Verpackung. So werden die Produkte haltbarer. Bedeutung hat das vor allem für Lebensmittel, die schnell oxidieren, wie etwa Obst. Mit Lachgas aufgeschäumte Milchprodukte werden cremig und luftig. Light-Produkte sehen bei gleich bleibender Kalorienzahl nach mehr aus und auch bei Eiscreme erhöht das Gas das Volumen.

E 943 Butan, Isobutan

Was ist es überhaupt? Butangase sind farblose, hochentzündliche Gase. In ihrer Wirkung unterscheiden sie sich nicht. Sie kommen natürlicherweise in Erdöl und Erdgas vor und werden durch Destillation aus diesen herausgelöst. Schon durch gering erhöhten Druck wird das Gas flüssig und kann so abgefüllt werden. Campingkocher und Gasheizungen können auch mit Butan betrieben werden.

Die Risiken Keine bekannt. Der Verbraucher kommt mit dem Zusatzstoff ohnehin nicht in Kontakt.

Betrifft es mich? Butangase sind seit 2002 in unbegrenzter Menge als Treibgas für nur im professionellen Herstellungsbereich anzuwendende Backsprays auf Pflanzenölbasis zugelassen. Das Backspray dient dem schnelleren Einfetten von Backformen.

E 948 Sauerstoff

Was ist es überhaupt? Sauerstoff ist bekanntlich lebensnotwendig und daher der wichtigste, aber mit nur 21 Prozent mengenmäßig nicht der größte Bestandteil der Erdatmosphäre. Ohne ihn kann der Körper keine Energie produzieren. Um E 948 herzustellen, wird die Luft verflüssigt und durch Destillieren in ihre Bestandteile aufgetrennt. Als Schutzgas kann Sauerstoff bei verpacktem Frischfleisch wirken, weil es den roten Blutfarbstoff stabilisiert und so die rote Farbe erhält.

Die Risiken Über schädliche Wirkungen ist bislang nichts bekannt.

Betrifft es mich? Sauerstoff ist für alle Lebensmittel und ohne Mengenbeschränkung zugelassen. Eingeschweißtes Fleisch sieht länger frisch aus, wenn die Verpackung mit Sauerstoff aufgefüllt ist. Fertigsahne, Pudding, Quark und andere Desserts können mit Sauerstoff luftig-locker aufgeschäumt werden.

E 949 Wasserstoff

Was ist es überhaupt? Wasserstoff ist ein farb- und geruchloses Gas. Er ist das häufigste Element im Weltall und zusammen mit Sauerstoff Bestandteil des Wassers. Er kann durch verschiedene chemischtechnische Prozesse hergestellt werden. Bei der Gewinnung aus Biomasse, Erdgas oder Heizöl entsteht Kohlendioxid. Umweltfreundlicher ist z. B. die Aufspaltung von Wasser durch elektrischen Strom oder Sonnenenergie.

Die Risiken Über schädliche Wirkungen der Anwendung von Wasserstoff als Schutzgas ist bislang nichts bekannt.

Betrifft es mich? Seit 2002 ist E 949 in Deutschland für alle Lebensmittel zugelassen. Als Schutzgas kann es die Luft in der Verpackung ersetzen und Lebensmittel haltbarer machen.

E 950 Acesulfam-K

Was ist es überhaupt? Der synthetische Süßstoff E 950 wurde 1967 von deutschen Wissenschaftlern entdeckt. Es handelt sich um das Kaliumsalz des Acesulfams, das K steht also für Kalium. Acesulfam-K ist quasi kalorienfrei und 200-mal süßer als Zucker. In höheren Konzentrationen hinterlässt er aber einen unangenehmen, metallischen Nachgeschmack.

Die Risiken Der Süßstoff Acesulfam K gilt als harmlos. Beobachtungen der industriekritischen US-amerikanischen Wissenschaftsorganisation Center for Science in the Public Interest über erbgutschädigende Wirkungen konnten in anderen Untersuchungen nicht bestätigt werden. Die Lebensmittelbehörden in den USA und Europa blieben daher bei wiederholten Überprüfungen bei ihrem Urteil, der Süßstoff sei unbedenklich.

Betrifft es mich? Acesulfam-K wird vor allem in Light-Produkten und Diät-Lebensmitteln, oft in Kombination mit E 951 eingesetzt. Das sind in der Regel süße Sachen, wie z.B. Limonaden, Milchgetränke, Spirituosen, alkoholhaltige Mixgetränke, Pudding, Jogurt, Quark, Fruchtdesserts, Süßigkeiten sowie Eiscreme, süße oder süß-saure Konserven, Marmelade oder andere süße Brotaufstriche. Herzhaftes findet manchmal durch Acesulfam-K eine süße Abrundung. Auch Bier, Suppen, Snacks oder Feinkostsalate dürfen E 950 enthalten. In einem Kilogramm Lebensmittel dürfen zwischen 25 und 2500 mg E 950 enthalten sein.

E 951 Aspartam

Was ist es überhaupt? 1965 haben amerikanische Wissenschaftler zum ersten Mal den Süßstoff Aspartam aus zwei künstlich miteinander verknüpften Eiweißbestandteilen und Methanol hergestellt, den so genannten Aminosäuren Asparaginsäure und Phenylalanin. Diese können zum Teil auch von gentechnisch veränderten Bakterien produziert werden, ohne dass es auf dem Etikett vermerkt ist. E 951 ist 200mal süßer als Zucker und liefert dem Körper bei gleicher Süße nahezu keine Kalorien. Diabetiker können ihn essen, ohne ihren Blutzucker zu erhöhen. Karies fördert er nicht. Ebenso wie Eiweiß wird E 951 durch Hitze in seine einzelnen Komponenten zerlegt, so dass er nach dem Backen oder Kochen nicht mehr süß schmeckt.

Die Risiken Aspartam steht in Verdacht, wie Glutamat bei besonders empfindlichen Personen Symptome des so genannten »China-Restaurant-Syndroms« auszulösen, das durch Kopfschmerzen, ein Taubheitsgefühl im Nacken, Gliederschmerzen und Übelkeit gekennzeichnet ist.

Es gibt Studien, die solche Auswirkungen nahelegen und andere, die zu einer genau gegenteiligen Ansicht kommen. Das Gleiche gilt für den Verdacht, Aspartam sei an der Entstehung von Krebs beteiligt. Eindeutig wissenschaftlich widerlegt ist jedoch die häufig zu hörende Behauptung, Aspartam sei ursächlich für die Multiple Sklerose verantwortlich.

Eine ernste Gesundheitsgefahr stellt Aspartam auf jeden Fall für Menschen mit der seltenen Krankheit Phenylketonurie dar. Bei diesen Patienten kann das in Aspartam enthaltene Phenylalanin nicht abgebaut werden und in der Folge unter anderem schwere Hirn- und Nervenschäden verursachen. Deshalb muss auf dem Etikett der Satz »enthält eine Phenylalaninquelle« stehen.

Betrifft es mich? Das Einsatzgebiet für Süßstoffe ist sehr genau definiert. Bei vielen kalorienreduzierten oder ohne Zuckerzusatz hergestellten Lebensmitteln sind jeweils maximale Einsatzmengen vorgegeben, die zwischen 25 und 6000 Milligramm pro Kilogramm liegen.

Aspartam wird vor allem in Light-Produkten und Diät-Lebensmitteln, oft zusammen mit Acesulfam K (E 950), eingesetzt. Das sind in der Regel süße Sachen, wie Limonaden, Milchgetränke, Spirituosen, alkoholhaltige Mixgetränke, Pudding, Jogurt, Quark, Fruchtdesserts, Süßigkeiten sowie Eiscreme, auch süße oder süß-saure Konserven, Marmelade oder andere süße Brotaufstriche. Herzhaftes, wie Biermischgetränke, Suppen, Snacks oder Feinkostsalate, finden manchmal durch Aspartam eine süße Abrundung. Es wird auch als Streusüße oder in Tablettenform verkauft.

E 952 Cyclamat

Was ist es überhaupt? E 952, der zweitälteste künstliche Süßstoff, wurde 1937 in Amerika entwickelt. Er ist 35- bis 70-mal so süß wie Zucker, hat keine Kalorien, lässt den Blutzucker nicht ansteigen und führt nicht zu Karies. In höherer Konzentration schmeckt Cyclamat leicht bitter und metallisch.

Die Risiken Über schädliche Wirkungen des Süßstoffes Cyclamat ist bislang nichts bekannt. Der Verdacht, Blasenkrebs zu erzeugen, was 1969 zu einem Verbot in den USA geführt hat, gilt mittlerweile als widerlegt.

Betrifft es mich? Das Einsatzgebiet des Süßstoffs ist in der entsprechenden Verordnung sehr klar mit jeweiliger Höchstmenge für die vielen verschiedenen kalorienreduzierten oder ohne Zuckerzusatz hergestellten Lebensmittel festgelegt. In einem Kilogramm Lebensmittel dürfen zwischen 250 und 2500 Milligramm E 952 enthalten sein.

E 953 Isomalt

Was ist es überhaupt? Isomalt wird durch enzymatisches Aufspalten von Haushaltszucker und einen anschließenden Hydrierungsprozess mit Nickel-Katalysatoren hergestellt. Isomalt gehört zu den so genannten Zuckeraustauschstoffen. Die süßen zwar nicht so stark wie Zucker, wirken aber nicht kariesfördernd und steigern den Blutzucker nur so gering, dass Diabetiker sie verwenden können. Im Gegensatz zu den Süßstoffen haben Zuckeraustauschstoffe auch eine zuckerähnliche Beschaffenheit und geben dem Lebensmittel Volumen, Struktur, Geschmack und Mundgefühl. Vor allem zuckerfreie Bonbons und Kaugummis enthalten deshalb eine Kombination aus Zuckeraustausch- und Süßstoffen.

Die Risiken Isomalt kann Durchfall verursachen, daher ist auf dem Etikett der Satz vorgeschrieben: »Kann bei übermäßigem Verzehr abführend wirken«. Die Substanz bindet, wie auch andere Zuckeraustauschstoffe, Wasser im Dickdarm.

Betrifft es mich? E 953 ist ohne Höchstmengenbegrenzung für Desserts, Milchprodukte, Eiscreme, Marmelade, Obstzubereitungen und Süßigkeiten sowie für Kekse und Kuchen, zuckerfreie Kaugummis, Senf, Soßen und Nahrungsergänzungsmittel zugelassen. Um den erwünschten Grad an Süße zu erreichen, werden Zuckeraustauschstoffe meistens mit Süßstoffen kombiniert.

E 954 Saccharin, Calciumsaccharin, Kaliumsaccharin, Natriumsaccharin

Was ist es überhaupt? 1879 wurde das Saccharin als erster künstlicher Süßstoff entdeckt. Heute wird er künstlich aus chemischen Rohstoffen, wie etwa dem so genannten Toluol oder einem Stoff mit dem zungenbrecherischen Namen Phthalsäureanhydrid, hergestellt. Im Vergleich zum Haushaltszucker süßt Saccharin 300- bis 500-mal stärker, hat allerdings einen unangenehm metallischen Beigeschmack. E 954 hat quasi keine Kalorien, kann von Diabetikern und in zahnfreundlichen Produkten benutzt werden. Seine Süßkraft übersteht nicht mehr als 150 Grad Celsius. Um Volumen und Bindewirkung des Zuckers möglichst echt nachzubauen, benutzen die Lebensmitteltechnologen zuweilen eine komplizierte Mischung aus Saccharin, Cyclamat (E 952), Thaumatin (E 957), Fructose und Xylit (E 967).

Die Risiken Saccharin gilt als unbedenklicher Süßstoff. Zwar verursachte die Substanz, in großen Mengen, in Tierversuchen mit Ratten Blasenkrebs, doch neuere Bewertungen der Studienergebnisse widerlegten die Gefahr für eine Krebsentstehung beim Konsum durch Menschen. Zwischenzeitlich mussten von 1977 bis zum Jahr 2000 saccharinhaltige Nahrungsmittel in den USA sogar mit einem diesbezüglichen Warnhinweis versehen werden. Diese Hinweispflicht wurde jedoch wieder aufgehoben.

Betrifft es mich? Saccharin süßt Light-Produkte und Diät-Lebensmittel. Das sind in der Regel naturgemäß vor allem süße Sachen, wie etwa Limonaden, Milchgetränke, Spirituosen, alkoholhaltige Mixgetränke, Pudding, Jogurt, Quark, Fruchtdesserts, Süßigkeiten sowie Eiscreme, süße Konserven, Marmelade oder andere süße Brotaufstriche. Aber auch Herzhaftes, etwa Suppen, Snacks oder industrielle Fleischsalate und Essiggurken, enthalten manchmal Saccharin, ja auch Biermixgetränke, wie das Radlerbier, können den Süßstoff enthalten, sowie manche nicht in Deutschland hergestellte Biersorten. Die Einsatzmenge der Süßstoffe in den unterschiedlichen Produkten ist in der entsprechenden Verordnung sehr genau definiert. In einem Kilogramm der Lebensmittel dürfen zwischen 80 und 3000 Milligramm E 954 enthalten sein. Zuweilen wird Saccharin auch mit Cyclamat (E 952) und Thaumatin (E 957) kombiniert.

E 955 Sucralose

Was ist es überhaupt? Sucralose wird aus Zucker hergestellt, ist aber etwa 600-mal süßer als dieser. Sie wird nach dem Verzehr nicht abgebaut und nahezu unverändert wieder ausgeschieden. Sie ist vollkommen kalorienfrei. Sucralose gehört, obschon aus natürlichem Zucker (Saccharose) hergestellt, zur Stoffklasse der Organochlorverbindungen. Sie schmeckt genau wie normaler Haushaltzucker, ist hitzestabil und eignet sich so auch zum Kochen und Backen.

Die Risiken Sucralose gilt als gesundheitlich unbedenklicher Süßstoff, obwohl er von der chemischen Struktur her eine Organochlorverbindung ist, eine Substanzklasse also, in der mit Lindan und DDT auch hochgiftige Stoffe zu finden sind. In Tierversuchen mit Sucralose in hohen Dosen traten bei Ratten einige gesundheitliche Probleme auf: etwa eine vergrößerte Leber und Niere, eine Beeinträchtigung des Immunsystems, Verkleinerung von Milz und Thymusdrüse. All dies indessen wurde in einigen Studien auf das »Hungern« der Versuchstiere zurückgeführt, da den Tieren die Sucralose-Diät nicht geschmeckt habe und Sucralose praktisch keinen Nährwert besitze. Trotz einiger Bedenken während des Zulassungsverfahrens ist der Zusatzstoff seit Frühjahr 2005 auch in Europa zugelassen. Die akzeptable tägliche Aufnahme (ADI) von Sucralose wurde allerdings auf 15 Milligramm pro Kilogramm Körpergewicht festgelegt. Da in einem Liter aromatisierten Getränk bis zu 300 Milligramm Sucralose enthalten sein dürfen, können insbesondere Kinder diesen Wert schnell überschreiten.

Betrifft es mich? Das Einsatzgebiet für Süßstoffe ist genau definiert. Für die vielen kalorienreduzierten oder ohne Zuckerzusatz hergestellten Lebensmittel sind jeweils maximale Einsatzmengen vorgegeben, die zwischen 10 und 3000 Milligramm pro Kilogramm liegen. Sucralose wird vor allem in Light-Produkten und Diät-Lebensmitteln verwendet. Das sind in der Regel süße Sachen wie Limonade, Milchgetränke, Spirituosen, alkoholhaltige Mixgetränke, Pudding, Jogurt, Quark, Fruchtdesserts, Süßigkeiten sowie Eiscreme, süße oder süß-saure Konserven, Marmelade oder andere süße Brotaufstriche. Biermischgetränke und Herzhaftes, wie Suppen, Snacks oder Feinkostsalate, finden manchmal durch Sucralose eine süße Abrundung.

E 957 Thaumatin

Was ist es überhaupt? Thaumatin wird aus der in Westafrika vorkommenden Katemfefrucht (*Thaumatococcus daniellii*) extrahiert. Der Süßstoff ist ein natürliches Eiweiß mit extrem hoher Süßkraft. Etwa 2000 bis 3000-mal süßer als Zucker.

Die Risiken Über schädliche Wirkungen des Thaumatins ist bislang nichts bekannt.

Betrifft es mich? Thaumatin ist ohne Mengenbegrenzung als Tafelsüße, in Süßigkeiten wie Schokoladen- und Früchteriegeln, in Kaugummi, Bonbons und Speiseeis zugelassen. Der Süßeffekt tritt etwas zeitverzögert ein, dafür dann aber umso intensiver. Zudem wirkt der Stoff geschmacksverstärkend. Darum ist Thaumatin vielseitig einsetzbar, in Erfrischungsgetränken, Pudding, Milchprodukten, aber auch in Marmeladen. Er wird häufig in Kombination mit anderen Süßstoffen eingesetzt.

E 959 Neohesperidin DC

Was ist es überhaupt? Den Ausgangsstoff für E 959 findet man etwa in Zitrusschalen. Mit Alkalilauge wird er herausgelöst und nach einem kurzen, chemischen Umbau erhält man dann das Neohesperidin DC. Dieses weiße Pulver, das ca. 1500-mal stärker süßt als normaler Zucker, überdeckt den unerwünschten bitteren oder salzigen Geschmack von zugesetzten Mineralien, Extrakten und Vitaminen in künstlichen Gesundheits- und Diätlebensmitteln. Sein Nachgeschmack erinnert mal mehr an Lakritze, mal mehr an Menthol. Neohesperidin DC lässt Fettreduziertes cremiger schmecken und bleibt auch beim Backen und Kochen süß. Neohesperidin bietet eine kalorienfreie, für Diabetiker geeignete und zahnfreundliche Süßvariante. Mit anderen Süßstoffen ergänzt es sich so, dass sie sich gegenseitig verstärken und letztlich mengenmäßig Süßstoff eingespart werden kann.

Die Risiken Über schädliche Wirkungen des Neohesperidins ist bislang nichts bekannt.

Betrifft es mich? E 959 ist seit 1996 in Deutschland zugelassen, allerdings auf maximale Einsatzmengen von 10 bis 400 Milligramm pro 100 Gramm Light-Produkt oder zuckerreduziertem Lebensmittel begrenzt. Dieser Stoff süßt vor allem Limonaden und andere Erfrischungsgetränke, Puddings, Quarks und andere Milchprodukte, Diabetiker-Eis, Süßigkeiten oder zuckerfreies Kaugummi.

Aber auch Margarine, Fleischersatz aus pflanzlichem Eiweiß und diverse Fleischerzeugnisse werden mit E 959 geschmacklich abgerundet. Für Tisch und Küche bekommt man ihn auch als Süßstofftablette, Flüssig- oder Streusüße.

E 962 Aspartam-Acesulfam-Salz

Was ist es überhaupt? Aspartam-Acesulfam-Salz ist eine Verbindung der Süßstoffe Aspartam und Acesulfam, die zu 64 Prozent aus Aspartam und zu 35 Prozent aus Acesulfam besteht. Das Gemisch ist etwa 350-mal süßer als Zucker. Nach dem Verzehr wird Aspartam-Acesulfam-Salz in seine Bestandteile Aspartam und Acesulfam aufgespalten. Aspartam wird im Körper weiter zu Asparaginsäure, Phenylalanin und Methanol verwandelt. Acesulfam wird unverändert über die Nieren ausgeschieden. Aspartam-Acesulfam-Salz gilt als nahezu kalorienfrei, da es wegen der enormen Süßkraft nur in geringen Mengen eingesetzt wird.

Die Risiken Aspartam-Acesulfam-Salz ist eine Kombination der Süßstoffe E 951 und E 950. Von Acesulfam (E 950) sind bislang keine schädlichen Wirkungen bekannt. Aspartam (E 951) steht in Verdacht, bei besonders empfindlichen Menschen ähnliche Symptome wie Glutamat beim so genannten »China-Restaurant-Syndrom« auszulösen, das durch Kopfschmerzen, ein Taubheitsgefühl im Nacken, Gliederschmerzen und Übelkeit gekennzeichnet ist. Es gibt Studien, die solche Auswirkungen nahelegen, und Studien, die zu einer genau gegenteiligen Ansicht kommen. Das Gleiche gilt für den Verdacht, Aspartam sei an der Entstehung von Krebs beteiligt. Eindeutig wissenschaftlich widerlegt ist jedoch die häufig zu hörende Behauptung, Aspartam sei ursächlich für die Multiple Sklerose mit verantwortlich. Eine ernste Gesundheitsgefahr stellt Aspartam auf jeden Fall für die an der seltenen Phenylketonurie Erkrankten dar. Bei dieser Krankheit kann das in Aspartam enthaltene Phenylalanin nicht abgebaut werden und in der Folge unter anderem schwere Hirn- und Nervenschäden verursachen. Lebensmittel, die Aspartam enthalten, müssen auf dem Etikett den Hinweis »enthält eine Phenylalaninquelle« enthalten, um die an der seltenen Krankheit Phenylketonurie leidenden Menschen vor dem Verzehr zu warnen.

Betrifft es mich? Das Einsatzgebiet für Süßstoffe ist sehr genau definiert. Für die vielen verschiedenen kalorienreduzierten oder ohne Zuckerzusatz hergestellten Lebensmitteln sind jeweils maximale Einsatzmengen vorgegeben, die zwischen 25 und 6000 Milligramm pro Kilogramm Lebensmittel liegen. Aspartam wird vor allem in Light-Produkten und Diät-Lebensmitteln, oft zusammen mit Acesulfam K (E 950) eingesetzt. Das sind in der Regel süße Sachen, wie z.B. Limonaden, Milchgetränke, Spirituosen, alkoholhaltige Mixgetränke, Pudding, Jogurt, Quark, Fruchtdesserts, Süßigkeiten sowie Eiscreme, süße oder süß-saure Konserven, Marmelade oder andere süße Brotaufstriche.

Auch Herzhaftes, wie Suppen, Snacks oder Feinkostsalate, finden manchmal durch Aspartam eine süße Abrundung. Es wird auch als Streusüße oder in Tablettenform verkauft.

E 965 Maltit

Was ist es überhaupt? Maltit gehört zu den so genannten Zuckeraustauschstoffen. Im Gegensatz zu den Süßstoffen haben sie eine zuckerähnliche Beschaffenheit und geben dem Lebensmittel Volumen, Struktur, Geschmack und Mundgefühl. Vor allem zuckerfreie Bonbons und Kaugummis enthalten deshalb eine Kombination aus Zuckeraustausch- und Süßstoffen. Bei der Produktion von Maltit wird pflanzliche Stärke mit Hilfe von Enzymen abgebaut. Diese Verdauungsenzyme werden von gentechnisch erzeugten Bakterien hergestellt, die Stärke kann auch aus gentechnisch verändertem Mais stammen. Mit Maltit gesüßte Speisen vermitteln einen süßen Geschmackseindruck, der dem des normalen Zuckers sehr ähnlich ist. Zum Abbau im Körper wird kein Insulin benötigt, daher ist es auch für Diabetikerspeisen geeignet.

Die Risiken Maltit kann, wenn es in großen Mengen aufgenommen wird, im Dickdarm Wasser binden. Dadurch kann es bei übermäßigem Verzehr zu Durchfall kommen.

Betrifft es mich? E 965 ist in unbegrenzter Menge zugelassen für Desserts, Milchprodukte, Eiscreme, Marmelade, Obstzubereitungen und Süßigkeiten. Es kann auch für Kekse und Kuchen verwendet werden, in zuckerfreien Kaugummis, Senf, Soßen und Nahrungsergänzungsmitteln. Maltit kann nicht nur süßen, sondern auch für anhaltende Feuchtigkeit im Lebensmittel sorgen und so etwa Marzipanbrote vor dem Austrocknen schützen. Maltit wird zudem häufig als Träger für Aromen und Vitamine eingesetzt. Um ausreichende Süßewirkung zu erreichen, werden Zuckeraustauschstoffe meist mit Süßstoffen kombiniert. Die Angabe »kann bei übermäßigem Verzehr abführend wirken« muss immer auf dem Etikett stehen, wenn das Produkt mehr als 10 Prozent Maltit enthält.

E 966 Lactit

Was ist es überhaupt? Lactit gehört zu den so genannten Zuckeraustauschstoffen. Es hat nur 30–40 Prozent der Süße und etwa die Hälfte der Kalorien des normalen Zuckers. Im Gegensatz zu den Süßstoffen haben Zuckeraustauschstoffe eine zuckerähnliche Beschaffenheit und geben dem Lebensmittel Volumen, Struktur, Geschmack und Mundgefühl. Vor allem zuckerfreie Bonbons und Kaugummis enthalten deshalb eine Kombination aus Zuckeraustausch- und Süßstoffen. Lactit kommt in der Natur nicht vor. Der Zusatzstoff wird aus Milchzucker hergestellt, der wiederum stammt aus der Molke, einem Abfallprodukt der Käseherstellung. Mit Lactit gesüßte Speisen vermitteln einen süßen Geschmackseindruck, der dem des normalen Zuckers sehr ähnlich ist. Zum Abbau im Körper wird kein Insulin benötigt, daher ist es auch für Diabetikerspeisen geeignet.
Die Risiken Lactit kann, wenn es in großen Mengen aufgenommen wird, im Dickdarm Wasser binden. Dadurch kann es bei übermäßigem Verzehr zu Durchfall kommen.
Betrifft es mich? E 966 ist im Zuge der EU-weiten Angleichung des Lebensmittelrechtes seit 1998 in Deutschland zugelassen. Mit dem Zuckerersatz dürfen in unbegrenzter Menge Desserts und Milchprodukte versüßt werden, Eiscreme, Marmelade, Obstzubereitungen und Süßigkeiten aller Art. Auch Backwerk wie Kekse und Kuchen können Maltit enthalten, zuckerfreie Kaugummis, Senf, Soßen und Nahrungsergänzungsmittel. Damit das Erzeugnis die wunschgemäße Süße erlangt, wird Lactit meist mit den Süßstoffen Aspartam (E 951) und Acesulfam K (E 950) kombiniert.

E 967 Xylit

Was ist es überhaupt? Xylit gehört zu den so genannten Zuckeraustauschstoffen. Im Gegensatz zu den Süßstoffen haben Zuckeraustauschstoffe eine zuckerähnliche Beschaffenheit und geben dem Lebensmittel Volumen, Struktur, Geschmack und Mundgefühl. Allerdings haben sie weniger Süßkraft, im Falle von Xylit etwa die Hälfte des normalen Haushaltszuckers. Dafür hat es aber auch nur die Hälfte der Kalorien. Xylit kommt in Gemüse und Obst, in Holz und auch im menschlichen Körper vor. Bei der industriellen Herstellung wird aus der Rinde von Birken mit Hilfe von Lösungsmitteln ein Stoff namens Xylan, ein gummiartiger Baumbestandteil, herausgetrennt.

Säuren können ihn in so genannten »Holzzucker« umwandeln, aus dem dann schließlich der eigentliche Zuckerersatzstoff Xylit hergestellt wird. Er ist für Diabetiker geeignet und hemmt sogar aktiv die Kariesbakterien. Er erzeugt überdies ein kühlendes Gefühl auf der Zunge, weshalb die Nahrungsindustrie den Zusatzstoff gern bei frischen Geschmacksrichtungen wie Menthol und Minze einsetzt.

Die Risiken Xylit kann, wenn es in großen Mengen aufgenommen wird, im Dickdarm Wasser binden. Dadurch kann es bei übermäßigem Verzehr zu Durchfall und Blähungen kommen.

Betrifft es mich? E 967 ist in unbegrenzter Menge zugelassen für Desserts und Milchprodukte, Eiscreme, Marmelade, auch Obstzubereitungen sowie Süßigkeiten. Zudem können Backwaren wie Kekse und Kuchen den Stoff enthalten, zuckerfreie Kaugummis, Senf, Soßen und Nahrungsergänzungsmittel. Xylit wird auch in Zahnpasta und Zahnpflegekaugummis eingesetzt.

E 999 Quillaia Extrakt

Was ist es überhaupt? Der südamerikanische Seifenrindenbaum (*Quillaja saponaria Molina*) hat vor allem in seiner Rinde so genannte Seifenstoffe, die ihn vor Fraßfeinden, Entzündungen usw. schützen sollen. Sie sind waschaktiv, bilden also im Wasser Schaum und werden dafür auch in der Naturkosmetik und für Wasch- oder Feuerlöschmittel in Handfeuerlöschern verwendet. In der Naturheilkunde wird der Quillajaextrakt bei Husten und Kopfhautjucken verordnet. Zur Ernte wird der Baum geschält und die grobe Borke abgetrennt. Durch Abkochen der gelblich-weißen Rindenstücke in Wasser erhält man den gewünschten, stark schäumenden Extrakt. Quillajaextrakt hat neben der Schaumfunktion auch geschmackliche Qualitäten der unterschiedlichsten Art zu bieten. Erst einmal vermittelt es einen schleimigen und süßen Eindruck, der dann im Abgang aber bitter und kratzig wird.

Die Risiken Über schädliche Wirkungen des Quillajaextraktes in den als Zusatzstoff gebräuchlichen Dosierungen ist bislang nichts bekannt.

Betrifft es mich? Mit der EU-weiten Angleichung des EU-Rechtes 1998 ist E 999 auch in Deutschland für Limonaden und andere alkoholfreie Erfrischungsgetränke sowie für Cidre zugelassen. In den entsprechenden Getränken soll Schaum gebildet oder der Kohlensäureschaum stabil gehalten werden.

E 1103   Invertase

Was ist es überhaupt? Invertase ist ein Verdauungsenzym, das auch im Verdauungstrakt von Menschen vorkommt. Haushaltszucker wird von ihm zu kleineren Zuckereinheiten abgebaut. In Lebensmitteln bewirkt Invertase durch diese Zuckerumwandlung eine weichere Konsistenz und die Vermeidung unerwünschter Zuckerkristalle. Invertase wird biotechnisch mithilfe von Hefepilzen gewonnen.

Die Risiken Über schädliche Wirkungen der Invertase ist bislang nichts bekannt.

Betrifft es mich? Invertase ist für Lebensmittel allgemein und ohne vorgegebene Mengenbeschränkung zugelassen. Marzipanbrote werden mit E 1103 saftig gehalten. Es verflüssigt Pralinenfüllungen im Nachhinein oder verhindert, dass sich in Lebkuchen Zuckerkristalle bilden.

E 1105   Lysozym

Was ist es überhaupt? Lysozym wirkt bakterientötend. Deshalb enthalten etwa auch unser Speichel oder unsere Tränen dieses Enzym. Es löst die Zellwände verschiedener Bakterienarten auf und macht sie damit unschädlich. Im Käse werden damit Keime abgetötet, welche die unangenehm nach Schweiß riechende Buttersäure bilden. Die industrielle Gewinnung von Lysozym erfolgt aus dem Eiklar des Hühnereis. Zu einem geringen Teil wird Lysozym industriell auch von genetisch veränderten Bakterien hergestellt.

Die Risiken Über schädliche Wirkungen des Zusatzstoffs Lysozym ist bislang nichts bekannt.

Betrifft es mich? E 1105 ist als Zusatzstoff zur Konservierung von Hart- und Schnittkäse zugelassen. Mit dem Stoff dürfen allerdings auch Bakterien in verkeimtem Wein abgetötet werden, wenn er hinterher wieder herausgefiltert wird. Für seinen Einsatz ist der Lebensmittelindustrie keine Höchstmenge vorgegeben.

E 1200 Polydextrose

Was ist es überhaupt? Für die Herstellung von Polydextrose wird Traubenzucker mit Sorbit (E 420) und Zitronensäure (E 330) verschmolzen. Es entsteht ein zuckerähnliches Gebilde, weiße oder leicht-gelbliche Kristalle, die nach nichts riechen, aber etwas süßlich schmecken. Sie können vom menschlichen Verdauungstrakt nur teilweise verwertet werden und liefern deshalb nur wenige Kalorien, geben aber Lebensmitteln bei geringem Kaloriengehalt mehr Volumen und halten sie außerdem feucht und frisch. Zudem kristallisiert der Zucker etwa bei Süßigkeiten nicht aus, die Produkte können länger haltbar bleiben.

Die Risiken Über schädliche Wirkungen der Polydextrose ist bislang nichts bekannt.

Betrifft es mich? Polydextrose liefert kalorienarmes Füllmaterial, z. B. um Diät-Bonbons zahnfreundlicher zu machen und Schokolade oder kalorienreduzierten Fitnessriegeln mehr Masse zu verleihen. Seit der EU-weiten Angleichung im Lebensmittelrecht darf Polydextrose in fast allen Lebensmitteln eingesetzt werden. Höchstmengen sind nicht vorgegeben.

E 1201 Polyvinylpyrrolidon
E 1202 Polyvinylpolypyrrolidon

Was ist es überhaupt? Vinylpyrrolidonmoleküle werden chemisch zu langen Ketten verknüpft und bilden dann den Kunststoff Polyvinylpyrrolidon. Es kann sich gut an andere Stoffe anheften und filtert so etwa Trübstoffe aus dem Wein oder dient als Trägerstoff von Aromen und Vitaminen in Nahrungsergänzungsmitteln. Aufgrund guter Haftungseigenschaften wird es auch im Haarspray, -festiger oder -gel, in Cremes und Klebstoff verwendet. In der Natur kommt der Stoff nicht vor.

Die Risiken Über schädliche Wirkungen als Zusatzstoff ist bislang nichts bekannt.

Betrifft es mich? E 1201 und E 1202 sind erst 1998 mit der EU-weiten Angleichung des Lebensmittelrechtes in Deutschland zugelassen worden. Es darf ausschließlich in Dragees oder Pillen mit Vitaminen, Mineralstoffen, Ingwerextrakt, Lachsöl, L-Carnitin oder sonstigen Nahrungsergänzungsmitteln genutzt werden. Im Wein wird es unter der Bezeichnung »technischer Hilfsstoff« zur Reinigung genutzt und muss daher nicht auf dem Etikett stehen.

E 1404 Oxidierte Stärke (modifizierte Stärke)

Was ist es überhaupt? Für den Zusatzstoff E 1404 wird Stärke aus Rohstoffen wie Weizen, Kartoffeln oder Mais, chemisch verändert. Der Mais kann dabei auch gentechnisch verändert sein, ohne dass dies auf dem Etikett angegeben werden muss. In Flüssigkeiten quellen modifizierte oder oxidierte Stärken auf, so werden Breie und Soßen dickflüssiger. Kräuter, Gewürze, Gemüse- oder Obststückchen verteilen sich in der Flüssigkeit gleichmäßiger und bleiben stabil liegen, wie in einem Gel. Die Lebensmittel schmecken so schön cremig. Bei der Herstellung der oxidierten Stärke wird durch eine Oxidation mit Natriumhypochlorit das Stärkemolekül so verändert, dass es Wasser besser binden kann und diese Fähigkeit auch bei großer Hitze nicht verliert.

Die Risiken Über schädliche Wirkungen ist bislang nichts bekannt.

Betrifft es mich? E 1404 ist für Lebensmittel im Allgemeinen zugelassen und darf sogar in Milchnahrung verwendet werden, mit der man Babys das Stillen abgewöhnt. Sehr beliebt ist die oxidierte Stärke, um dickflüssige Fett-Öl-Gemische, wie etwa Mayonnaise, an der natürlichen Auftrennung zu hindern und auf Dauer wie frisch verrührt aussehen zu lassen. Auch Salatdressings behalten so die gewünschte Konsistenz und Kräuter oder andere Feststoffe können durch die Stärke in der Schwebe gehalten werden. E 1404 wird auf dem Etikett auch als modifizierte Stärke bezeichnet.

E 1410 Monostärkephosphat (modifizierte Stärke)
E 1412 Distärkephosphat POC
E 1413 Phosphatiertes Distärkephosphat
E 1414 Acetyliertes Distärkephosphat

Was ist es überhaupt? Für diese Zusatzstoffe wird Stärke aus Rohstoffen wie Weizen, Kartoffeln oder Mais chemisch verändert. Der Mais kann dabei auch gentechnisch verändert sein, ohne dass dies auf dem Etikett angegeben werden muss. Bei der Herstellung werden Phosphate chemisch an das Stärkemolekül angeknüpft. Es verändert sich so, dass es besser Wasser binden kann und diese Fähigkeit auch bei großer Hitze nicht verliert.

Die Risiken Über schädliche Wirkungen der Stärkephosphate ist bislang nichts bekannt.

Betrifft es mich? Stärkephosphate sind für Lebensmittel im Allgemeinen zugelassen und dürfen sogar in Milchnahrung verwendet werden, mit der man Babys vom Stillen entwöhnt. In Tiefkühlgerichten sorgen sie dafür, dass das Essen nach dem Auftauen aussieht wie vor dem Einfrieren. In Soßen und Breien bleiben alle Bestandteile gleichmäßig verteilt und homogen. Würzsoßen werden so eingedickt, dass etwa Würz- und Kräuterstückchen auch nach Monaten noch gleichmäßig in ihnen verteilt bleiben. Auch fertige Gewürzmischungen enthalten Stärkephosphate. Gebackenes, vor allem Tiefkühl-Backwaren enthalten diese Zusatzstoffe, um das Wasser im Teig zu halten. In Puddings und Desserts, auch in den Instantpulvervarianten, wird die cremige, dickflüssige Konsistenz mit Stärkephosphaten verstärkt.

E 1420   Stärkeacetat (modifizierte Stärke)
E 1422   Acetyliertes Distärkeadipat

Was ist es überhaupt? Zur Herstellung von E 1420 und E 1422 wird Stärke aus Rohstoffen wie Mais, Weizen, Kartoffeln, chemisch verändert. Für die Herstellung von E 1420 und E 1422 wird die aus den Pflanzen gewonnene Stärke chemisch mit Essigsäure, bzw. Adipinsäure verknüpft. Dabei verändert sich das Stärkemolekül so, dass Wasser besser gebunden wird und auch große Hitze diese Wirkung nicht beeinflusst.

Die Risiken Über schädliche Wirkungen als Zusatzstoff ist bislang nichts bekannt.

Betrifft es mich? E 1420 und E 1422 sind für Lebensmittel im Allgemeinen und ohne Höchstmenge zugelassen und dürfen sogar in Milchnahrung verwendet werden, mit der man Babys vom Stillen entwöhnt. In Tiefkühlgerichten sorgen sie dafür, dass das Essen nach dem Auftauen aussieht wie vor dem Einfrieren. In Soßen und Breien bleiben alle Bestandteile gleichmäßig glatt verrührt. Würzsoßen werden so eingedickt, dass etwa Würz- und Kräuterstückchen auch nach Monaten noch gleichmäßig in ihnen verteilt bleiben. Fertige Gewürzmischungen enthalten diese modifizierten Stärken. Gebackenes, vor allem Tiefkühl-Backwaren, enthält diese Zusatzstoffe, um das Wasser im Teig zu halten. Sonst werden Fertigpizza und vorgebackene Brötchen beim Aufbacken eher matschig. Cremige oder klebrige Tortenfüllungen überstehen so sogar unbeschadet die Tiefkühltruhe. Puddings und Desserts, auch die Instantpulvervarianten, verstärken ihre cremige, dickflüssige Konsistenz auf diese Weise.

E 1440 Hydroxypropylstärke (modifizierte Stärke)
E 1442 Hydroxypropyl-Distärkephosphat

Was ist es überhaupt? Die zur Herstellung von E 1440 und E 1442 benötigte Stärke wird aus Rohstoffen wie Weizen, Kartoffeln oder Mais, gewonnen. Der Mais kann dabei auch gentechnisch verändert sein, ohne dass dies auf dem Etikett angegeben werden muss. In Flüssigkeiten quellen diese modifizierten Stärken auf, so werden Breie und Soßen dickflüssiger; Kräuter, Gewürze, Gemüse- oder Obststückchen verteilen sich so gleichmäßiger und bleiben stabil liegen, wie in einem Gel. Die Lebensmittel schmecken schön cremig. Bei der Herstellung läuft Folgendes ab: Die aus den Pflanzen gewonnene Stärke wird chemisch mit Alkohol verknüpft und so verändert, dass sie besser Wasser binden kann und diese Fähigkeit auch bei großer Hitze nicht verliert.

Die Risiken Über schädliche Wirkungen ist bislang nichts bekannt.

Betrifft es mich? E 1440 und E 1442 sind erst seit 1998 und der EU-weiten Angleichung des Lebensmittelzusatzstoffrechtes in Deutschland zugelassen. Sie dürfen für Lebensmittel im Allgemeinen und ohne vorgeschriebene Höchstmenge verwendet werden. In Tiefkühlgerichten sorgen sie dafür, dass das Essen nach dem Auftauen aussieht wie vor dem Einfrieren. In Soßen und Breien bleiben alle Bestandteile gleichmäßig glatt verrührt. Würzsoßen werden mit ihnen eingedickt, dass Kräuterstückchen auch nach Monaten noch gleichmäßig in ihnen verteilt bleiben. Aus diesem Grund enthalten auch fertige Gewürzmischungen diese modifizierten Stärken. Gebackenes, vor allem Tiefkühlware, enthält diese Zusatzstoffe, um das Wasser im Teig zu halten. Sonst werden Fertigpizza und vorgebackene Brötchen beim Aufbacken eher matschig. Cremige oder klebrige Tortenfüllungen überstehen so sogar die Aufbewahrung in der Tiefkühltruhe. Puddings und Desserts, auch die Instantpulvervarianten, verstärken ihre cremige, dickflüssige Konsistenz auf diese Weise.

E 1450 Stärke-Natrium-Octenylsuccinat (modifizierte Stärke)

Was ist es überhaupt? Zur Herstellung von E 1450 wird Stärke aus Rohstoffen wie Weizen, Kartoffeln oder Mais, gewonnen. Der Mais kann dabei auch gentechnisch verändert sein, ohne dass dies auf dem Etikett angegeben werden muss. Bei der Herstellung der modifizierten Stärke läuft Folgendes ab: Die Stärke wird chemisch mit einem Alkohol und der so genannten Bernsteinsäure verknüpft. Dabei verändert sich der Stoff so, dass er Wasser besser binden kann und diese Fähigkeit auch bei großer Hitze nicht verliert. So werden Breie dickflüssiger, Gemüse- oder Obststückchen verteilen sich in der gelartigen Konsistenz gleichmäßiger. Die luftige Beschaffenheit von schaumigen Lebensmitteln bleibt länger erhalten. Mit modifizierter Stärke schmeckt alles schön cremig.

Die Risiken Über schädliche Wirkungen von E 1450 als Zusatzstoff ist bislang nichts bekannt.

Betrifft es mich? E 1450 ist erst seit 1998 mit der EU-weiten Angleichung des Lebensmittelzusatzstoffrechtes in Deutschland zugelassen. Sie darf für Lebensmittel allgemein verwendet werden und ist sogar als Verdickungsmittel in Säuglingsmilch und Babybreien erlaubt. E 1450 wird häufig eingesetzt, um Lebensmittel wie Desserts oder Hühnereiweiß für Baisers aufzuschäumen und zu verhindern, dass dieser Schaum wieder zusammenfällt. Hersteller bunter Brausegetränke setzen E 1450 als Stabilisator ein.

E 1451   Acetylierte, oxidierte Stärke (modifizierte Stärke)

Was ist es überhaupt? Für den Zusatzstoff E 1451 wird Stärke aus Rohstoffen wie Weizen, Kartoffeln oder Mais, chemisch verändert. Der Mais kann dabei auch gentechnisch verändert sein, ohne dass dies auf dem Etikett angegeben werden muss. Dank der Eingriffe der Chemiker hat dieser Zusatzstoff viele industriell erwünschte Eigenschaften für Nahrung, die lange in Päckchen, Dosen, Tüten aufbewahrt wird, und sich dabei nicht verändern soll. Mit einem chemischen Prozess, der so genannten Oxidation, werden die Eigenschaften der Stärke verändert. Zusätzlich wird sie mit Essigsäure verknüpft. Insgesamt führt diese Behandlung zu einem besseren Quellvermögen. Im Vergleich zu normaler Stärke kann E 1451 mehr Wasser binden, und das auch bei Hitze. Flüssigkeiten werden durch modifizierte Stärken also eingedickt. Die süßen Desserts schmecken so schön cremig.

Die Risiken Über schädliche Wirkungen als Zusatzstoff ist bislang nichts bekannt.

Betrifft es mich? E 1451 darf in Lebensmitteln allgemein und sogar in Milchnahrung verwendet werden, mit der man Babys vom Stillen entwöhnt. Es wird vorwiegend zum Eindicken von Puddings und Desserts, für erfolgreicheres Aufschlagen von Sahne sowie für die gewünschte Festigkeit von Süßwaren und Knabbereien verwendet.

E 1505   Triethylcitrat

Was ist es überhaupt? Um Triethylcitrat herzustellen, muss Zitronensäure (E 330) mit drei verschiedenen Alkoholen chemisch verknüpft werden. Der Stoff wird in der Chemie und Pharmaindustrie als Lösungsmittel und Weichmacher genutzt. In der Lebensmittelindustrie braucht man ihn, um das produzierte Hühnereiweiß aufschlagfähig zu halten. Dazu muss E 1505 Reste von eingeflossenem Eigelb binden und neutralisieren.

Die Risiken Über schädliche Wirkungen ist bislang nichts bekannt.

Betrifft es mich? E 1505 ist nur für die Herstellung von Eiklar als technischer Hilfsstoff zugelassen. Hierzu ist keine Höchstmenge vorgegeben.

E 1517   Glycerindiacetat
E 1518   Glycerintriacetat

Was ist es überhaupt? E 1517 und E 1518 werden chemisch aus Glycerin (E 422) und Essigsäure (E 260) hergestellt.

Die Risiken Über schädliche Wirkungen als Zusatzstoff ist bislang nichts bekannt.

Betrifft es mich? Beide Zusatzstoffe sind als Trägerstoff für Aromen nur bis zu 3 Gramm pro Kilogramm Lebensmittel zugelassen. E 1518 darf in Kaugummis auch ohne vorgeschriebene Höchstmenge eingesetzt werden.

E 1519   Benzylalkohol

Was ist es überhaupt? Benzylalkohol ist eine angenehm, leicht süßlich riechende farblose, etwas ölige Flüssigkeit. In der Natur ist er auch Bestandteil einiger ätherischer Blütenöle, wie zum Beispiel bei Goldlack und Jasmin, Hyazinthen oder Rosen. Die Extraktion des Duftstoffs aus Pflanzen wäre theoretisch möglich, ist aber viel zu aufwendig und teuer. Industriell wird Benzylalkohol chemisch aus Toluol hergestellt.

Die Risiken Über schädliche Wirkungen als Zusatzstoff ist bislang nichts bekannt.

Betrifft es mich? Benzylalkohol wird wegen seines angenehmen Geruchs als Aroma und Duftstoff zum Beispiel für alkoholische Getränke, wie aromatisierten Wein und Liköre, verwendet, oder auch für zahlreiche Süßwaren, einschließlich Schokolade und feiner Backwaren.

E 1520 Propandiol

Was ist es überhaupt? Propandiol ist ein farbloser, leicht öliger Alkohol. Er dient als Lösungsmittel für Fette, Öle, Wachse und Harze. Im Auto wirkt er als Frostschutzmittel und Bremsflüssigkeit. Für die Kosmetik- und Tabakindustrie ist er ein beliebtes Feuchthaltemittel. Die Lebensmittelindustrie nutzt E 1520 nur, um die Kaumasse für Kaugummi künstlich herzustellen.

Die Risiken Über schädliche Wirkungen als Hilfsmittel zur Kaugummiherstellung ist bislang nichts bekannt.

Betrifft es mich? E 1520 ist nur für den Einsatz in der Kaugummiproduktion zugelassen worden. Eine Höchstmenge gibt es hierzu nicht.

Aromen

Ob Gänsebraten, Apfelstrudel oder Himbeersorbet – für das typische Aroma eines Lebensmittels sorgen gleich hunderte verschiedener, flüchtiger und nichtflüchtiger Substanzen, die an Rezeptoren an den Nervenzellen tief in der Nase andocken oder an den Geschmacksrezeptoren der Zunge. Die so genannten aromawirksamen chemischen Substanzen sind, etwa in einem Apfelstrudel, nur in kaum messbaren Mengen vorhanden. Nur wenige Mikrogramm in einem Kilogramm Lebensmittel reichen aus, um das typische Apfelstrudel-Aroma zu erzeugen.

Die Aromaindustrie kennt tausende chemischer Substanzen, aus denen sich solche Aromen auch künstlich erzeugen lassen. Der Einsatz dieser isolierten Aromastoffe in industriell hergestellter Nahrung ist ein lukratives Geschäft. So lassen sich teure Rohstoffe wie Früchte und Gewürze einsparen und die Zubereitung der Nahrungsmittel effizienter gestalten. Typische natürliche Aromen bleiben bei der Produktion auf der Strecke und werden dem Fertigprodukt einfach nachträglich künstlich hinzugefügt.

Steht auf der Zutatenliste eines Lebensmitteletikettes »Aroma«, so handelt es sich meist um eine Mischung verschiedener chemischer Stoffe. Das Aromastoffregister der Europäischen Kommission listet allein 2748 verschiedene Aromastoffe auf, die in Lebensmitteln zur Anwendung kommen. Darunter finden sich so genannte natürliche Aromen, das sind Extrakte und Destillate pflanzlichen oder tierischen Ursprungs, aber auch Geschmacksstoffe, die mit physikalischen oder mikrobiologischen Methoden aus Stoffen natürlichen Ursprungs gewonnen worden sind. Hinzu kommen so genannte naturidentische Aromen, das sind Substanzen, die zwar künstlich hergestellt, aber chemisch identisch mit natürlichen Stoffen sind, oder auch vollkommen künstliche Aromen.

Die Kennzeichnung als »natürliches Aroma« bedeutet dabei nicht zwingend, dass der natürliche Rohstoff des Aromas identisch mit dem Naturprodukt im Lebensmittel ist. So kann etwa der Ursprung eines Erdbeeraromas auch im Holz eines Baumes liegen (siehe Kapitel 2).

Natürliche und naturidentische Aromastoffe dürfen in Europa ohne Zulassung eingesetzt werden. Künstliche Aromastoffe unterliegen einer Zulassungspflicht; sie dürfen nur in bestimmten Lebensmittelgruppen zur Anwendung kommen.

Die Europäische Union bereitet seit langem eine einheitliche Aromen-Regelung vor. Die angekündigte Positivliste und eine europaweit verbindliche Aromenverordnung lassen jedoch auf sich warten.

Technische Hilfsstoffe und Enzyme

Die Lebensmittel-Kennzeichnungsverordnung schreibt vor, dass alle Inhalts- und Zusatzstoffe bei verarbeiteten Lebensmitteln auf der Verpackung aufgelistet sein müssen. Und zwar mit dem jeweiligen Klassennamen, wie etwa Konservierungsstoff, und mit der jeweiligen E-Nummer, wie etwa E 200, oder der so genannten Verkehrsbezeichnung, in diesem Fall Sorbinsäure.

Die E-Nummern – das »E« steht übrigens für das englische Wort »edible«, zu deutsch: »essbar« – werden dabei immer häufiger durch die Verkehrsbezeichnung ersetzt. Die Nahrungsmittelproduzenten versuchen damit offensichtlich, einer gewissen E-Nummernphobie bei den Verbrauchern entgegenzuwirken.

Doch technische Hilfsstoffe und Enzyme können als Rückstände im Lebensmittel enthalten sein, ohne dass dies auf dem Etikett erwähnt ist.

Der Einsatz technischer Hilfsstoffe ist bei der Produktion von Lebensmitteln nicht einmal zulassungspflichtig, wenn folgende Kriterien erfüllt werden:

Die unbeabsichtigt oder technisch unvermeidbar im Lebensmittel verbleibenden Rückstände müssen darin technologisch unwirksam, sowie gesundheitlich und vom Geruch und Geschmack her unbedenklich sein.

Technische Hilfsstoffe dienen zur Schaumverhinderung, als Flockmittel, als Katalysatoren zur Reaktionsbeschleunigung, als Enzymträger, Wasch- und Schälmittel, Klär- und Filterhilfsmittel, als Netzmittel, Detergentium oder gar als so genannter Ionenaustauscher und als Kühlmittel.

Die Art des technischen Hilfsstoffs ist für seine zulassungsfreie Anwendung aber nicht entscheidend, sondern nur die Anwendungsweise. Was bedeutet, dass alles bei der Verarbeitung von Lebensmitteln verwendet werden darf, solange es nachher »ausreichend« aus diesen wieder entfernt wird – das bedeutet: So gut es eben geht.

Enzyme dienen wie die technischen Hilfsstoffe der effizienteren Produktion von industriell hergestellten Lebensmitteln. Normalerweise verrichten diese kleinen Stoffwechselfabriken ihre Arbeit in den Zellen von lebenden Organismen, im menschlichen Körper genauso wie in einzelligen Lebewesen. Die Lebensmitteltechnologie nutzt die Vielseitigkeit dieser komplexen Eiweißmoleküle immer häufiger. Enzyme beschleunigen als so genannte Katalysatoren viele Reaktionen, die bei der Verarbeitung von Lebensmitteln ablaufen. Entweder werden sie während der Verarbeitung dem Lebensmittel oder Rohstoffen zugesetzt und nachher wieder entfernt oder sie verbleiben im Lebensmittel, nachdem sie, etwa durch Hitzeeinwirkung, deaktiviert wurden. Andere Enzyme verrichten, sogar mit einer E-Nummer versehen, auch im fertigen Lebensmittel noch ihren Dienst, wie zum Beispiel das zuckerabbauende Enzym Invertase (E 1103). Es hält Pralinenfüllungen flüssig, verhindert die Bildung unerwünschter Zuckerkristalle und erhält Marzipanbrote dauerhaft saftig. Invertasen werden aus Hefepilzen gewonnen.

Das Enzym Lipoxigenase kommt bei der Bleichung von weißen Getreidemehlen zum Einsatz, weil sie im Mehl verbliebene Pflanzenfarbstoffe zu farblosen Substanzen abbauen. Lipoxigenasen werden aus Sojapflanzen gewonnen.

Amylase, das ist ein stärkeabbauendes Enzym, das auch in unserem Speichel und Bauchspeichel enthalten ist, beschleunigt den Stärkeabbau bei der Produktion von Backwaren und Getränken. Gewonnen wird Amylase aus Schimmelpilzen, Bakterien oder tierischen Bauchspeicheldrüsen.

Solche Enzyme sind zur Lebensmittelproduktion nicht zulassungspflichtig und ihre Rückstände in Lebensmitteln werden als unbedenklich angesehen. Kritiker geben aber zu bedenken, dass je nach Herkunft der Enzyme giftige Stoffe, wie etwa Mycotoxine aus Schimmelpilzen oder Endotoxine aus Bakterien, ins Lebensmittel verschleppt werden könnten.

Gentechnik und Zusatzstoffe

Gentechnik und europäische Verbraucher – das will nicht zusammen gehen. Im Gegensatz zu den Vereinigten Staaten ist die Akzeptanz für gentechnisch veränderte Lebensmittel in Europa sehr gering. Die europaweit gültige Kennzeichnungsverordnung soll dafür sorgen, dass die Verbraucher schon beim Einkauf ihrer Lebensmittel auf gentechnisch entstandene Inhaltsstoffe aufmerksam gemacht werden.

Eine Kennzeichnungspflicht besteht dann, wenn Lebensmittel selbst gentechnisch verändert sind, (wie etwa die sehr haltbare »Gen-Tomate«), wenn sie gentechnisch veränderte Organismen enthalten oder wenn sie aus gentechnisch veränderten Organismen hergestellt sind (wie etwa Zucker aus »Gen-Zuckerrüben«).

Über die mit Hilfe der Gentechnik hergestellten Lebensmittel-Zusatzstoffe, technischen Hilfsstoffe und Enzyme gelangt trotz der Kennzeichnungspflicht immer noch jede Menge Gentechnik unerkannt in die Supermarktregale.

Denn die Pflicht zur Kennzeichnung gilt nicht für diejenigen Lebensmittel und Produkte, die nur indirekt mit der Gentechnik in Verbindung kommen.

So sind zum Beispiel die Milch einer Kuh, die Gen-Mais zu fressen bekommt, oder das Ei einer Henne, die Gen-Weizen pickt, nach diesen Vorschriften nicht kennzeichnungspflichtig.

Bei den Zusatzstoffen, den technischen Hilfsstoffen, Enzymen und Aromen verhält es sich ähnlich. Eine Vielzahl von Zusatzstoffen, wie zum Beispiel Riboflavin (E 101) oder Glutamat (E 620), wird von gentechnisch veränderten Mikroorganismen produziert. Bei anderen Zusatzstoffen stammen Rohstoffe häufig von gentechnisch veränderten Pflanzen. Wie etwa jene, die aus Gen-Soja hergestellte Speisefettsäuren enthalten. Auch viele Enzyme und einige technische Hilfsstoffe werden mit Hilfe oder aus gentechnisch veränderten Organismen hergestellt.

Kennzeichnungspflichtig im Hinblick auf die Gentechnik ist keiner dieser genannten Stoffe. Wer auch den indirekten Kontakt mit der Gentechnik meiden möchte, muss auch die auf dem Etikett erwähnten Zusatzstoffe genauer unter die Lupe nehmen.

So arbeitet Dr. Watson

1. Das **Dr. Watson -Handbuch der Lebensmittel-Zusatzstoffe** richtet sich an das breite Publikum, mit verständlich formulierten Informationen auf wissenschaftlicher Grundlage.

2. Als Informationsquellen werden verwendet: die wissenschaftliche Datenbank PubMed Database, wissenschaftliche Quellen, amtliche Untersuchungen der Europäischen Union oder einzelner Regierungen, aber auch Industrie-Reports etwa aus dem renommierten britischen Forschungsinstitut Leatherhead Food International, Zeitschriften und Monographien.

3. Da vorzugsweise mit elektronischen Mitteln recherchiert wurde, stützt sich das **Dr. Watson-Handbuch der Lebensmittel-Zusatzstoffe** vor allem auf neuere wissenschaftliche Untersuchungen.

4. Ausgewertet werden auch Publikationen wie New Scientist und Spiegel, Zeit, Stern, Neue Zürcher Zeitung, Frankfurter Allgemeine Zeitung, Die Tageszeitung, Süddeutsche Zeitung, Frankfurter Rundschau, Lebensmittelzeitung.

5. **Dr. Watson** gibt eigene Laboruntersuchungen in Auftrag; wo dies der Fall ist, wird es angegeben. Bei den Angaben über Risiken gelten einheitliche Regeln für die Formulierungen. Dabei bedeutet:

– **Sehr selten** / Es gibt Einzelfallberichte (»Case Reports«) mit einem bis zehn Fällen
– **Selten** / Es gibt Case Reports mit Fällen im Promillebereich
– **Häufig** / Es gibt Fälle im Prozentbereich
– **Sehr häufig** / Nebenwirkungen in mehr als 5 Prozent der Fälle

6. Bei der Beurteilung von Risiken berücksichtigt **Dr. Watson**, ob schädliche Effekte nur im Reagenzglas, an Tieren oder beim Menschen beobachtet wurden. Dies wird auch angegeben.

7. Auch Allergien oder allergieähnliche Reaktionen können sehr unterschiedlich verlaufen, von vorübergehenden harmlosen Ausschlägen über Asthma, Atemnot, bis hin zu schweren so genannten anaphylaktischen Schocks. Das Allergierisiko wird je nach beobachteten Effekten in diesem Sinne differenziert dargestellt.

8. Bei vielen schädlichen Effekten spielt die Verzehrmenge eine große Rolle, ob als Einzelmenge oder chronische Dosis. Bei der Einschätzung von Stoffen haben die **Dr. Watson-Autoren** daher auch berücksichtigt, ob von einem Stoff viel oder wenig verzehrt wird.

Literatur zum Textteil

» **Aaslepp N, Viljehr Y** | Aspartam – ein Süßstoff mit zweifelhaftem Ruf! Unterrichtsreihe Biologie, St. Nikolaus-Schule Kalkar: 2004

» **Addy M** | Dentine hypersensitivity: new perspectives on an old problem. International Dental Journal 2002; 52: 367-375

» **AFC** | panel-minutes of 17th plenary meeting held on 2-4 May 2006

» **Anaphylaxis Campaign** | www.anaphylaxis.org.uk

» **Andersen A, Spelsberg G (Hrsg.)** | Das blaue Wunder – Zur Geschichte der synthetischen Farben. Köln: Volksblatt Verlag 1990

» **Baldwin JL, Chou AH, Solomon, WR** | Popsicle induced anaphylaxis due to carmine dye allergy. Ann. Allergy Asthma Immunol. 1997; 79: 415-419

» **Barbour ME, Finke M, Parker DM, Hughes JA, Allen GC, Addy M** | The relationship between enamel softening and erosion caused by soft drinks at a range of temperatures. J Dent. 2006 Mar; 34(3): 207-13. Epub 2005 Aug 19.

» **Beaudouin E, Kanny G, Lambert H, Fremont S, Moneret-Vautrin DA** | Food anaphylaxis following ingestion of carmine. Ann. Allergy Asthma Immunol. 1995; 74, 427-430

» **Bericht der Kommission über die Aufnahme von Lebensmittelzusatzstoffen in der Europäischen Union** | Brüssel: Europäische Kommission 2001

» **British Columbia Ministry for Children and Families** | Life threatening food allergies in school and childcare settings – A practical resource for parents, care providers and staff. BC 596.1.53, 1999

» **Brockow K, Ring J** | Die häufigsten Auslöser tödlicher Anaphylaxien. MMW-Fortschr. Med. 2006; Nr. 29-30 (148): 28-29

» **Bundesinstitut für Risikobewertung (BfR)** | BfR entwickelt neues Verzehrsmodell für Kinder. Information Nr. 01672005 des BfR vom 2. Mai 2005

» **Bundesinstitut für Risikobewertung (BfR)** | Erhöhte Gehalte von Aluminium in Laugengebäck. Stellungnahme des BfR vom 25. November 2002

» **Bundesinstitut für Risikobewertung (BfR)** | Überempfindlichkeitsreaktionen durch Glutamat in Lebensmitteln. Stellungnahme des BfR vom 16. Juli 2003

» **Bundesinstitut für Risikobewertung (BfR)** | Hohe Gehalte an Zitronensäure in Süßwaren und Getränken erhöhen das Risiko für Zahnschäden. Stellungnahme des BfR vom 9. Januar 2004

» **Bundesinstitut für Risikobewertung (BfR)** | Hohe Gehalte an Zitronensäure in Süßwaren und Getränken erhöhen das Risiko für Zahnschäden. Aktualisierte Stellungnahme Nr. 006/2005 vom 9. Januar 2004 (aktualisiert am 24. Februar 2005)

» **Codex Alimentarius** | www.codexalimentarius.net

» **Codex Alimentarius Commission** | Report of the 38th session of the codex committee on food additives and contaminants. Alinorm 06/2912, 05/2006

» **Cooke K, Gould MH** | The health effects of aluminium – a review. J R Soc Health. 1991 Oct; 111(5): 163-8

» **DGE Info** | Ist der Geschmacksverstärker Glutamat gesundheitsschädlich? DGE-aktuell 2003 Jun; 08. Online-Ausgabe

» **DGE-aktuell** | 08/2003 vom 10. 06. 2003

» Domingo JL, Gomez M, Llobet JM, Corbella J | Influence of some dietary constituents on aluminum absorption and retention in rats. Kidney Int. 1991 Apr; 39(4): 598-601

» **Druckrey H** | Schutz vor Gefährdung der Gesundheit durch Lebensmittelzusätze – Bericht über die internationale Entwicklung, die Konferenzen in Rom 1956 und Ascona 1957. Dt. med. Wschr. 1957: 32(9): 1310-16

» **EFSA** | New research data on the sweetener aspartame to be considered by EFSA's scientific experts. Press release 14. July, 2005

» **EFSA** | EFSA beurteilt neue Studie zu Aspartam und bestätigt dessen Sicherheit. Pressemitteilung, Parma, 5. Juli 2006

» **EU Richtlinie** | Nr. 95/2/EG des Europäischen Parlaments und des Rates vom 20. Februar 1995 über andere Lebensmittelzusatzstoffe als Farbstoffe und Süßungsmittel

» **Exley C, Esiri MM** | Severe cerebral congophilic angiopathy coincident with increased brain aluminium in a resident of Camelford, Cornwall, UK. J Neurol Neurosurg Psychiatry. 2006 Jul; 77(7): 877-9. Epub 2006 Apr 20

» **Exley C** | A molecular mechanism of aluminium-induced Alzheimer's disease? J Inorg Biochem. 1999 Aug; 76(2): 133-40

» **Fernando GR, Martha RM, Evangelina R** | Consumption of soft drinks with phosphoric acid as a risk factor for the development of hypocalcemia in postmenopausal women. J Clin Epidemiol. 1999 Oct; 52(10): 1007-10

» **Farrer K** | Are we designed for what we eat? Food Science and Technology Today. 1994; 8(3): 130-36

» **Forbes WF, McLachlan DR** | Further thoughts on the aluminum-Alzheimer's disease link. J Epidemiol Community Health. 1996 Aug; 50(4): 401-3

» **Gupta R, Sheikh A, Strachan DP, Anderson HR** | Time trends in allergic disorders in the U.K. Thorax. 2006 (1): 11

» **Grimm HU** | Die Suppe lügt – Die schöne neue Welt des Essens. Stuttgart, Klett-Cotta: 10. aktualisierte Auflage 2006

» **Grimm HU, Ubbenhorst B** | Die Ernährungslüge. Wie uns die Lebensmittelindustrie um den Verstand bringt. München: Droemer / Knaur: 2005

» **Hermanussen M, Garcia AP, Sunder M, Voigt M, Salazar V, Tresguerres JA** | Obesity, voracity, and short stature: the impact of glutamate on the regulation of appetite. Eur J Clin Nutr. 2006 Jan; 60(1): 25-31

» **Hermanussen M, Tresguerres JA** | A new anti-obesity drug treatment: first clinical evidence that, antagonising glutamate-gated Ca2+ ion channels with memantine normalises binge-eating disorders. Econ Hum Biol. 2005 Jul; 3(2): 329-37

» **Himmerich, Gedrich, Karg** | Bayerische Verzehrsstudie (BVS). Abschlussbericht. Im Auftrag des Bayerischen Staatsministeriums für Umwelt, Gesundheit und Verbraucherschutz. 1995

» **Hunter ML, Addy M, Pickles MJ, Joiner A** | The role of toothpastes and toothbrushes in the aetiology of toothwear. International Dental Journal 2002; 52; Suppl 5/02: 309-405

» **ILSI Europe Report Series** | Treshold of toxicological Concern for Chemical substances present in the diet. Workshop 1999

» **ILSI Europe Report Series** | Safety Considerations of DNA in Food. Workshop 2000

» **ILSI** | First announcement on the 3rd International symposium on food packaging, February 2003

» **ILSI** | Summary report – Exposure from food contact materials, by Kettil Svensson, November 2002

» **ILSI** | Newsletter ILSI Europe Number 45; p1; 01/2002

» **Joint WHO/FAO Expert Committee on Food Additives** | Summary and Conclusions. Sixty-fifth meeting, Geneva 7-16 June 2005

» **Joint Expert Committee on Food Additives (JECFA) Toxicological monographs and evaluations**

» **Kaneko N, Takada J, Yasui H, Sakurai H** | Memory deficit in mice administered aluminum-maltolate complex. Biometals. 2006 Feb; 19(1): 83-9

» **Kapicioglu S, Baki A, Reis A, Tekelioglu Y** | Cola drinks consumption and oesophagitis. Dis Esophagus. 1999; 12(4): 306-8.

» **Karg G, Gedrich K, Fischer K** | Ernährungssituation in Bayern. Stand und Entwicklung. Abschlussbericht zum Forschungsprojekt Bayerische Verzehrs-studie. München 1997

» **Kommission der Europäischen Gemeinschaften** | Bericht der Kommission über die Aufnahme von Lebensmittelzusatzstoffen in der Europäischen Union. Brüssel 2001

» **Kommission der Europäischen Gemeinschaften** | Richtlinie 95/45/EG der Kommission vom 26. Juli 1995 zur Festlegung spezifischer Reinheitskriterien für Lebensmittelfarbstoffe

» **Landgericht Düsseldorf** | Urteil NutraSweet AG gegen Dr. H. Kruse, 12 O 354/99. 1999

» **Lau K, McLean WG, Williams DP, Howard CV** | Synergistic interactions between commonly used food additives in a developmental neurotoxicity test. Toxicol Sci. 2006 Mar; 90(1): 178-87

» **Leatherhead Food international** | The food additives market – Global trends and developments. Leatherhead / Surrey: 2nd Edition 5, 2002

» **Lebensmittel- und Bedarfsgegenständegesetz (LMBG).** Gesetz über den Verkehr mit Lebensmitteln, Tabakerzeugnissen, kosmetischen Mitteln und sonstigen Bedarfsgegenständen (BGBl. I 1974) vom 15. August 1974, in der aktualisierten Fassung vom 12. Juni 2004 (BGBl. I 2004)

» **Long SK** | Citric Acid from Citrus Processing Wastes. 23rd PIWC, 18-25

» **Lussi A** | Dental Erosion. From Diagnosis to Therapy. Basel, Karger: 2006

» **McLachlan DR, Kruck TP, Lukiw WJ, Krishnan SS** | Would decreased aluminum ingestion reduce the incidence of Alzheimer's disease? CMAJ. 1991 Oct 1; 145(7): 793-804

» **Michaëlsson G, Juhlin L** | Urticaria induced by preservatives and dye additives in food and drugs. Brit. J. Dermatol. 1973; 88: 525-32

» **Monreal M, Server V, Guitierrez A, Marin JL, Eseverri JL, Botey J** | El colorante rojo cochinilla en patologia allérgica pediatrica. Rev. Esp. Alergol. Immunol. Clin. 1992; 7: 19-25

» **Nedzvetsky VS, Tuzcu M, Yasar A, Tikhomirov AA, Baydas G** | Effects of vitamin E against aluminum neurotoxicity in rats. Biochemistry (Mosc). 2006 Mar; 71(3): 239-44

» **Nolan CR, DeGoes JJ, Alfrey AC** | Aluminum and lead absorption from dietary sources in women ingesting calcium citrate. South Med J. 1994 Sep; 87(9): 894-8

» **Paul W** | Die kulinarische Selbstbestimmung. Eine menschenrechtliche Apologie des Feinschmeckers. In: Dieter Simon/Manfred Weiss (Hg.): Zur Autonomie des Individuums. Baden Baden, Liber Amicorum Spiros Simitis: 2000, S. 295-305

» **Pollmer U, Hoicke C, Grimm HU** | Vorsicht Geschmack. Reinbek, Rowohlt: 2000

» **Pontefract H, Hughes J, Kemp K, Yates R, Newcombe RG, Addy M** | Erosive effects of some mouthrinses on enamel. A study in situ. Journal of Clinical Periodontology 2001; 28: 319-324

» **Shellis RP, Addy M, Rees GD** | In vitro studies on the effect of sodium tripolyphosphate on the interactions of stain and salivary protein with hydroxyapatite. J Dent. 2005 Apr; 33(4): 313-24

» **Slanina P, Falkeborn Y, Frech W, Cedergren A** | Aluminium concentrations in the brain and bone of rats fed citric acid, aluminium citrate or aluminium hydroxide. Food Chem Toxicol. 1984 May; 22(5): 391-7

» **Slanina P, Frech W, Bernhardson A, Cedergren A, Mattsson P** | Influence of dietary factors on aluminium absorption and retention in the brain and bone of rats. Acta Pharmacol Toxicol (Copenh). 1985 Apr; 56(4): 331-6

» **Soffritti M, Belpoggi F, Degli Esposti D, Lambertini L** | Aspartame induces lymphomas and leukaemias in rats. Eur. J. Oncol. 2005; Vol. 10; 2, 107-116

» **Soffritti M, Belpoggi F, Lambertini L, Tibaldi E, Rigano A** | First experimental demonstration of the multipotential carcinogenic effects of aspartame administered in the feed to Sprague-Dawley rats. Environ Health Perspect. 2006 Mar; 114(3): 379-85

» **Spickett JT, Bell RR, Stawell J, Polan S** | The influence of dietary citrate on the absorption and retention of orally ingested lead. Agents Actions. 1984 Oct; 15(3-4): 459-62

» **Suay Llopis L, Ballester Diez F** | [Review of studies on exposure to aluminum and Alzheimer's disease] Rev Esp Salud Publica. 2002 Nov-Dec; 76(6): 645-58

» **Verordnung zur Änderung der Zusatzstoff-Zulassungsverordnung und anderer lebensmittelrechtlicher Verordnungen** vom 20. Januar 2005. Bundesgesetzblatt Jahrgang 2005, Teil I, Nr. 5. Bonn: 2005

» **Walton JR** | Aluminum in hippocampal neurons from humans with Alzheimer's disease. Neurotoxicology. 2006 May; 27(3): 385-94

» **Wiegand A, Muller J, Werner C, Attin T** | Prevalence of erosive tooth wear and associated risk factors in 2-7-year-old German kindergarten children. Oral Dis. 2006 Mar; 12(2): 117-24

» **Wüthrich B (Hrsg.)** | Nahrungsmittel und Allergie 2… München-Deisenhofen, Dustri-Verlag Dr. Karl Feistle: 2002

» **Wyshak G** | Teenaged girls, carbonated beverage consumption, and bone fractures. Arch Pediatr Adolesc Med. 2000 Jun; 154(6): 610-3

» **Zusatzstoff-Zulassungsverordnung (ZZulV)** vom 29. Januar 1998 (BGBl. I S. 230, 231), zuletzt geändert durch Artikel 2 der Verordnung vom 22. Februar 2006 (BGBl. I S. 444)

Literatur zum Lexikon

» **10th Report on Carcinogens** | U.S. Department of Health and Human Services Public Health Service - National Toxicology Program 6; 2003; 50(23): 6704-9

» **A gut feeling** | New Scientist. 1998 Aug; 159 (2146): 26

» **Abd el-Fattah AA, al-Yousef HM, al-Bekairi AM, al-Sawaf HA** | Vitamin E protects the brain against oxidative injury stimulated by excessive aluminum intake. Biochem Mol Biol Int. 1998 Dec; 46(6): 1175-80

» **Abdo KM, Rao G, Montgomery CA, Dinowitz M, Kanagalingam K** | Thirteen-week toxicity study of d-alpha-tocopheryl acetate (vitamin E) in Fischer 344 rats. Food Chem Toxicol. 1986 Oct-Nov; 24(10-11): 1043-50

» **Aboel-Zahab H, El-Khyat Z, Sidhom G, Awadallah R, Abdel-al W, Mahdy K** | Physiological effects of some synthetic food colouring additives on rats. Boll Chim Farm. 1997 Nov; 136(10): 615-27

» **Adams K, Allen JA, Brooker PC, Jones E, Proudlock RJ** | Assessment of the genotoxic potential of Caramel Colour in four short-term tests. Food Chem Toxicol. 1992 May; 30(5): 397-402

» **Agner AR, Barbisan LF, Scolastici C, Salvadori DM** | Absence of carcinogenic and anticarcinogenic effects of annatto in the rat liver medium-term assay. Food Chem Toxicol. 2004 Oct; 42(10): 1687-93

» **Albertini R, Abuja PM** | Prooxidant and antioxidant properties of Trolox C, analogue of vitamin E, in oxidation of low-density lipoprotein. Free Radic Res. 1999 Mar; 30(3): 181-8

» **Alija AJ, Bresgen N, Sommerburg O, Siems W, Eckl PM** | Cytotoxic and genotoxic effects of beta-carotene breakdown products on primary rat hepatocytes. Carcinogenesis. 2004 May; 25(5): 827-31

» **Alija AJ, Bresgen N, Sommerburg O, Siems W, Eckl PM** | Cytotoxic and genotoxic effects of beta-carotene breakdown products on primary rat hepatocytes. Carcinogenesis. 2004 May; 25(5): 827-31

» **Aluminiumfarblacke** | Richtlinie 95/45 EG der EU-Kommission. 1995

» **Alves-Rodrigues A, Shao A** | The science behind lutein. Toxicol Lett. 2004 Apr; 150(1): 57-83

» **Arrowsmith JB, Faich GA, Tomita DK, Kuritsky JN, Rosa FW** | Morbidity and mortality among low birth weight infants exposed to an intravenous vitamin E product, E-Ferol. Pediatrics. 1989 Feb; 83(2): 244-9

» **Askew GL, Finelli L, Genese CA, Sorhage FE, Sosin DM, Spitalny KC** | Boilerbaisse: an outbreak of methemoglobinemia in New Jersey in 1992. Pediatrics. 1994 Sep; 94(3): 381-4

» **Awazuhara H, Kawai H, Baba M, Matsui T, Komiyama A** | Antigenicity of the proteins in soy lecithin and soy oil in soybean allergy. Clin Exp Allergy. 1998 Dec; 28(12): 1559-64

» **Baker MD, Bogema SC** | Ingestion of boric acid by infants. Am J Emerg Med. 1986 Jul; 4(4): 358-61

» **Bareford D, Cumberbatch M, Derrick Tovey L** | Plasma discolouration due to sun-tanning aids. Vox Sang. 1984; 46(3): 180-2

» **Bateman B, Warner JO, Hutchinson E, Dean T, Rowlandson P, Gant C, Grundy J, Fitzgerald C, Stevenson J** | The effects of a double blind, placebo controlled, artificial food colourings and benzoate preservative challenge on hyperactivity in a general on sample of preschool children. Arch Dis Child. 2004 Jun; 89(6): 506-11

» **Behrendt A, Oberste V, Wetzel WE** | Fluorid concentration and pH of Iced Tea products. Caries Res 2002; 36: 405-410

» **Bell W, Clapp R, Davis D, Epstein S, Farber E, Fox DA, Holub B, Jacobson MF, Lijinsky W, Millstone E, Reuber MD, Suzuki D, Temple NJ** | Carcino-genicity of saccharin in laboratory animals and humans: letter to Dr. Harry Conacher of Health Canada. Int J Occup Environ Health. 2002 Oct-Dec; 8(4): 387-93

» **Bericht der Kommission über die Aufnahme von Lebensmittelzusatzstoffen in der Europäischen Union. Brüssel. Europäische Kommission: 2001**

» **Bhatia MS** | Allergy to tartrazine in psychotropic drugs. J Clin Psychiatry. 2000 Jul; 61(7): 473-6

» **Bjorkner B, Magnusson B** | Patch test sensitization to D & C yellow No. 11 and simultaneous reaction to quinoline yellow. Contact Dermatitis. 1981 Jan; 7(1): 1-4

» **Bjorkner B, Niklasson B** | Contact allergic reaction to D & C Yellow No. 11 and Quinoline Yellow Contact Dermatitis. 1983 Jul; 9(4): 263-8

» **Black HS** | Pro-carcinogenic activity of [small beta]-carotene, a putative systemic photoprotectant. Photochem Photobiol Sci. 2004 Aug; 3(8): 753-8

» **Bluhm R, Branch R, Johnston P, Stein R** | Aplastic anemia associated with canthaxanthin ingested for ‚tanning‘ purposes. JAMA. 1990 Sep; 264(9): 1141-2

» **Bojs G, Nicklasson B, Svensson A** | Allergic contact dermatitis to propyl gallate. Contact Dermatitis. 1987 Nov; 17(5): 294-8

» **Boris M, Mandel FS** | Foods and additives are common causes of the attention deficit hyperactive disorder in children. Ann Allergy. 1994 May; 72(5): 462-8

» **Borzelleca JF, Goldenthal EI, Wazeter FX, Schardein JL** | Evaluation of the potential teratogenicity of FD & C Blue No. 2 in rats and rabbits. Food Chem Toxicol. 1987 Jul; 25(7): 495-7

» **Bosscher D, Van Caillie-Bertrand M, Deelstra H** | Effect of thickening agents, based on soluble dietary fiber, on the availability of calcium, iron, and zinc from infant formulas. Nutrition. 2001 Jul-Aug; 17(7-8): 614-8

» **Boudreault G, Cortin P, Corriveau LA, Rousseau AP, Tardif Y, Malenfant M** | [Canthaxanthine retinopathy: 1. Clinical study in 51 consumers]. Can J Ophthalmol. 1983 Dec; 18(7): 325-8

» **Bouvier F, Dogbo O, Camara B** | Biosynthesis of the food and cosmetic plant pigment bixin (annatto). Science. 2003 Jun; 300(5628): 2089-91

» **Bove L, Picardo M, Maresca V, Jandolo B, Pace A** | A pilot study on the relation between cisplatin neuropathy and vitamin E. J Exp Clin Cancer Res. 2001 Jun; 20(2): 277-80

» **Brown KM, Morrice PC, Duthie GG** | Erythrocyte vitamin E and plasma ascorbate concentrations in relation to erythrocyte peroxidation in smokers and nonsmokers: dose response to vitamin E supplementation. Am J Clin Nutr. 1997 Feb; 65(2): 496-502

» **Bundesinstitut für Risikobewertung (BfR)** | Erhöhte Gehalte von Aluminium in Laugengebäck. Stellungnahme des BfR vom 25. November 2002

» **Bundesverband der Lebensmittelchemiker/innen im öffentlichen Dienst** | Aluminium in Lebensmitteln. Lebensmittelchemiker Mitteilungen. 2/97

» **Burke KE, Clive J, Combs GF Jr, Commisso J, Keen CL, Nakamura RM** | Effects of topical and oral vitamin E on pigmentation and skin cancer induced by ultraviolet irradiation in Skh:2 hairless mice. Nutr Cancer. 2000; 38(1): 87-97

» **Calvisi DF, Ladu S, Hironaka K, Factor VM, Thorgeirsson SS** | Vitamin E down-modulates iNOS and NADPH oxidase in c-Myc/TGF-alpha transgenic mouse model of liver cancer. J Hepatol. 2004 Nov; 41(5): 815-22

» **Cameron IL, Munoz J, Barnes CJ, Hardman WE** | High dietary level of synthetic vitamin E on lipid peroxidation, membrane fatty acid composition and cytotoxicity in breast cancer xenograft and in mouse host tissue. Cancer Cell Int. 2003 Mar; 3(1): 3

» **Capen CC** | Mechanisms of chemical injury of thyroid gland. Prog Clin Biol Res. 1994; 387: 173-91

» **Chan TY** | Food-borne nitrates and nitrites as a cause of methemoglobinemia. Southeast Asian J Trop Med Public Health. 1996 Mar; 27(1): 189-92

» **Chapin RE, Ku WW, Kenney MA, McCoy H** | The effects of dietary boric acid on bone strength in rats. Biol Trace Elem Res. 1998 Winter; 66(1-3): 395-9

» **Chernomorsky S, Segelman A, Poretz RD** | Effect of dietary chlorophyll derivatives on mutagenesis and tumor cell growth. Teratog Carcinog Mutagen. 1999; 19(5): 313-22

» **Cherrington JW, Chernoff N** | Periods of vertebral column sensitivity to boric acid treatment in CD-1 mice in utero. Reprod Toxicol. 2002 May-Jun; 16(3): 237-43

» **Christl SU, Gibson GR, Cummings JH** | Role of dietary sulphate in the regulation of methanogenesis in the human large intestine. Gut. 1992 Sep; 33(9): 1234-8

» **Cleveland J, Montville TJ, Nes IF, Chikindas ML** | Bacteriocins: safe, natural antimicrobials for food preservation. Int J Food Microbiol. 2001 Dec 4; 71(1): 1-20

» **Combes RD** | Brown FK and the colouring of smoked fish – a risk-benefit analysis. Food Addit Contam. 1987 Jul-Sep; 4(3): 221-31

» **Cornwell DG, Williams MV, Wani AA, Wani G, Shen E, Jones KH** | Mutagenicity of tocopheryl quinones: evolutionary advantage of selective accumulation of dietary alpha-tocopherol. Nutr Cancer. 2002; 43(1): 111-8

» **Cummings JH, Macfarlane GT, Macfarlane S** | Intestinal bacteria and ulcerative colitis. Curr Issues Intest Microbiol. 2003 Mar; 4(1): 9-20

» **Dengate S, Ruben A** | Controlled trial of cumulative behavioural effects of a common bread preservative. J Paediatr Child Health. 2002 Aug; 38(4): 373-6

» **Dieter MP** | Toxicity and carcinogenicity studies of boric acid in male and female B6C3F1 mice. Environ Health Perspect. 1994 Nov; 102 (Suppl 7): 93-7

» **Domingo JL, Gomez M, Llobet JM, Corbella J** | Influence of some dietary constituents on aluminum absorption and retention in rats. Kidney Int 1991 Apr; 39(4): 598-60

» **Ecelbarger CA, Greger JL** | Dietary citrate and kidney function affect aluminum, zinc and iron utilization in rats. J Nutr 1991 Nov; 121(11): 1755-62

» **Eisenbrand G, Adam B, Peter M, Malfertheiner P, Schlag P** | Formation of nitrite in gastric juice of patients with various gastric disorders after ingestion of a standard dose of nitrate – a possible risk factor in gastric carcinogenesis. IARC Sci Publ. 1984; (57): 963-8

» **Europäische Kommission** | Opinion Re-evaluation of acesulfame K with reference to the previous SCF opinion of 1991 (Expressed on 9 March 2000) SCF/CS/ADD/EDUL/194 final. Brüssel: 2000

» **Exley C** | A molecular mechanism of aluminium-induced Alzheimer's disease? J Inorg Biochem. 1999 Aug 30; 76(2): 133-40

» **Fail PA, George JD, Seely JC, Grizzle TB, Heindel JJ** | Reproductive toxicity of boric acid in Swiss (CD-1) mice: assessment using the continuous breeding protocol. Fundam Appl Toxicol. 1991 Aug; 17(2): 225-39

» **Fernandes AC, Almeida CA, Albano F, Laranja GA, Felzenszwalb I, Lage CL, de Sa CC, Moura AS, Kovary K** | Norbixin ingestion did not induce any detectable DNA breakage in liver and kidney but caused a considerable impairment in plasma glucose levels of rats and mice. J Nutr Biochem. 2002 Jul; 13(7): 411-420

» **Fernando GR, Martha RM, Evangelina R** | Consumption of soft drinks with phosphoric acid as a risk factor for the development of hypocalcemia in postmenopausal women. J Clin Epidemiol. 1999 Oct; 52(10): 1007-10

» **Fischer LA, Agner T** | Curcumin allergy in relation to yellow chlorhexidine solution used for skin disinfection prior to surgery. Contact Dermatitis. 2004 Jul; 51(1): 39-40

» **Fite A, Macfarlane GT, Cummings JH, Hopkins MJ, Kong SC, Furrie E, Macfarlane S** | Identification and quantitation of mucosal and faecal desulfovibrios using real time polymerase chain reaction. Gut. 2004 Apr; 53(4): 523-9

» **Florin T, Neale G, Gibson GR, Christl SU, Cummings JH** | Metabolism of dietary sulphate: absorption and excretion in humans. Gut. 1991 Jul; 32(7): 766-73

» **Food and Agriculture Organization of the United Nations (FAO)/ Joint FAO/WHO Expert Committee on Food Additives (JECFA), 1964** | FAO Nutrition Meetings Report Series No. 38A. Specifications for identity and purity and toxicological evaluation of some antimi-. crobials and antioxidants

» **Food and Agriculture Organization of the United Nations (FAO)/**
Joint FAO/WHO Expert Committee on Food Additives (JECFA), Geneva,
1966 | FAO Nutrition Meetings Report Series No. 40ABC. Toxicological evaluation of some food colours, emulsifiers, stabilizers, anticaking agents and certain other substances

» **Food and Agriculture Organization of the United Nations (FAO)/**
Joint FAO/WHO Expert Committee on Food Additives (JECFA), Rome, 1969 |
FAO Nutrition Meetings Report Series No. 46A. Toxicological evaluation of some food colours, emulsifiers, stabilizers, anticaking agents and certain other substances

» **Food and Agriculture Organization of the United Nations (FAO)/**
Joint FAO WHO Expert Committee on Food Additives (JECFA), Geneva,
1970 | FAO Nutrition Meetings Report Series No. 48A. Toxicological evaluation of some extraction solvents and certain other substance

» **Forbes WF, McLachlan DR** | Further thoughts on the aluminum-Alzheimer's disease link. J Epidemiol Community Health. 1996 Aug; 50(4): 401-3

» **Freedman BJ** | A dietary free from additives in the management of allergic disease. Clin Allergy. 1977 Sep; 7(5): 417-21

» **Friedrich MJ** | To »E« or not to »E,« vitamin E's role in health and disease is the question. JAMA. 2004 Aug 11; 292(6): 671-3

» **Futrell JM, Rietschel RL** | Spice allergy evaluated by results of patch tests. Cutis. 1993 Nov; 52(5): 288-90

» **Geha RS, Beiser A, Ren C, Patterson R, Greenberger PA, Grammer LC, Ditto AM, Harris KE, Shaughnessy MA, Yarnold PR, Corren J, Saxon A** | Multicenter, double-blind, placebo-controlled, multiple-challenge evaluation of reported reactions to monosodium glutamate. J Allergy Clin Immunol. 2000 Nov; 106(5): 973-80

» **Gibson GR, Macfarlane GT, Cummings JH** | Occurrence of sulphate-reducing bacteria in human faeces and the relationship of dissimilatory sulphate reduction to methanogenesis in the large gut. J Appl Bacteriol. 1988 Aug; 65(2): 103-11

» **Giri AK, Sivam SS, Khan KA, Sethi N** | Sister chromatid exchange and chromosome aberrations in mice after in vivo exposure of green Sea food colorant. Environ Mol Mutagen. 1992; 19(3): 223-6

» **Granholt A, Thune PO** | [Urticaria and angioedema induced by antiphlogistics, preservatives and dye additives in food and tablets]. Tidsskr Nor Laegeforen. 1975 Jan 10; 95(1): 20-2

» **Gunnison AF, Jacobsen DW** | Sulfite hypersensitivity. A critical review. CRC Crit Rev Toxicol. 1987; 17(3): 185-214

» **Roberts HJ** | Aspartam Disease. An Ignored Epidemic. Tex Heart Inst J. 2004; 31(1): 105

» **Hagiwara A, Tanaka H, Tiwawech D, Shirai T, Ito N** | Oral toxicity study of tragacanth gum in B6C3F1 mice: development of squamous-cell hyperplasia in the forestomach and its reversibility. J Toxicol Environ Health. 1991 Oct; 34(2): 207-18.

» **Hannuksela M, Haahtela T** | Hypersensitivity reactions to food additives. Allergy. 1987 Nov; 42(8): 561-75

» **Hartman TJ, Dorgan JF, Woodson K, Virtamo J, Tangrea JA, Heinonen OP, Taylor PR, Barrett MJ, Albanes D** | Effects of long-term alpha-tocopherol supplementation on serum hormones in older men. Prostate. 2001 Jan 1; 46(1): 33-8

» **Hasnain BI, Mooradian AD** | Recent trials of antioxidant therapy: what should we be telling our patients? Cleve Clin J Med. 2004 Apr; 71(4): 327-34

» **Hata M, Sasaki E, Ota M, Fujimoto K, Yajima J, Shichida T, Honda M** | Allergic contact dermatitis from curcumin (turmeric).Contact Dermatitis. 1997 Feb; 36(2): 107-8

» **Hausen BM, Beyer W** | The sensitizing capacity of the antioxidants propyl, octyl, and dodecyl gallate and some related gallic acid esters. Contact Dermatitis. 1992 Apr; 26(4): 253-8

» **Hegde VL, Venkatesh YP** | Anaphylaxis to excipient mannitol: evidence for an immunoglobulin E-mediated mechanism. Clin Exp Allergy. 2004 Oct; 34(10): 1602-9

» **Heinonen OP, Albanes D, Virtamo J, Taylor PR, Huttunen JK, Hartman AM, Haapakoski J, Malila N, Rautalahti M, Ripatti S, Maenpaa H, Teerenhovi L, Koss L, Virolainen M, Edwards BK** | Prostate cancer and supplementation with alpha-tocopherol and beta-carotene: incidence and mortality in a controlled trial. J Natl Cancer Inst. 1998 Mar 18; 90(6): 440-6

» **Hong SP, Park HS, Lee MK, Hong CS** | Oral provocation tests with aspirin and food additives in asthmatic patients. Yonsei Med J. 1989 Dec; 30(4): 339-45.

» **Houben GF, Penninks AH** | Immunotoxicity of the colour additive caramel colour III; a review on complicated issues in the safety evaluation of a food additive. Toxicology. 1994 Aug; 91(3): 289-302

» **Hubbard SA** | Comparative toxicology of borates. Biol Trace Elem Res. 1998; 66(1-3): 343-57

» **Ibero M, Eseverri JL, Barroso C, Botey J** | Dyes, preservatives and salicylates in the induction of food intolerance and/or hypersensitivity in children. Allergol Immunopathol (Madr). 1982 Jul-Aug; 10(4): 263-8

» **Ishiwata H, Nishijima M, Fukasawa Y** | Estimation of preservative concentrations in foods and their daily intake based on official inspection results in Japan in fiscal year 1998. Shokuhin Eiseigaku Zasshi. 2001 Dec; 42(6): 404-12

» **Jensen NJ, Willumsen D, Knudsen I** | Mutagenic activity at different stages of an industrial ammonia caramel process detected in Salmonella typhimurium TA100 following pre-incubation. Food Chem Toxicol. 1983 Oct; 21(5): 527-30

» **Juhlin L** | Recurrent urticaria: clinical investigation of 330 patients. Br J Dermatol. 1981 Apr; 104(4): 369-81

» **Kagi MK, Wüthrich B, Johansson SG** | Campari-Orange anaphylaxis due to carmine allergy. Lancet. 1994 Jul; 344(8914): 60-1

» **Kagi MK, Wüthrich B** | Anaphylaxis following ingestion of carmine. Ann Allergy Asthma Immunol. 1996 Mar; 76(3): 296

» **Kahl R, Kappus H** | Toxicology of the synthetic antioxidants BHA and BHT in comparison with the natural antioxidant vitamin E. Z Lebensm Unters Forsch. 1993 Apr; 196(4): 329-38

» **Kapadia GJ, Tokuda H, Konoshima T, Nishino H** | Chemoprevention of lung and skin cancer by Beta vulgaris (beet) root extract. Cancer Lett. 1996 Feb; 100(1-2): 211-4

» **Karakilcik AZ, Zerin M, Arslan O, Nazligul Y, Vural H** | Effects of vitamin C and E on liver enzymes and biochemical parameters of rabbits exposed to aflatoxin B1. Vet Hum Toxicol. 2004 Aug; 46(4): 190-2

» **Kiec-Swierczynska M, Krecisz B** | Occupational allergic contact dermatitis due to curcumin food colour in a pasta factory worker. Contact Dermatitis. 1998 Jul; 39(1): 30-1

» **Kilpio K, Kallas T, Hupli K, Malanin K** | [Allergic rhinitis, asthma and eczema caused by gum arabic in a candy factory worker]. Duodecim. 2000; 116(22): 2507-9

» **Koll M, Beeso JA, Kelly FJ, Simanowski UA, Seitz HK, Peters TJ, Preedy VR** | Chronic alpha-tocopherol supplementation in rats does not ameliorate either chronic or acute alcohol-induced changes in muscle protein metabolism. Clin Sci (Lond). 2003 Mar; 104(3): 287-94

» **Kondoh T, Mori M, Ono T, Torii K** | Mechanisms of umami taste preference and aversion in rats. J Nutr. 2000 Apr; 130(4 Suppl): 966-70

» **Kontush A, Finckh B, Karten B, Kohlschutter A, Beisiegel U** | Antioxidant and prooxidant activity of alpha-tocopherol in human plasma and low density lipoprotein. J Lipid Res. 1996 Jul; 37(7): 1436-48

» **Kornbrust D, Barfknecht T** | Testing of 24 food, drug, cosmetic, and fabric dyes in the in vitro and the in vivo/in vitro rat hepatocyte primary culture/DNA repair assays. Environ Mutagen. 1985; 7(1): 101-20

» **Koutsogeorgopoulou L, Maravelias C, Methenitou G, Koutselinis A** | Immunological aspects of the common food colorants, amaranth and tartrazine. Vet Hum Toxicol. 1998 Feb; 40(1): 1-4

» **Krinsky NI, Landrum JT, Bone RA** | Biologic mechanisms of the protective role of lutein and zeaxanthin in the eye. Annu Rev Nutr. 2003; 23: 171-201

» **Ku WW, Chapin RE** | Mechanism of the testicular toxicity of boric acid in rats: in vivo and in vitro studies. Environ Health Perspect. 1994 Nov; 102 (Suppl 7): 99-105

» **Kudo S, Tanase H, Yamasaki M, Nakao M, Miyata Y, Tsuru K, Imai S** | Collaborative work to evaluate toxicity on male reproductive organs by repeated dose studies in rats 23). A comparative 2- and 4-week repeated oral dose testicular toxicity study of boric acid in rats. J Toxicol Sci. 2000 Oct; 25 Spec No: 223-32

» **Kushi LH, Folsom AR, Prineas RJ, Mink PJ, Wu Y, Bostick RM** | Dietary antioxidant vitamins and death from coronary heart disease in postmenopausal women. N Engl J Med. 1996 May; 334(18): 1156-62

» **Lamb SR, Wilkinson SM** | Contact allergy to tetrahydrocurcumin. Contact Dermatitis. 2003 Apr; 48(4): 227

» **Larsen Spickett JT, Bell RR, Stawell J, Polan S** | The influence of dietary citrate on the absorption and retention of orally ingested lead. Agents Actions. 1984 Oct; 15(3-4): 459-62

» **Lauer K** | The history of nitrite in human nutrition: a contribution from German cookery books. J Clin Epidemiol. 1991; 44(3): 261-4

» **Leatherhead Food International** | The Food Additives Market. Global Trends and Developments. 2nd Edition May 2002

» **Leppala JM, Virtamo J, Fogelholm R, Huttunen JK, Albanes D, Taylor PR, Heinonen OP** | Controlled trial of alpha-tocopherol and beta-carotene supplements on stroke incidence and mortality in male smokers. Arterioscler Thromb Vasc Biol. 2000 Jan; 20(1): 230-5

» **Lester MR** | Sulfite sensitivity: significance in human health. J Am Coll Nutr. 1995 Jun; 14(3): 229-32

» **Levitan H** | Food, drug, and cosmetic dyes: biological effects related to lipid solubility. Proc Natl Acad Sci USA. 1977 Jul; 74(7): 2914-8

» **Linden CH, Hall AH, Kulig KW, Rumack BH** | Acute ingestions of boric acid. J Toxicol Clin Toxicol. 1986; 24(4): 269-79

» **Lucas CD, Hallagan JB, Taylor SL** | The role of natural color additives in food allergy. Adv Food Nutr Res. 2001; 43: 195-216

» **Lussi M, Schaffner P, Holz, Suter P** | Dental erosion in a population of Swiss adults. Community Dent Oral Epidemiol. 1991 Oct; 19(5): 286-90

» **MJ, Nyvad B** | Enamel erosion by some soft drinks and orange juices relative to their pH, buffering effect and contents of calcium phosphate. Caries Res 1999; 33(1): 81-7

» **Macfarlane S, Furrie E, Cummings JH, Macfarlane GT** | Chemotaxonomic analysis of bacterial populations colonizing the rectal mucosa in patients with ulcerative colitis. Clin Infect Dis. 2004 Jun; 38(12): 1690-9

» **Macioszek VK, Kononowicz AK** | The evaluation of the genotoxicity of two commonly used food colors: Quinoline Yellow (E 104) and Brilliant Black BN (E 151). Cell Mol Biol Lett. 2004; 9(1): 107-22

» **Magner J, Gerber P** | Urticaria due to blue dye in synthroid tablets. Thyroid. 1994; 4(3): 341

» **Mailman RB, Ferris RM, Tang FL, Vogel RA, Kilts CD, Lipton MA, Smith DA, Mueller RA, Breese GR** | Erythrosine (Red No. 3) and its nonspecific biochemical actions: what relation to behavioral changes? Science. 1980 Feb; 207(4430): 535-7

» **Malila N, Taylor PR, Virtanen MJ, Korhonen P, Huttunen JK, Albanes D, Virtamo J** | Effects of alpha-tocopherol and beta-carotene supplementation on gastric cancer incidence in male smokers (ATBC Study, Finland). Cancer Causes Control. 2002 Sep; 13(7): 617-2

» **Mangham BA, Moorhouse SR, Grant D, Brantom PG, Gaunt IF** | Three-generation toxicity study of rats ingesting Brown HT in the diet. Food Chem Toxicol. 1987 Dec; 25(12): 999-1007

» **Marcus AJ, Marcus SN, Marcus R, Watt J** | Rapid production of ulcerative disease of the colon in newly-weaned guinea-pigs by degraded carrageenan. J Pharm Pharmacol. 1989 Jun; 41(6): 423-6

» **Martone WJ, Williams WW, Mortensen ML, Gaynes RP, White JW, Lorch V, Murphy MD, Sinha SN, Frank DJ, Kosmetatos N, et al.** | Illness with fatalities in premature infants: association with an intravenous vitamin E preparation, E-Ferol. Pediatrics. 1986 Oct; 78 (4): 591-600

» **Masuda M, Mower HF, Pignatelli B, Celan I, Friesen MD, Nishino H, Ohshima H** | Formation of N-nitrosamines and N-nitramines by the reaction of secondary amines with peroxynitrite and other reactive nitrogen species: comparison with nitrotyrosine formation. Chem Res Toxicol. 2000 Apr; 13 (4): 301-8

» **Mathelier-Fusade P, Vermeulen C, Leynadier F** | [Responsibility of food in exercise-induced anaphylaxis: 7 cases]. Ann Dermatol Venereol. 2002 May; 129: 694-7

» **Matula TI, Downie RH** | Genetic toxicity of erythrosine in yeast. Mutat Res. 1984 Nov-Dec; 138(2-3): 153-6

» **Mazariegos-Ramos E, Guerrero-Romero F, Rodriguez-Moran M, Lazcano-Burciaga G, Paniagua R, Amato D** | Consumption of soft drinks with phosphoric acid as a risk factor for the development of hypocalcemia in children: a case-control study. J Pediatr. 1995 Jun; 126(6): 940-2

» **McCutcheon JW** | Nitrosamines in bacon: a case study of balancing risks. Public Health Rep. 1984 Jul-Aug; 99(4): 360-4

» **McGuinness R, Beaumont P** | Gold dust retinopathy after the ingestion of canthaxanthine to produce skin-bronzing. Med J Aust. 1985 Dec; 143 (12-13): 622-3

» **McLachlan DR, Kruck TP, Lukiw WJ, Krishnan SS** | Would decreased aluminum ingestion reduce the incidence of Alzheimer's disease? CMAJ. 1991 Oct; 145(7): 793-804

» **Michaelsson G, Juhlin L** | Urticaria induced by preservatives and dye additives in food and drugs. Br J Dermatol. 1973 Jun; 88(6): 525-32

» **Mikkelsen H, Larsen JC, Tarding F** | Hypersensitivity reactions to food colours with special reference to the natural colour annatto extract (butter colour). Arch Toxicol Suppl. 1978 (1): 141-3

» **Miller ER 3rd, Pastor-Barriuso R, Dalal D, Riemersma RA, Appel LJ, Guallar E** | Meta-Analysis: High-dosage vitamin E supplementation may increase all-cause mortality. Ann Intern Med. 2005 Jan; 142(1): 37-46

» **Minogue PJ, Thomas JN** | An alpha-tocopherol dose response study in Paramecium tetraurelia. Mech Ageing Dev. 2004 Jan; 125(1): 21-30

» **Mitchel RE, McCann RA** | Skin tumor promotion by Vitamin E in mice: amplification by ionizing radiation and Vitamin C. Cancer Detect Prev. 2003; 27(2): 102-8

» **Moller-Jensen O, Knudsen JB, Sorensen BL, Clemmesen J** | Artificial sweeteners and absence of bladder cancer risk in Copenhagen. Int J Cancer. 1983 Nov; 32(5): 577-82

» **Moneret-Vautrin DA, Kanny G, Faller JP, Levan D, Kohler C** | [Severe anaphylactic shock with heart arrest caused by coffee and gum arabic, potentiated by beta-blocking eyedrops]. Rev Med Interne. 1993 Feb; 14(2): 107-11

» **Morris MC, Evans DA, Bienias JL, Tangney CC, Wilson RS** | Vitamin E and cognitive decline in older persons. Arch Neurol. 2002 Jul; 59(7): 1125-32

» **Moseman RF** | Chemical disposition of boron in animals and humans.; Environ Health Perspect. 1994 Nov; 102 (Suppl 7): 113-7

» **Mukherjee A, Chakrabarti J** | In vivo cytogenetic studies on mice exposed to acesulfame-K – a non-nutritive sweetener. Food Chem Toxicol. 1997 Dec; 35(12): 1177-9

» **Mukhopadhyay M, Mukherjee A, Chakrabarti J** | In vivo cytogenetic studies on blends of aspartame and acesulfame-K. Food Chem Toxicol. 2000 Jan; 38(1): 75-7

» **Murdoch WJ, Martinchick JF** | Oxidative damage to DNA of ovarian surface epithelial cells affected by ovulation: carcinogenic implication and chemoprevention. Exp Biol Med (Maywood). 2004 Jun; 229(6): 546-52

» **Murinda SE, Rashid KA, Roberts RF** | In vitro assessment of the cytotoxicity of nisin, pediocin, and selected colicins on simian virus 40-transfected human colon and Vero monkey kidney cells with trypan blue staining viability assays. J Food Prot. 2003 May; 66(5): 847-53

» **Nair B** | Final report on the safety assessment of Benzyl Alcohol, Benzoic Acid, and Sodium Benzoate. Int J Toxicol. 2001; 20 (Suppl 3): 23-50

» **Nakamura M, Hagiwara A, Imai N, Ichihara T, Sano M, Tamano S, Aoki H, Yasuhara K, Koda T, Shirai T** | A thirteen-week oral toxicity study of annatto extract (norbixin), a natural food color extracted from the seed coat of annatto (Bixa orellana L.), in Sprague-Dawley rats. Food Chem Toxicol. 2003 Aug; 41(8): 1157-64

» **Narotsky MG, Schmid JE, Andrews JE, Kavlock RJ** | Effects of boric acid on axial skeletal development in rats. Biol Trace Elem Res. 1998 Winter; 66(1-3): 373-94

» **National Toxicology Program** | NTP Carcinogenesis Bioassay of Propyl Gallate (CAS No. 121-79-9) in F344/N Rats and B6C3F1 Mice (Feed Study). Natl Toxicol Program Tech Rep Ser. 1982 Dec; 240: 1-152

» **Negre-Salvayre A, Mabile L, Delchambre J, Salvayre R** | alpha-Tocopherol, ascorbic acid, and rutin inhibit synergistically the copper-promoted LDL oxidation and the cytotoxicity of oxidized LDL to cultured endothelial cells. Biol Trace Elem Res. 1995 Jan-Mar; 47(1-3): 81-91

» **Nettis E, Colanardi MC, Ferrannini A, Tursi A** | Sodium benzoate-induced repeated episodes of acute urticaria/angio-oedema: randomized controlled trial. Br J Dermatol. 2004 Oct; 151(4): 898-902

» **Neunteufl T, Priglinger U, Heher S, Zehetgruber M, Soregi G, Lehr S, Huber K, Maurer G, Weidinger F, Kostner K** | Effects of vitamin E on chronic and acute endothelial dysfunction in smokers. J Am Coll Cardiol. 2000 Feb; 35(2): 277-83

» **NIH Cancer facts** | Fact sheet Artificial Sweeteners. Bethesda/Maryland: 03, 2003

» **Nish WA, Whisman BA, Goetz DW, Ramirez DA** | Anaphylaxis to annatto dye: a case report. Ann Allergy. 1991 Feb; 66(2): 129-31

» **Lucas CD, Hallagan JB, Taylor SL** | The role of natural color additives in food allergy. Adv Food Nutr Res. 2001; 43: 195-216

» **Nitzan M, Volovitz B, Topper E** | Infantile methemoglobinemia caused by food additives. Clin Toxicol. 1979 Oct; 15(3): 273-80

» **Nohl H, Stolze K** | The effects of xenobiotics on erythrocytes. Gen Pharmacol. 1998 Sep; 31(3): 343-7

» **Nolan CR, DeGoes JJ, Alfrey AC** | Aluminum and lead absorption from dietary sources in women ingesting calcium citrate. South Med J. 1994 Sep; 87(9): 894-8

» **NTP Toxicology and Carcinogenesis Studies of D&C Yellow** | No. 11 (CAS No. 8003-22-3) in F344/N Rats (Feed Studies). Natl Toxicol Program Tech Rep Ser. 1997 Apr; 463: 1-190

» **Olney JW** | Brain lesions, obesity, and other disturbances in mice treated with monosodium glutamate. Science. 1969; 164: 719-721

» **Olney JW** | Glutamate-induced retinal degeneration in neonatal mice. Electron microscopy of the acutely evolving lesion. J Neuropathol Exp Neurol. 1969 Jul; 28(3): 455-74

» **Olney JW** | Excitotoxic food additives – relevance of animal studies to human safety. Neurobehav Toxicol Teratol. 1984 Nov-Dec; 6(6): 455-62

» **Olney JW** | Excitotoxic amino acids and neuropsychiatric disorders. Annu Rev Pharmacol Toxicol. 1990; 30: 47-71

» **Olney JW** | Excitotoxin mediated neuron death in youth and old age. Prog Brain Res. 1990; 86: 37-51

» **Olney JW, Ho OL** | Brain damage in infant mice following oral intake of glutamate, aspartate or cysteine. Nature. 1970 Aug; 227(5258): 609-11

» **Olney JW, Ho OL, Rhee V** | Brain-damaging potential of protein hydrolysates. N Engl J Med. 1973 Aug; 289(8): 391-5

» **Olney JW, Labruyere J, de Gubareff T** | Brain damage in mice from voluntary ingestion of glutamate and aspartate. Neurobehav Toxicol. 1980 Summer; 2(2): 125-9

» **Ortolani C, Bruijnzeel-Koomen C, Bengtsson U, Bindslev-Jensen C, Bjorksten B, Host A, Ispano M, Jarish R, Madsen C, Nekam K, Paganelli R, Poulsen LK, Wüthrich B** | Controversial aspects of adverse reactions to food. European Academy of Allergology and Clinical Immunology (EAACI) Reactions to Food Subcommittee. Allergy. 1999 Jan; 54(1): 27-45

» **Osborn-Barnes HT, Akoh CC** | Effects of alpha-tocopherol, beta-carotene, and soy isoflavones on lipid oxidation of structured lipid-based emulsions. J Agric Food Chem. 2003 Nov 5; 51(23): 6856-60

» **Osman MY, Sharaf IA, Osman HM, El-Khouly ZA, Ahmed EI** | Synthetic organic food colouring agents and their degraded products: effects on human and rat cholinesterases. Br J Biomed Sci. 2004; 61(3): 128-32

» **Ou LS, Kuo ML, Huang JL** | Anaphylaxis to riboflavin (vitamin B2). Ann Allergy Asthma Immunol. 2001 Nov; 87(5): 430-3

» **Pacor ML, Di Lorenzo G, Martinelli N, Mansueto P, Rini GB, Corrocher R** | Monosodium benzoate hypersensitivity in subjects with persistent rhinitis. Allergy. 2004 Feb; 59(2): 192-7

» **Petrus M, Bonaz S, Causse E, Rhabbour M, Moulie N, Netter JC, Bildstein G** | [Asthma and intolerance to benzoates]. Arch Pediatr. 1996 Oct; 3(10): 984-7

» **Pevny I, Rauscher E, Lechner W, Metz J** | [Excessive allergy due to benzoic acid followed by anaphylactic shock. (author's transl)]. Der Beruf Umwelt. 1981; 29(5): 123-30

» **Porras O, Carlsson B, Fallstrom SP, Hanson LA** | Detection of soy protein in soy lecithin, margarine and, occasionally, soy oil. Int Arch Allergy Appl Immunol. 1985; 78(1): 30-2

» **Poulsen E** | Case study: erythrosine. Food Addit Contam. 1993 May-Jun; 10(3): 315-23

» **Prati C, Montebugnoli L, Suppa P, Valdre G, Mongiorgi R** | Permeability and morphology of dentin after erosion induced by acidic drinks. J Periodontol 2003 Apr; 74(4): 428-36

» **Rapola JM, Virtamo J, Ripatti S, Huttunen JK, Albanes D, Taylor PR, Heinonen OP** | Randomised trial of alpha-tocopherol and beta-carotene supplements on incidence of major coronary events in men with previous myocardial infarction. Lancet. 1997 Jun 14; 349(9067): 1715-20

» **Reiser J, Ingram D, Mitchell EB, Warner JO** | House dust mite allergen levels and an anti-mite mattress spray (natamycin) in the treatment of childhood asthma. Clin Exp Allergy. 1990 Sep; 20(5): 561-7

» **Reist M, Jenner P, Halliwell B** | Sulphite enhances peroxynitrite-dependent alpha1-antiproteinase inactivation. A mechanism of lung injury by sulphur dioxide? FEBS Lett. 1998 Feb 20; 423(2): 231-4

» **Restani P, Restelli AR, Galli CL** | Formaldehyde and hexamethylenetetramine as food additives: chemical interactions and toxicology. Food Addit Contam. 1992 Sep-Oct; 9(5): 597-605

» **Restuccio A, Mortensen ME, Kelley MT** | Fatal ingestion of boric acid in an adult. Am J Emerg Med. 1992 Nov; 10(6): 545-7

» **Reus KE, Houben GF, Stam M, Dubois AE** | [Food additives as a cause of medical symptoms: relationship shown between sulfites and asthma and anaphylaxis; results of a literature review]. Ned Tijdschr Geneeskd. 2000 Sep 16; 144(38): 1836-9

» **Reyes FG, Valim MF, Vercesi AE** | Effect of organic synthetic food colours on mitochondrial respiration. Food Addit Contam. 1996 Jan; 13(1): 5-11

» **Rietschel RL** | Contact urticaria from synthetic cassia oil and sorbic acid limited to the face. Contact Dermatitis. 1978 Dec; 4(6): 347-9

» **Roberts RJ, Knight ME** | Pharmacology of vitamin E in the newborn. Clin Perinatol. 1987 Dec; 14(4): 843-55

» **Roberts A, Renwick AG, Sims J, Snodin DJ** | Sucralose metabolism and pharmakokinetics in man. Food Chem Toxicol. 2000; 38 (Suppl 2): 31-41

» **Rowe KS, Rowe KJ** | Synthetic food coloring and behavior: a dose response effect in a double-blind, placebo-controlled, repeated-measures study. J Pediatr. 1994 Nov; 125(5 Pt 1): 691-8

» **Rowe KS** | Synthetic food colourings and 'hyperactivity': a double-blind crossover study. Aust Paediatr J. 1988 Apr; 24(2): 143-7

» **Rudin O, Stauffer E, Cramer Y, Kramer M** | [Glutamic acid group poisoning. So-called Chinese restaurant syndrome]. Beitr Gerichtl Med. 1989; 47: 69-71

 » **Sands GH, Newman L, Lipton R** | Cough, exertional, and other miscellaneous headaches. Med Clin North Am. 1991 May; 75(3): 733-47

» **Sasaki YF, Kawaguchi S, Kamaya A, Ohshita M, Kabasawa K, Iwama K, Taniguchi K, Tsuda S** | The comet assay with 8 mouse organs: results with 39 currently used food additives. Mutat Res. 2002 Aug 26; 519(1-2): 103-19

» **Scher W, Scher BM** | A possible role for nitric oxide in glutamate (MSG)-induced Chinese restaurant syndrome, glutamate-induced asthma, 'hot-dog headache', pugilistic Alzheimer's disease, and other disorders. Med Hypotheses. 1992 Jul; 38(3): 185-8

» **Schlag P, Bockler R, Peter M** | Nitrite and nitrosamines in gastric juice: risk factors for gastric cancer? Scand J Gastroenterol. 1982 Jan; 17(1): 145-50

» **Schlatter J, Wurgler FE, Kranzlin R, Maier P, Holliger E, Graf U** | The potential genotoxicity of sorbates: effects on cell cycle in vitro in V79 cells and somatic mutations in Drosophila. Food Chem Toxicol. 1992 Oct; 30(10): 843-51

» **Scientic committee on food** | Opinion on hydrogenated poly-1-decene. SCF/CS/ADD/MsAd/199 Final 12 July 2001. Brüssel: 2001

» **Scopp AL** | MSG and hydrolyzed vegetable protein induced headache: review and case studies. Headache. 1991 Feb; 31(2): 107-10

» **Siegel E, Wason S** | Boric acid toxicity. Pediatr Clin North Am. 1986 Apr; 33(2): 363-7

» **Skyrme-Jones RA, O'Brien RC, Berry KL, Meredith IT** | Vitamin E supplementation improves endothelial function in type I diabetes mellitus: a randomized, placebo-controlled study. J Am Coll Cardiol. 2000 Jul; 36(1): 94-102

» **Smith JD, Terpening CM, Schmidt SO, Gums JG** | Relief of fibromyalgia symptoms following discontinuation of dietary excitotoxins. Ann Pharmacother. 2001 Jun; 35(6): 702-6

» **Stefanidou M, Alevisopoulos G, Chatziioannou A, Koutselinis A** | Assessing food additive toxicity using a cell model. Vet Hum Toxicol. 2003 Mar; 45(2): 103-5

» **Stevenson DD** | Monosodium glutamate and asthma. J Nutr. 2000 Apr; 130 (4 Suppl): 1067-73

» **Suay Llopis L, Ballester Diez F** | [Review of studies on exposure to aluminum and Alzheimer's disease]. Rev Esp Salud Publica. 2002 Nov-Dec; 76(6): 645-58

» **Tabar AI, Acero S, Arregui C, Urdanoz M, Quirce S** | [Asthma and allergy due to carmine dye]. An Sist Sanit Navar. 2003; 26 (Suppl 2): 65-73

» **Tada Y, Fujitani T, Yano N, Yuzawa K, Nagasawa A, Aoki N, Ogata A, Yoneyama M** | Chronic toxicity of thiabendazole (TBZ) in CD-1 mice. Toxicology. 2001 Dec 28; 169(3): 163-76

» **Takayama S, Renwick AG, Johansson SL, Thorgeirsson UP, Tsutsumi M, Dalgard DW, Sieber SM** | Long-term toxicity and carcinogenicity study of cyclamate in nonhuman primates. Toxicol Sci. 2000 Jan; 53(1): 33-9

» **Tanaka T** | Reproductive and neurobehavioral effects of Allura Red AC administered to mice in the diet. Toxicology. 1994 Sep 6; 92(1-3): 169-77

» **Tanaka T** | Reproductive and neurobehavioral effects of Sunset yellow FCF administered to mice in the diet. Toxicol Ind Health. 1996 Jan-Feb; 12(1): 69-79

» **Tanaka T** | Reproductive and neurobehavioural toxicity study of erythrosine administered to mice in the diet. Food Chem Toxicol. 2001 May; 39(5): 447-54

» **Tarlo SM, Dolovich J, Listgarten C** | Anaphylaxis to carrageenan: a pseudo-latex allergy. J Allergy Clin Immunol. 1995 May; 95(5 Pt 1): 933-6

» **Taube J, Vorkamp K, Forster M, Herrmann R** | Pesticide residues in biological waste. Chemosphere. 2002 Dec; 49(10): 1357-65

» **Taupin PJ, Anderson DM** | Subchronic toxicity study in rats fed gum karaya. Food Chem Toxicol. 1982 Oct; 20(5): 513-7

» **Taylor SL, Hefle SL** | Ingredient and labeling issues associated with allergenic foods. Allergy. 2001; 56 (Suppl 67): 64-9

» **Tenovuo J** | The biochemistry of nitrates, nitrites, nitrosamines and other potential carcinogens in human saliva. J Oral Pathol. 1986 Jul; 15(6): 303-7

» **Tfouni SA, Toledo MC** | Estimates of the mean per capita daily intake of benzoic and sorbic acids in Brazil. Food Addit Contam. 2002 Jul; 19(7): 647-54

» **The Alpha-Tocopherol, Beta Carotene Cancer Prevention Study Group** | The effect of vitamin E and beta carotene on the incidence of lung cancer and other cancers in male smokers. The Alpha-Tocopherol, Beta Carotene Cancer Prevention Study Group. N Engl J Med. 1994 Apr; 330(15): 1029-35

» **Thuvander A, Oskarsson A** | Effects of subchronic exposure to Caramel Colour III on the immune system in mice. Food Chem Toxicol. 1994 Jan; 32(1): 7-13

» **Tobacman JK** | Filament disassembly and loss of mammary myoepithelial cells after exposure to lambda-carrageenan. Cancer Res. 1997 Jul 15; 57(14): 2823-6

» **Tobacman JK, Wallace RB, Zimmerman MB** | Consumption of carrageenan and other water-soluble polymers used as food additives and incidence of mammary carcinoma. Med Hypotheses. 2001 May; 56(5): 589-98

» **Tobacman JK, Walters KS** | Carrageenan-induced inclusions in mammary myoepithelial cells. Cancer Detect Prev. 2001; 25(6): 520-6

» **Tobacman JK** | Review of harmful gastrointestinal effects of carrageenan in animal experiments. Environ Health Perspect. 2001 Oct; 109(10): 983-94

» **Todesco T, Rao AV, Bosello O, Jenkins DJ** | Propionate lowers blood glucose and alters lipid metabolism in healthy subjects. Am J Clin Nutr. 1991 Nov; 54(5): 860-5

» **Tornwall ME, Virtamo J, Korhonen PA, Virtanen MJ, Taylor PR, Albanes D, Huttunen JK** | Effect of alpha-tocopherol and beta-carotene supplementation on coronary heart disease during the 6-year post-trial follow-up in the ATBC study. Eur Heart J. 2004 Jul; 25(13): 1171-8

» **Tsuda S, Murakami M, Matsusaka N, Kano K, Taniguchi K, Sasaki YF** | DNA damage induced by red food dyes orally administered to pregnant and male mice.Toxicol Sci. 2001 May; 61(1): 92-9

» **Uchida H, Nagai M** | Intakes and health effects of aluminum. »Is aluminum a risk factor for Alzheimer's disease?« Nippon Koshu Eisei Zasshi. 1997 Sep; 44(9): 671-81

» **Urteil des Landgerichts Düsseldorf zur Bedenklichkeit des Gebrauchs von Aspartam vom 8. September 1999, Az. 12 o 354/99**

» **Vally H, Thompson PJ** | Allergic and asthmatic reactions to alcoholic drinks. Ad dict Biol. 2003 Mar; 8(1): 3-11

» **van der Heijden CA, Janssen PJ, Strik JJ** | Toxicology of gallates: a review and evaluation. Food Chem Toxicol. 1986 Oct-Nov; 24(10-11): 1067-70

» **van der Meeren HL** | Dodecyl gallate, permitted in food, is a strong sensitizer. Contact Dermatitis. 1987 May; 16(5): 260-2

» **van Toorenenbergen AW, Waanders J, Gerth Van Wijk R, Vermeulen AM** | Immunoblot analysis of IgE-binding antigens in paprika and tomato pollen. Int Arch Allergy Immunol. 2000 Aug; 122(4): 246-50

» **Vega de la Osada F, Esteve Krauel P, Alonso Lebrero E, Ibanez Sandin MD, Munoz Martinez MC, Laso Borrego MT** | [Sensitization to paprika: anaphylaxis after intake and rhinoconjunctivitis after contact through airways]. Med Clin (Barc). 1998 Sep; 111(7)

» **Venitt S, Bushell CT** | Mutagenicity of the food colour brown FK and constituents in Salmonella typhimurium. Mutat Res. 1976 Nov; 40(4): 309-15

» **Virtamo J, Pietinen P, Huttunen JK, Korhonen P, Malila N, Virtanen MJ, Albanes D, Taylor PR, Albert P; ATBC Study Group** | Incidence of cancer and mortality following alpha-tocopherol and beta-carotene supplementation: a postintervention follow-up. JAMA. 2003 Jul; 290(4): 476-85

» **Walker R** | Toxicology of sorbic acid and sorbates. Food Addit Contam. 1990 Sep-Oct; 7(5): 671-6

» **Weihrauch MR, Diehl V** | Artificial sweeteners – do they bear a carcinogenic risk? Ann Oncol. 2004 Oct; 15(10): 1460-5

» **West NX, Hughes JA, Addy M** | The effect of pH on the erosion of dentine and enamel by dietary acids in vitro. J Oral Rehabil 2001 Sep; 28(9): 860-4

» **Wettasinghe M, Bolling B, Plhak L, Xiao H, Parkin K** | Phase II enzyme-inducing and antioxidant activities of beetroot (Beta vulgaris L.) extracts from phenotypes of different pigmentation. J Agric Food Chem. 2002 Nov; 50(23): 6704-9

» **Willerroider M, Fuchs H, Ballmer-Weber BK, Focke M, Susani M, Thalhamer J, Ferreira F, McCutcheon JW** | Nitrosamines in bacon: a case study of balancing risks. Public Health Rep. 1984 Jul-Aug; 99(4): 360-4

» **Willis CL, Cummings JH, Neale G, Gibson GR** | Nutritional aspects of dissimilatory sulfate reduction in the human large intestine. Curr Microbiol. 1997 Nov; 35(5): 294-8

» **World Health Organization (WHO)/ Joint FAO/WHO Expert Committee on Food Additives (JECFA), Geneva, 2004** | WHO Food additives series: 52. Safety evaluation of certain food additives and contaminants

» **World Health Organization (WHO)/ Joint FAO/WHO Expert Committee on Food Additives (JECFA), Geneva, 2003** | WHO Food additives series: 50. Safety evaluation of certain food additives

› **2002** | WHO Food additives series: 48. Safety evaluation of certain food additives and contaminants

› **2000** | WHO Food additives series: 44. Safety evaluation of certain food additives and contaminants

› **1999** | WHO Food additives series: 42. Safety evaluation of certain food additives and contaminants

› **1998** | WHO Food additives series: 40. Safety evaluation of certain food additives and contaminants

› **1997** | WHO Food additives series: 39. Toxicological evaluation of certain veterinary drug residues in food

› **1996** | WHO Food additives series 37. Toxicological Evaluation of certain Food and Additives

› **1993** | WHO Food additives series 30. Toxicological evaluation of certain food additives and naturally occuring toxicants

› **1991** | WHO Food additives series: 28. Toxicological evaluation of certain food additives and contaminants

> **1990** | WHO Food additives series 26. Toxicological evaluation of certain food additives and contaminants

> **1989** | WHO Food additives series 24. Toxicological evaluation of certain food additives and contaminants

> **1988** | WHO Food additives series 22. Toxicological evaluation of certain food additives

> **1987** | WHO Food additives series 21. Toxicological evaluation of certain food additives and contaminants

> **1984** | WHO Food additives series 20. Toxicological evaluation of certain food additives and contaminants

> **1983** | WHO Food additives series 18. Toxicological evaluation of certain food additives and contaminants

> **1982** | WHO Food additives series 17. Toxicological Evaluation of certain Veterinary Drug Residues in Food

> **1981** | WHO Food additives series 16. Toxicological evaluation of certain food additives

> **1977** | WHO Food additives series 12. Summary of toxicological data of certain food additives

> **1976** | WHO Food additives series 10. Toxicological evaluation of certain food additives

> **1975** | WHO Food additives series 8. Toxicological evaluation of some food colours, thickening agents, and certain other substances

> **1974** | WHO Food additives series 5. Toxicological evaluation of some food additives including anticaking agents, antimicrobials, antioxidants, emulsifiers and thickening agents

> **1972** | WHO Food additives series 1. Toxicological evaluation of some enzymes, modified starches and certain other substances

» **Wozniak K, Arabski M, Malecka-Panas E, Drzewoski J, Blasiak J** | DANN damage in human colonic mucosa cells induced by bleomycin and the protective action of vitamin E. Cell Mol Biol Lett. 2004; 9(1): 31-45

» **Wüthrich B** | Allergische und pseudo-allergische Reaktionen der Haut durch Arzneimittel und Lebensmitteladditiva. Schweiz Rundschau Med (PRAXIS) 1983; 72: 691-699

» **Wüthrich B, Stöger P, Johansson SGO** | RAST-spezifische IgE auf Gewürze bei Sensibilisierungen gegen Birken-, Beifusspollen und Sellerie. Allergologie. 1992; 15: 380-383

» **Wüthrich B** | Adverse reactions to food additives. Ann Allergy. 1993 Oct; 71(4): 379-84

» **Wüthrich B** | Zur Nahrungsmittelallergie – Häufigkeit der Symptome und der allergieauslösenden Nahrungsmittel bei 402 Patienten, Allergologie 1993, 16, 280-287

» **Wüthrich B** | Lebensmittelzusatzstoffe und »Genfood« – eine Gefahr für Allergiker? Praxis 1999; 88: 609-618

» **Wüthrich B, Fabro L** | [Acetylsalicylic acid and food additive intolerance in urticaria, bronchial asthma and rhinopathy]. Schweiz Med Wochenschr. 1981 Sep; 111(39): 1445-50

» **Wüthrich B, Huwyler T** | [Asthma due to disulfites]. Schweiz Med Wochenschr. 1989 Sep 2; 119(35): 1177-84

» **Wüthrich B, Kägi M, Stücker W** | Anaphylactic reactions to ingested carmine (E 120). Allergy. 1997; 52: 1133-37

» **Wüthrich B, Scheiner O, Breiteneder H, Hoffmann-Sommergruber K** | Cloning and molecular and immunological characterisation of two new food allergens, Cap a 2 and Lyc e 1, profilins from bell pepper (Capsicum annuum) and tomato (Lycopersicon esculentum). Int Arch Allergy Immunol. 2003 Aug; 131(4): 245-55

» **Yahagi T, Degawa M, Seino Y, Matsushima T, Nagao M** | Mutagenicity of carcinogenic azo dyes and their derivatives. Cancer Lett. 1975 Nov; 1(2): 91-6

» **Yang WH, Drouin MA, Herbert M, Mao Y, Karsh J** | The monosodium glutamate symptom complex: assessment in a double-blind, placebo-controlled, randomized study. J Allergy Clin Immunol. 1997 Jun; 99(6 Pt 1): 757-62

» **Yang WH, Purchase EC** | Adverse reactions to sulfites. CMAJ. 1985 Nov; 133(9): 865-7, 880

» **Yoshizaki H, Izumi Y, Hirayama C, Fujimoto A, Kandori H, Sugitani T, Ooshima Y** | Availability of sperm examination for male reproductive toxicities in rats treated with boric acid. J Toxicol Sci. 1999 Aug; 24(3): 199-208

» **Yu YN, Chen XR, Ding C, Cai ZN, Li QG** | Genotoxic activity of caramel on Salmonella and cultured mammalian cells. Mutat Res. 1984 Apr; 139(4): 161-5

» **Zusatzstoff-Zulassungsverordnung (ZZulV)** | (Anlagen 1-7) vom 29. Januar 1998 (BGBl. I S. 230, 231), zuletzt geändert durch Artikel 2 der Verordnung vom 22. Februar 2006 (BGBl. I S. 444)

Sach- und Personenregister

A

Aaslepp, Natja 45, 48f.

Abfüllanlagen / Alginate, 127

ACE-Produkte 91

Acesulfam K 48, **167**

Acetamid 24

Acetate **108**

Acetylierte, oxidierte Stärke **182**

Acetyliertes Distärkeadipat **180**

Acetyliertes Distärkephosphat **179**

ADHS (Aufmerksamkeits-Defizit-Hyperaktivitäts-Syndrom) 42

ADI (Acceptable Daily Intake) 17, 38 39, 62, 72

Adipinsäure **124**

Adrenalinspritze 9

ADS (Aufmerksamkeits-Defizit-Syndrom) 34, 42

Agar-Agar **127**

Ajinomoto 31, 52

Akaziengummi, Gummi Arabicum **130**

Alginate / Abfüllanlagen 127

Alginsäure **126**

Allergien 9ff., 16, 18

Allurarot AC **83**

Alpha-Tocopherol **114**

Alu-Grenzwert 42

Aluminium 18, 34ff., 42, **98**

–, Warnhinweise 42

Aluminiumammoniumsulfat, **147**

Aluminiumfarblacke 34, 78ff.

Aluminiumgehalt Schokolade, 43

–, Talkum, 43

Aluminiumkaliumsulfat **147**

Aluminiumnatriumsulfat **147**

Aluminiumsilicat **151**

Aluminiumsulfat **147**

Alzheimer 28f.

Amaranth **81**

Amaranth Getreide, 81

Ammoniak-Zuckerkulör **87**

Ammonium-Alginat **126**

Ammoniumcarbonat Ammonium-Hydrogencarbonat **145**

Ammoniumchlorid **146**

Ammonium-Citrat **125**

Ammoniumhydroxid **148**

Ammoniumphosphat **136**

Ammoniumsulfat **147**

Ammoniumsulfit-Zuckerkulör **87**

Amylase 188

Anaphylaktischer Schock 9f., 15

Anaphylaxie 10, 15

Anaphylaxis Campaign 10

Anilin 18

Annatto 91

Annatto-Strauch 91

Anthocyane 96

Apfel 12, 112, 123

Apfelsäure **112**

Appetitsteigerung, appetitfördernder Effekt 54

Argon **164**

Arme-Leute-Butter 58

Aromaindustrie 185

Aromastoffe 185

Aromawirksame Substanzen 185

Aromen 21ff., 26, 61, **185**

–, künstliche 185

–, naturidentische 185

–, natürliche 185

–, Positivliste 186

–, Produktionsmengen 24

–, Trägerstoff 148

Aromenindustrie 24

Aromenverordnung 186

Ascona, Konferenz 57

Ascorbylpalmitat **113**

Asparaginsäure 46, 167, 173

Aspartam 45ff., 54, **167**
–, Blasenkrebs 49
–, Leukämie, 49
–, Lymphkrebs, 49
–, Ramazzini-Studie, 49
Aspartam-Acesulfam-Salz **173**
Aspergillus niger 69
Ätzkalk **148**
Ätznatron **148**
Azofarbstoffe 17ff.
Azorubin **80**

B

Bacillus subtilis 77
Backpulver 144
Backspray 166
Backtriebmittel 144
Barlow, Susan 51
BASF 18, 84
Bayrische Verzehrsstudie 72
Beetenrot **95**
Bentonit **151**
Benzoesäure 41, **100**
–, Katzen 100
Benzylalkohol **183**
Berg, Sibylle 21
Bernsteinsäure **125**
Beta-Apo-8'-Carotinal **93**
Beta-apo-8'-Carotinsäure
    Ethylester **93**
Beta-Cyclodextrin **138**
Betanin **95**
Beyreuther, Konrad 29
BfR (Bundesinstitut für
    Risikobewertung) 30, 42, 69ff.
Bienenwachs, weiß und gelb **159**
Biesalski, Hans Konrad 31
Biphenyl **103**
Bixa orellana 91
Bixin, Norbixin **91**
Blaylock, Russell L. 26
Blut-Hirn-Schranke 156
Blutlaugensalz 149

Borax **110**
Borregaard 22
Borsäure **110**
Bostel, Anja 33
Braun FK **89**
Braun HT **89**
Braunalgen 126
Braunkohle 162
Brennnesseln 85
Brillantblau FCF **85**
Brillantsäuregrün BS **86**
Brillantschwarz BN **88**
Brockow, Knut 10
Brügger, Martin 73
Bundesgesundheitsblatt 11
Bundesweiter Überwachungsplan 73
Butan, Isobutan **166**
Butteraroma 22
Butterbetrug 22
Buttergelb 57
Buttergeschmack 22
Butylhydroxyanisol (BHA) **116**
Butylhydroxytoluol (BHT) **116**

C

Calcium DL-Malat **123**
Calcium Stearoyl-2-Lactylat **143**
Calcium-5'-Ribonucleotid **157**
Calciumacetat **108**
Calcium-Alginat **126**
Calciumaluminiumsilicat **150**
Calciumascorbat **113**
Calciumbenzoat **100**
Calciumcarbonat **96**
Calciumchlorid **146**
Calciumcitrat **120**
Calcium-Dinatrium-
    Ethylendiamintetraacetat **125**
Calciumferrocyanid **149**
Calciumgluconat **152**
Calciumglutamat **153**
Calciumguanylat **155**
Calciumhydrogensulfit **102**

Calciumhydroxid **148**
Calciuminosinat **156**
Calciumlactat **118**
Calcium-Orthophosphat **122**
Calciumoxid **149**
Calciumpropionat **109**
Calciumsilicat **150**
Calciumsorbat **99**
Calciumsulfat **147**
Calciumsulfit **102**
Calciumtartrat **123**
Campari-Allergie 15
Candelillawachs **159**
Canthaxantin **94**
Capsanthin 92
Capsarubin 92
Carbamid **163**
Carnaubapalme 160
Carnaubawachs **160**
Carob, Kakaoersatz 129
Carotin **89**, 91ff.
Carrageen 30, **128**
Cellulose **138**f.
China-Restaurant-Syndrom
    27, 29, 53, 154, 168, 173
Chinin 18
Chinolingelb **79**
Chlorophyll **85**
Claus, Karl 48
Cochenillerot A 16f. **81**
Cochenille 15, 80
Cochenille-Laus 16
Codex Alimentarius 64f.
Cola 38f., 41, 121
Conchieren 117
Crebelli, Riccardo 52
Curcumin **77**
Curry 77
Currygewürz 93
Cyclamat 46f., **169**
Cyclohexan 124
Cystein **163**

D

Dactylopius coccus Costa 15, 80
Delaney Clause 61
Delaney, James 61
Delaney-Klausel 61
Delta-Tocopherol **114**
Designerstoffe 13
Desulfovibrio 102
Detergentium 187
DGE (Deutsche Gesellschaft für
    Ernährung) 30
Diglyceride **140**
Dikaliumguanylat **155**
Dikaliuminosinat **156**
Dimethyldicarbonat **106**
Dimethylpolysiloxan **158**
Dinatrium 5'-Ribonukleotid **156**
Dinatriumguanylat **155**
Dinatriuminosinat **156**
Diphosphat **137**
Distärkephosphat POC **179**
Distickstoffmonoxid **165**
Dodecylgallat **115**
Dr. Oetker 10, 13, 68
Dr. Watson Der Food Detektiv 33
Druckrey, Hermann 59f.

E

Edelgas 164
Edelmetall, Gold **99**
–, Silber **98**
EFSA (Europäische Behörde
    für Lebensmittelsicherheit) 49ff.
Eisen-II-gluconat **152**
Eisen-II-lactat **152**
Eisenoxide und -hydroxide **97**
Emulgatoren 14
Endotoxine 188
Engel, Karl-Heinz 52
E-Nummernphobie 187
Enzyme 132, 177, 187
–, zuckerabauend 188
Enzymträger 187

Erdbeeraroma 185

Erdbeergeschmack 21f.

Erdbeerjogurt 26

Erdnüsse 10

Erosionsschäden 67, 121

Erosions-Sprechstunde 67

Erythrosin **82**

Escherichia coli 46

Essigsäure **108**

Ethyl-p-Hydroxybenzoat **101**

Eucheuma 127

EU-Zusatzstoff-Richtlinie 71

F

Fahlberg, Constantin 47

FAO (Organisation für Ernährung
    und Landwirtschaft) 58, 64f.

Farbstoff 9, 15, 18

–, Konsum 36

–, Trägermittel 151

Farrer, Keith 14

FEP Science 31

Fertigtomatensauce 8

Filterhilfsmittel 187

Fleischfarbe, pökeln 107

Flockmittel 187

Flourescin-Farbstoff 82

Früchtetee 23

Fruchtjogurt 9, 15

Fumarsäure **112**

Futtermittelverordnung 54

G

Gallussäure 115

Gamma-Tocopherol, synthetisch **114**

Gelborange-S **79**

Gelbwurzelpflanze 77

Gellan **132**

Gentechnik, Zusatzstoffe 189

Geschmacksfälschung 23, 25

Geschmacksrezeptoren 185

Geschmackssinn 25

Geschmacksverstärker 29f., 153ff.

–, gewachst 159ff.

Gips 147

Glaubersalz 147

Glock, Björn 27

Glucono-delta-Lacton **152**

Gluconsäure **152**

Glutamat 24, 26ff., **153**

–, Bio-Lebensmittel 30

–, Produktionsmengen 29

–, Verzehrmengen 29

Glutamat-Informationsdienst 31

Glutamatsyndrom 26

Glutamin-Verla 31

Glycerin **134**

Glycerindiacetat **183**

Glycerinester aus Wurzelharz **137**

Glycerintriacetat **183**

Glycin, Natriumsalze des Glycins **157**

Gold **99**

Grapefruit 24

Grenzwerte 72

Guanylsäure **155**

Guarbohne 129

Guarkernmehl **129**

Gummi 130

Gummi Arabicum **130**

Gummibärchen 33, 35, 44

H

Haarmann, Wilhelm 22

Hamburger 39, 103

Haribo 11, 33, 36f., 43, 68, 70

Harnsäure 157

Harzsäuren 137

Hefe 133

Hefeextrakt 30

Helium **164**

Hermanussen, Michael 28

Hexamethylentetramin **105**

Hirschhornsalz 145

Hohenheimer Konsensus
    Gespräch 30f.

Holzminden 21f.
Holzzucker 176
Hydriertes Poly-1-Decen **162**
Hydroxypropyl-Cellulose **139**
Hydroxypropyl-Distärkephosphat **181**
Hydroxypropylmethyl-Cellulose **139**
Hydroxypropylstärke **181**
Hyperaktivität 18, 31, 40
Hypothalamus 25

IJ

ILSI (International Life Sciences
     Institute) 52
Indigo 84
Indigotin **84**
Industrielobby 23
Inosinsäure **156**
Insektengift 110
Invertase **177**
Ionenaustauscher 187
Isoascorbinsäure **116**
Isomalt **169**
JECFA (Joint FAO/WHO Expert
     Committee on Food Additives)
     24, 60
Johannisbrotkernmehl **129**
Juckreiz 15
Jugend forscht 45, 49

K

Kakaoersatz, Carob 129
Kaliumacetat **108**
Kaliumadipat **124**
Kalium-Alginat **126**
Kaliumaluminiumsilicat **150**
Kaliumbenzoat **100**
Kaliumcarbonat, Kalium-
     Hydrogencarbonat **145**
Kaliumchlorid **146**
Kaliumcitrat **120**
Kaliumferrocyanid **149**
Kaliumgluconat **152**
Kaliumhydrogensulfit **102**

Kaliumhydroxid **148**
Kaliumlactat **118**
Kaliummalat **123**
Kaliummetabisulfit **102**
Kaliumnatriumtartrat **120**
Kaliumnitrat **107**
Kaliumnitrit **106**
Kaliumorthophosphat **122**
Kaliumpropionat **109**
Kaliumsorbat **99**
Kaliumsulfat **147**
Kaliumtartrat **120**
Kalk 96
Kalziumräuber 38
Kaolin **151**
Karamellfarbstoffe 87
Karayagummi **131**
Karmin **80**
Karminrot 15
Karminsäure 16, 80
Karottenbabys 90
Kartoffelchips 27, 29
Kartoffelpüree 21
Katalysator 187
Katemfefrucht 172
Katzen, Benzoesäure 100
Kaugummistreifen, Talkum 151
Kaviar, echter 110
–, falscher 88
–, Konservierung 110
Keratin 163
Kerzenwachs 161
Kieselsäure 150f.
Kinderzahn-Killer 70
Kippers 89
Klärmittel 187
Klebereiweißersatz 129
Klimek, Joachim 67f.
Knochenschwund 38
Knorr 10, 13, 29, 61, 68, 70
Kochsalzersatz 121, 125, 147, 156
Koëter, Hermann 50
Kohlendioxid **111**

Komplexbildner 136
Konsensuspapier 31
Krebs, Aspartam 49
Krebsforschung 59
Krebsgefahren 61
Kreide 96
Kruse, Hermann 42, 50f., 53
Kühlmittel 187
Kulinarische Selbstbestimmung 23
künstliche Aromen 185
Kunstsauerteig 112
Kupferchlorophyll **86**
Kwok, Robert Ho Man 29, 156

L

Labor-Aromen 23
Lackschildlaus 161
Lactit **175**
Lactoflavin 77
Lakritz 88
Langzeitwirkungen, Zusatzstoffe 60
L-Ascorbinsäure **113**
Laugengebäck 34, 42f.
Lebensmittelkontrolle 25
Lebensmittelzusatzstoffe,
–, Produktionsmengen 11
–, Umsatz 11
Lebkuchen 144
Lecithin **117**
Lernstörungen 18, 40
Lipoxigenase 188
Litholrubin BK **99**
Lobbyismus 63
Löschkalk 148
Lussi, Adrian 67
Lutein **94**
Lycopin **92**

M

Magermilchpulver 22
Maggi 10, 21f., 29, 39, 68
Magnesiumcarbonat **145**
Magnesiumchlorid **146**

Magnesiumglutamat **153**
Magnesium-Hydrogen-Phosphat **122**
Magnesiumhydroxid **148**
Magnesiumoxid **149**
Magnesiumsalze von Speisefett-
  säuren **139**
Magnesiumsilicat, synthetisch **150**
Maltit **174**
Maltodextrin 30
Mannit **133**
Marchesi, Gualtiero 99
Maria Hilf 29
Masthilfsmittel 54
Mauvein 18
Mehlbehandlungsmittel 163
Memantime 28
Menthenthiol 24
Metaweinsäure **123**
Methanol 49
Methylcellulose **139**
Methyl-Ethyl-Cellulose **139**
Methyl-p-Hydroxybenzoat **101**
Michaëlsson, Gerd 17
Mikrokristalline Cellulose **138**
Mikrokristallines Wachs **161**
Milchsäure **108**
Milchsäurebakterien 108
Modifizierte Stärke 179ff.
Mono- und Diglyceride
  der Speisefettsäuren **140**
Monoammoniumglutamat **153**
Monokaliumglutamat **153**
Mononatriumglutamat **153**
Monostärkephosphat **179**
Monsanto 46, 52
Montansäureester **162**
Montanwachs 162
Monte Verità 57
Morbier-Käse 88
Multivitamingetränke 78
Multivitaminsäfte 90
Mundgefühl, pelziges 101
Mycotoxine 188

N

Nahrungsergänzungsmittel 113, 178

Nahrungsmittelallergien 9

Natamycin **104**

Natrium-, Kalium- oder Calciumsalze
der Speisefettsäuren **139**

Natriumadipat **124**

Natrium-Alginat **126**

Natriumaluminiumphosphat **150**

Natriumaluminiumsilicat **150**

Natriumascorbat **113**

Natriumbenzoat **100**

Natriumcarbonat **145**

Natrium-Carboxymethyl-
Cellulose **139**

Natriumcitrat **118**

Natriumdiacetat **108**

Natriumethyl-p-Hydroxybenzoat **101**

Natriumferrocyanid **149**

Natriumgluconat **152**

Natriumhydrogensulfit **102**

Natriumhydroxid **148**

Natriumisoascorbat **116**

Natriumlactat **118**

Natriummalat **123**

Natriummetabisulfit **102**

Natriummethyl-p-Hydroxybenzoat **101**

Natriumnitrat **107**

Natriumnitrit **106**

Natrium-Orthophenylphenolat **103**

Natrium-Orthophosphat **122**

Natriumpropionat **109**

Natriumpropyl-p-Hydroxybenzoat **101**

Natriumstearoyl-2-lactylat **143**

Natriumsulfat **147**

Natriumsulfit **102**

Natriumtartrat **120**

Natronlauge 148

Naturidentische Aromen 185

Natürliche Aromen 185

Neohesperidin DC **172**

Nervenzellgift 29

Nesselsucht 15

Nestlé 13, 35f., 43, 65, 73

Netzmittel 187

Neurotoxizität 40

Nisin **104**

Nitrosamine 106f.

O

Ockererden 97

Octylgallat **115**

Oliven 97, 153

Olney, John 29, 156

o-Phenylphenol **103**

Organochlorverbindungen 171

Osteoporose 38

Oxidierte Stärke **179**

P

Packgas 164f.

Paprikaextrakt **92**

Paprikaschoten 92

Parmesankäse 153

Patentblau V **83**

Paul, Wolf 23

Pektin **135**

pelziges Mundgefühl 101

Perkin, William Henry 18

Pestizid, Thiabendazol 104

Pflanzenfarbstoff 86, 89

Pflanzenkohle **88**

Pflanzenstärke 138

Pflanzenzelle 139

Phenol 116

Phenylalanin 46, 167, 173

Phenylketonurie 168

Phosphatiertes Distärkephosphat **179**

Phosphorsäure 38, 41, **121**

Phthalsäureanhydrid 46, 170

Pökelaroma 107

Pökeln 107

Polydextrose **178**

Polyethylenwachsoxidate **162**

Polyglycerinester von
Speisefettsäuren **141**

Polyglycerin-Polyricinoleat **142**
Polyoxyethylen(20)-Sorbitan **135**
Polyphosphat **137**
Polysorbate 135
Polyvinylpolypyrrolidon **178**
Polyvinylpyrrolidon **178**
Popsicle 15
Positivliste, Aromen 186
Propandiol **184**
Propionsäure **109**
Propylen-Glycol-Ester von
    Speisefettsäuren **142**
Propylenglykol-Alginat **126**
Propylgallat **115**
Propyl-p-Hydroxybenzoat **101**
Provitamin A 89f., 93
Provolone 106

Q
Quarzsand 150
Quillaia Extrakt **176**
Quillaja saponaria Molina 176

R
Ramazzini-Stiftung 49
Ramazzini-Studie 49f.
Räucherheringe 89
Reading, David 10
Reading, Sarah 10
Reaktionsbeschleuniger 187
Remsen, Ira 47
Riboflavin **77**
Rieselhilfe 96, 149
Rindergeschmack 22
Ring, Johannes 10
Risotto, mit Goldüberzug 99
Rohmontanwachs 162
Rot 2G **83**
Rotalgen 126f.
Rote Beete 95

S
Saccharin 46f.. **170**
–, Warnhinweis 47
Saccharose-Acetat-Isobutyrat **136**
Saccharoseester von
    Speisefettsäuren **141**
Saccharoseglyceride **141**
Sage-Derby-Käse 86
Salbei-Marmorierung 86
Salmiak 146
Salzsäure **146**
Sauerstoff **166**
Sauerteig 109
Schälmittel 187
Schaumbildung 131
Schaumverhinderer 187
Schellack **161**
Schilddrüsenpatienten 82
Schildlaus 15f.
Schimmelpilz, Aspergillus niger 69
Schlatter, James M. 46
Schockreaktionen 9
Schokokuss 20
Schutzgas 164ff.
Schwefelsäure **147**
Schwefelverbindungen 39
Schwefel-Zusatzstoffe 73
Schweflige Säure **102**
Schweizer Käse 109
Searle 46
Seifenrindenbaum 176
Semler, Jutta 38
Sienaerden 97
Silber **98**
Silex 150
Siliciumdioxid **150**
Silikon 158
Smarties 35, 43
Soffritti, Morando 49
Soft Drinks 90
Sojaöl 117, 140, 143
Sorbinsäure **99**
Sorbit **132**

Sorbitanmonolaurat **144**

Sorbitanmonooleat **144**

Sorbitanmonopalmitat **144**

Sorbitanmonostearat **144**

Sorbitantristearat **144**

Speisefettsäuren **152**

Stärke, modifiziert 179ff.

Stärkeacetat **180**

Stärke-Natrium-Octenylsuccinat **181**

Stearyltartrat **143**

Steinkohleteer 18

Sterculia-Baum 131

Stickstoff **165**

Stiftung Warentest 21

Stoffwechselfabriken 187

Streusüße 168

Sucralose **171**

Sulfite 39

Sulfit-Zuckerkulör **87**

Summationswirkung 59

Sunset-Yellow 79f.

Surimi 15

Süßstoff 45, 167ff.

–, in der Tierernährung 54

–, Masthilfsmittel 48

–, Zahngesundheit 48

Svensson, Kettil 52

T

Tafelsüße 48

Talkum, Magnesiumsilicat **150**

–, Kaugummistreifen 151

Tarakernmehl **132**

Tarastrauch, 132

Tartrazin **78**

Technischer Hilfsstoff 146, 149, 151, 178, 183, **187**

Teer 18

Teigsäuerungsmittel 109

Thaumatin **172**

Thaumatococcus danielii 172

Thermooxidation 143

Thermooxidiertes Sojaöl **143**

Thiabendazol **104**

Titandioxid **97**

Tobacman, Joanne 128

Tocopherol **114**

Toluol 46, 170

Tomaten, Lycopin 92

Tomatenkonzentrat 92

Tomatenmark 153

Traganth (Gummi) **130**

Trägermittel, Farbstoffe 151

Trägerstoff, Aromen 148, 183

Traubenzucker 178

Trennmittel 96, 140

Triethylcitrat **183**

Triphenylmethanfarbstoffe 86

Triphosphat **137**

Trockeneis 111

Trockenmilcherzeugnis 30

Tütensuppe 32

U

Übergewicht 26, 28

Umami 29, 153

Umbraerden, 97

V

Vanille 21

Vanillin 22

VELS-Studie 35

Verband der europäischen Glutamathersteller 31

Verbraucherministerium 24, 35, 43

Verbrauchertäuschung 23

Verdauungsenzym, Invertase 177

Versuchstiere 63

Verzehrsgewohnheiten 35

Viljehr, Yvonne 45, 48f.

Vitamin B2 77

Vitamin C 113

Vitamin E 114

Vitaminpräparate 90, 113f.

W

Walker, Gordon 41f.
Warnhinweise, Zitronensäure 70
–, Saccharin 47
Waschmittel 187
Wasserstoff **166**
Wein 23, 103, 112, 123f., 134, 178
Weinsäure **120**
Weinstein 120, 123
Weizenprotein 30
Wetzel, Willi-Eckhard 119
WHO (Weltgesundheitsorganisation) 58, 64f.
Wolfsmilchgewächse 159
Würze 30
Wüthrich, Brunello 15, 36

X

Xanthan **131**
Xanthophylle 94
Xylan 176
Xylit **175**

Z

Zahngesundheit, Süßstoffe 48
Zahnschäden, Phosphorsäure 121
–, Zitronensäure 119
Zimmermann, Eliane 21
Zinkacetat **158**
Zinndichlorid **147**
Zitronensäure **118**
–, Aluminiumtransport 34
–, Produktionsmenge 69
–, Warnhinweise 70
–, Zahnschäden 67f.
Zuckeraustauschstoffe 169ff.
Zuckerersatz 48
Zuckerkulör **87**
Zuckertenside 141
Zusatzstoffe, Gentechnik 189
–, Konsum 61
–, Langzeitfolgen 59
Zusatzstoff-Mix, 40
Zusatzstoff-Statistik 72
Zutatenliste, 185

Register der gesundheitlichen Risiken

» **Abführend, beim Verzehr großer Mengen** E 406, E 410, E 412, E 420, E 473–E 475, E 953, E 965, E 966, E 967

» **ADHD, Aufmerksamkeits-Defizit-Hyperaktivitäts-Syndrom** E 102, E 280–E 283

» **ADS, Aufmerksamkeits-Defizit-Syndrom** E 102, E 280–E 283

» **Allergien, allergieähnliche Reaktionen** E 100, E 101, E 102, E 104, E 110, E 120, E 122, E 123, E 124, E 128, E 131, E 132, E 151, E 154, E 155, E 160B, E 160C, E 180, E 200, E 202, E 203, E 210–E 213, E 214–E 219, E 220–E 224, E 226–E 228, E 322, E 414, E 421, E 479B, E 620–E 625

» **Allergischer Schnupfen** E 210, E 214–E 219, E 220–E 224, E 226–E 228, E 414

» **Alzheimer** siehe »Risiken bei erhöhter Aluminiumaufnahme« und »Verdacht auf Förderung neurodegenerativer Erkrankungen«

» **Amytrophe Lateralsklerose (ALS)** Siehe »Verdacht auf Förderung neurodegenerativer Erkrankungen«

» **Anaphylaktischer Schock** E 101, E 120, E 220–E 224, E 226–E 228, E 414, E 421

» **Asthma** E 102, E 110, E 120, E 122, E 123, E 124, E 128, E 151, E 154, E 155, E 160B, E 160C, E 180, E 210, E 214–E 219, E 220–E 224, E 226–E 228, E 414, E 421, E 620–E 625

» **Asthmaähnliche Anfälle** E 102, E 110, E 120, E 122, E 123, E 124, E 128, E 151, E 154, E 155, E 160B, E 160C, E 180, E 210, E 214–E 219, E 220–E 224, E 226–E 228, E 414, E 421, E 620–E 625

» **Atemnot** E 102, E 110, E 120, E 122, E 123, E 124, E 128, E 151, E 154, E 155, E 160B, E 160C, E 180, E 210, E 214–E 219, E 220–E 224, E 226–E 228, E 421

» **Aufmerksamkeits-Defizit-Hyperaktivitäts-Syndrom** siehe ADHD

» **Aufmerksamkeits-Defizit-Syndrom** siehe ADS

» **Ausschlag** E 100, E 102, E 110, E 120, E 122, E 123, E 124, E 128, E 132, E 151, E 154, E 155, E 160B, E 160C, E 180, E 200, E 220–E 224, E 226–E 228, E 414, E 421

» **Bauchschmerzen** siehe »Abführend«

» **Beifußpollenallergie** E 100

» **Blähungen** siehe »Abführend«

» **Blaufärbung der Lippen, Schleimhäute und Haut** siehe Methämoglobinämie

» **China-Restaurant-Syndrom** E 620–E 625, E 951, E 962

» **Cyanose** siehe Methämoglobinämie

» **Darmkrebsfördernd, in großen Mengen bei starken Rauchern** E 160A

» **Darmschädigende Wirkung, steht in Verdacht auf** E 220–E 224, E 226–E 228

» **Durchfall** siehe »Abführend«

» **Erbgutschädigend, im Reagenzglasversuch** E 102, E 104, E 124, E 127, E 133, E 150C, E 151, E 320, E 321

» **Erbgutschädigend, im Tierversuch** E 123, E 124, E 127, E 129, E 133, E 142, E 320, E 321

» **Erhöhtes Herzinfarktrisiko, in großen Mengen bei starken Rauchern** E 160A

» **Erhöhtes Krebsrisiko, durch Umwandlung in Nitrosamine** E 249-E 252

» **Erhöhtes Lungenkrebsrisiko, in großen Mengen bei starken Rauchern**
E 160A

» **Erhöhtes Risiko für Mangelerscheinungen, beim Verzehr durch Kinder**
E 400-E 405

» **Erhöhtes Risiko für Osteoporose, beim Verzehr großer Mengen** E 338,
E 450-E 452

» **Erhöhtes Schlaganfallrisiko, bei regelmäßiger Einnahme hoher Dosen**
E 306-E 309

» **Gefahr chronischer Vergiftung bei regelmäßigem Verzehr großer Mengen
Kaviar** E 284, E 285

» **Gefäßschädigend, in großen Mengen im Tierversuch** E 306-E 309

» **Gicht, Verschlimmerung der Symptome beim Verzehr großer Mengen**
E 626-E 635

» **Giftig für Katzen** E 210-E 219

» **Gliederschmerzen** siehe China-Restaurant-Syndrom

» **Hautirritationen** E 100, E 102, E 110, E 120, E 122, E 123, E 124, E 128, E 132, E 151,
E 154, E 155, E 160B, E 160C, E 180, E 200, E 220-E 224, E 226-E 228, E 421

» **Hautrötungen** E 100, E 102, E 110, E 120, E 122, E 123, E 124, E 128, E 132, E 151,
E 154, E 155, E 160B, E 160C, E 180, E 200, E 220-E 224, E 226-E 228, E 414, E 421

» **Hautschwellungen** E 100, E 102, E 110, E 120, E 122, E 123, E 124, E 128, E 132,
E 151, E 154, E 155, E 160B, E 160C, E 180, E 200, E 220-E 224, E 226-E 228, E 421

» **Herz-kreislaufschädigend, in großen Mengen bei starken Rauchern** E 160A

» **Herz-kreislaufschädigend, in sehr großen Mengen** E 300-E 304

» **Hyperaktivität** siehe ADS und ADHD

» **Immunsystemschädigend, im Tierversuch** E 150C, E 955

» **Immunsystemschädigend, im Reagenzglasversuch** E 102, E 123

» **Knochenschwund durch Störung des Calciumstoffwechsels, bei Verzehr
großer Mengen** E 338, E 450-E 452

» **Kontaktallergie** E 100, E 104, E 235, E 414

» **Kontaktekzem** siehe Kontaktallergie

» **Konzentrationsstörungen** siehe ADS und ADHD

» **Kopfschmerzen** E 220-E 224, E 226-E 228

» **Kopfschmerzen** siehe »China-Restaurant-Syndrom«

» **Krebserregend, in großen Mengen im Tierversuch** E 102, E 151, E 320, E 321,
E 407, E 951, E 952, E 954, E 962,

» **Lernschwächen** siehe ADS und ADHD

» **Methämoglobinämie, bei Verzehr großer Mengen durch Kleinkinder** E 249-
E 252, E 310-E 312, E 320, E 321

» **Migräne** siehe »China-Restaurant-Syndrom«

» **Multiple Sklerose (MS)** siehe »Verdacht auf Förderung neurodegenerativer
Erkrankungen«

» **Nackenschmerzen** siehe »China-Restaurant-Syndrom«

» **Nesselsucht** E 100, E 102, E 110, E 120, E 122, E 123, E 128, E 151, E 154, E 155, E 160B, E 160C, E 180, E 200, E 220–E 224, E 226–E 228, E 421

» **Neurodermitisschübe** E 100, E 102, E 180

» **Nierenschädigend, in großen Mengen im Tierversuch** E 233

» **Nierensteinbildend, in sehr großen Mengen** E 300–E 304

» **Ödeme** siehe Hautschwellungen

» **Parkinson** siehe »Risiken bei erhöhter Aluminiumaufnahme« und »Verdacht auf Förderung neurodegenerativer Erkrankungen«

» **Phenylketonurie, verursacht Hirn-und Nervenschäden bei** E 952

» **Risiken durch erhöhte Aluminiumaufnahme** E 102, E 104, E 110, E 122, E 123, E 127, E 128, E 129, E 131, E 133, E 142, E 151, E 155, E 173, E 180, E 330, E 521–E 523

» **Schlafstörungen** siehe ADS und ADHD

» **Störung der Schilddrüse bei Überfunktion** E 127

» **Taubheitsgefühle** siehe »China-Restaurant-Syndrom«

» **Übelkeit** siehe »China-Restaurant-Syndrom«

» **Unruhe** siehe ADS und ADHD

» **Urtikaria (Nesselsucht)** E 100, E 102, E 110, E 120, E 122, E 123, E 124, E 128, E 132, E 151, E 154, E 155, E 160B, E 160C, E 180, E 200, E 220–E 224, E 226–E 228, E 421

» **Verdacht auf Förderung neurodegenerativer Erkrankungen** E 620–E 625

» **Verdacht auf nervenschädigende Wirkung** E 620–E 625

» **Verdacht auf Störung des Zucker- und Fettstoffwechsels** E 280–E 283

» **Verhaltensstörungen** siehe ADS und ADHD

» **Zahnschäden durch Säureeinwirkung** E 330, E 338

» **Zellschädigend, im Reagenzglasversuch** E 133

» **Zellschädigend, in großen Mengen im Tierversuch** E 306–E 309

Alphabetische Liste der Zusatzstoffe

A

Acesulfam-K E 950
Acetylierte, oxidierte Stärke E 1451
Acetyliertes Distärkeadipat E 1422
Acetyliertes Distärkephosphat E 1414
Adipinsäure E 355
Agar-Agar E 406
Alginsäure E 400
Allurarot AC E 129
Alpha-Tocopherol E 307
Aluminium E 173
Aluminiumammoniumsulfat E 523
Aluminiumkaliumsulfat E 522
Aluminium-Natriumsulfat E 521
Aluminiumsilicat E 559
Aluminiumsulfat E 520
Amaranth E 123
Ammoniak-Zuckerkulör E 150C
Ammonium-Alginat E 403
Ammoniumcarbonat, Ammonium-
Hydrogencarbonat E 503
Ammoniumchlorid E 510
Ammonium-Citrat E 380
Ammoniumhydroxid E 527
Ammoniumphosphat E 442
Ammoniumsulfat E 517
Ammoniumsulfit-
Zuckerkulör E 150D
Anthocyane E 163
Äpfelsäure E 296
Argon E 938
Ascorbylpalmitat E 304
Aspartam E 951
Aspartam-Acesulfam-Salz E 962
Azorubin E 122

B

Beetenrot E 162
Bentonit E 558
Benzoesäure E 210

Benzylalkohol E 1519
Bernsteinsäure E 363
Beta-Apo-8'-Carotinal E 160E
Beta-apo-8'-Carotinsäure
Ethylester E 160F
Beta-Cyclodextrin E 459
Bienenwachs,
weiß und gelb E 901
Biphenyl E 230
Bixin, Norbixin E 160B
Borax E 285
Borsäure E 284
Braun FK E 154
Braun HT E 155
Brillantblau FCF E 133
Brillantsäuregrün BS E 142
Brillantschwarz BN E 151
Butan, Isobutan E 943
Butylhydroxyanisol (BHA) E 320
Butylhydroxytoluol (BHT) E 321

C

Calcium DL-Malat E 352
Calcium Stearoyl-2-Lactylat E 482
Calcium-5'-Ribonucleotid E 634
Calciumacetat E 263
Calcium-Alginat E 404
Calciumaluminiumsilicat E 556
Calciumascorbat E 302
Calciumbenzoat E 213
Calciumcarbonat E 170
Calciumchlorid E 509
Calciumcitrat E 333
Calcium-Dinatrium-
Ethylendiamintetraacetat E 385
Calciumferrocyanid E 538
Calciumgluconat E 578
Calciumglutamat E 623
Calciumguanylat E 629
Calciumhydrogensulfit E 227

Calciumhydroxid E 526

Calciuminosinat E 633

Calciumlactat E 327

Calcium-Orthophosphat E 341

Calciumoxid E 529

Calciumpropionat E 282

Calciumsilicat E 552

Calciumsorbat E 203

Calciumsulfat E 516

Calciumsulfit E 226

Calciumtartrat E 354

Candelillawachs E 902

Canthaxantin E 161G

Carbamid E 927B

Carnaubawachs E 903

Carotin E 160A

Carrageen E 407

Chinolingelb E 104

Chlorophyll E 140

Cochenillerot A E 124

Curcumin E 100

Cyclamat E 952

Cystein E 920

D

Delta-Tocopherol E 309

Dikaliumguanylat E 628

Dikaliuminosinat E 632

Dimethyldicarbonat E 242

Dimethylpolysiloxan E 900

Dinatrium 5'-Ribonukleotid E 635

Dinatriumguanylat E 627

Dinatriuminosinat E 631

Diphosphat E 450

Distärkephosphat POC E 1412

Distickstoffmonoxid E 942

Dodecylgallat E 312

E

Eisen-II-gluconat E 579

Eisen-II-lactat E 585

Eisenoxide und -hydroxide E 172

Erythrosin E 127

Essigsäure E 260

Ethyl-p-Hydroxybenzoat E 214

F

Fumarsäure E 297

G

Gamma-Tocopherol,
synthetisch E 308

Gelborange-S E 110

Gellan E 418

Glucono-delta-Lacton E 575

Gluconsäure E 574

Glutamat, Glutaminsäure E 620

Glycerin E 422

Glycerindiacetat E 1517

Glycerinester aus Wurzelharz
E 445

Glycerintriacetat E 1518

Glycin, Natriumsalze des Glycins
E 640

Gold E 175

Guanylsäure E 626

Guarkernmehl E 412

Gummi Arabicum E 414

H

Helium E 939

Hexamethylentetramin E 239

Hydriertes Poly-1-Decen E 907

Hydroxypropyl-Cellulose E 463

Hydroxypropyl-
Distärkephosphat E 1442

Hydroxypropylmethyl-
Cellulose E 464

Hydroxypropylstärke E 1440

I J

Indigotin E 132

Inosinsäure E 630

Invertase E 1103

Isoascorbinsäure E 315

Isomalt E 953
Johannisbrotkernmehl E 410

K

Kaliumacetat E 261
Kaliumadipat E 357
Kalium-Alginat E 402
Kaliumaluminiumsilicat E 555
Kaliumbenzoat E 212
Kaliumcarbonat, Kalium-
Hydrogencarbonat E 501
Kaliumchlorid E 508
Kaliumcitrat E 332
Kaliumferrocyanid E 536
Kaliumgluconat E 577
Kaliumhydrogensulfit E 228
Kaliumhydroxid E 525
Kaliumlactat E 326
Kaliummalat E 351
Kaliummetabisulfit E 224
Kaliumnatriumtartrat E 337
Kaliumnitrat E 252
Kaliumnitrit E 249
Kalium-Orthophosphat E 340
Kaliumpropionat E 283
Kaliumsorbat E 202
Kaliumsulfat E 515
Kaliumtartrat E 336
Karayagummi E 416
Karmin E 120
Kohlendioxid E 290
Kupferchlorophyll E 141

L

Lactit E 966
L-Ascorbinsäure E 300
Lecithin E 322
Litholrubin BK E 180
Lutein E 161B
Lycopin E 160D
Lysozym E 1105

M

Magnesiumcarbonat E 504
Magnesiumchlorid E 511
Magnesiumglutamat E 625
Magnesium-Hydrogen-
Phosphat E 343
Magnesiumhydroxid E 528
Magnesiumoxid E 530
Magnesiumsalze
von Speisefettsäuren E 470B
Magnesiumsilicat,
synthetisch E 553A
Maltit E 965
Mannit E 421
Metaweinsäure E 353
Methylcellulose E 461
Methyl-Ethyl-Cellulose E 465
Methyl-p-Hydroxybenzoat E 218
Mikrokristalline Cellulose E 460
Mikrokristallines Wachs E 905
Milchsäure E 270
Mono- und Diglyceride
der Speisefettsäuren E 471
Mono- und Diglyceride
der Speisefettsäuren, verestert
mit Essig- und Weinsäure
E 472F
Mono- und Diglyceride
der Speisefettsäuren, verestert mit
Essigsäure E 472A
Mono- und Diglyceride
der Speisefettsäuren, verestert mit
Milchsäure E 472B
Mono- und Diglyceride
der Speisefettsäuren, verestert
mit Mono- und Diacetylwein-
säuren E 472E
Mono- und Diglyceride
der Speisefettsäuren, verestert mit
Weinsäure E 472D
Mono- und Diglyceride
der Speisefettsäuren, verestert mit
Zitronensäure E 472C

Monoammoniumglutamat **E 624**
Monokaliumglutamat **E 622**
Mononatriumglutamat **E 621**
Monostärkephosphat **E 1410**
Montansäureester **E 912**

N

Natamycin **E 235**
Natrium-, Kalium-
oder Calciumsalze der
Speisefettsäuren **E 470A**
Natriumadipat **E 356**
Natrium-Alginat **E 401**
Natriumaluminium-
phosphat **E 541**
Natriumaluminiumsilicat **E 554**
Natriumascorbat **E 301**
Natriumbenzoat **E 211**
Natriumcarbonat **E 500**
Natrium-Carboxymethyl-
Cellulose **E 466**
Natrium-Carboxymethyl-Cellulose
(cross-linked) **E 468**
Natrium-Carboxymethyl-Cellulose
(enzymatisch hydrolisiert) **E 469**
Natriumcitrat **E 331**
Natriumdiacetat **E 262**
Natriumethyl-p-Hydroxy
benzoat **E 215**
Natriumferrocyanid **E 535**
Natriumgluconat **E 576**
Natriumhydrogensulfit **E 222**
Natriumhydroxid **E 524**
Natriumisoascorbat **E 316**
Natriumlactat **E 325**
Natriummalat **E 350**
Natriummetabisulfit **E 223**
Natriummethyl-p-Hydroxy-
benzoat **E 219**
Natriumnitrat **E 251**
Natriumnitrit **E 250**
Natrium-Orthophenylphenolat
E 232

Natrium-Orthophosphat **E 339**
Natriumpropionat **E 281**
Natriumpropyl-p-Hydroxy-
benzoat **E 217**
Natriumstearoyl-2-lactylat **E 481**
Natriumsulfat **E 514**
Natriumsulfit **E 221**
Natriumtartrat **E 335**
Neohesperidin DC **E 959**
Nisin **E 234**

O

Octylgallat **E 311**
o-Phenylphenol **E 231**
Oxidierte Stärke **E 1404**

P

Paprikaextrakt **E 160C**
Patentblau V **E 131**
Pektin **E 440**
Pflanzenkohle **E 153**
Phosphatiertes
Distärkephosphat **E 1413**
Phosphorsäure **E 338**
Polydextrose **E 1200**
Polyethylenwachsoxidate **E 914**
Polyglycerinester
von Speisefettsäuren **E 475**
Polyglycerin-Polyricinoleat **E 476**
Polyoxyethylen (20)-
Sorbitan-Monolaurat **E 432**
Polyoxyethylen (20)-
Sorbitan-Monooleat **E 433**
Polyoxyethylen (20)-
Sorbitan-Monopalmitat **E 434**
Polyoxyethylen (20)-
Sorbitan-Monostearat **E 435**
Polyoxyethylen (20)-
Sorbitan-Tristearat **E 436**
Polyphosphat **E 452**
Polyvinylpolypyrrolidon **E 1202**
Polyvinylpyrrolidon **E 1201**
Propandiol **E 1520**

Propionsäure E280

Propylen-Glycol-Ester
von Speisefettsäuren E477

Propylenglykol-Alginat E405

Propylgallat E310

Propyl-p-Hydroxybenzoat E216

Q

Quillaia Extrakt E999

R

Riboflavin E101

Rot 2G E128

S

Saccharin, Calciumsaccharin,
Kaliumsaccharin,
Natriumsaccharin E954

Saccharose-Acetat-
Isobutyrat E444

Saccharoseester von
Speisefettsäuren E473

Saccharoseglyceride E474

Salzsäure E507

Sauerstoff E948

Schellack E904

Schwefelsäure E513

Schweflige Säure E220

Silber E174

Siliciumdioxid E551

Sorbinsäure E200

Sorbit E420

Sorbitanmonolaurat E493

Sorbitanmonooleat E494

Sorbitanmonopalmitat E495

Sorbitanmonostearat E491

Sorbitantristearat E492

Speisefettsäuren E570

Stärkeacetat E1420

Stärke-Natrium-
Octenylsuccinat E1450

Stearyltartrat E483

Stickstoff E941

Sucralose E955

Sulfit-Zuckerkulör E150B

T

Talkum, Magnesiumsilicat E553B

Tarakernmehl E417

Tartrazin E102

Thaumatin E957

Thermooxidiertes Sojaöl mit
Mono- und Diglyceriden E479B

Thiabendazol E233

Titandioxid E171

Tocopherol E306

Traganth E413

Triethylcitrat E1505

Triphosphat E451

W

Wasserstoff E949

Weinsäure E334

X

Xanthan E415

Xylit E967

Z

Zinkacetat E650

Zinndichlorid E512

Zitronensäure E330

Zuckerkulör E150A

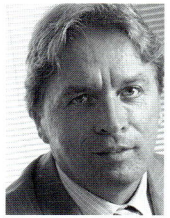

Hans-Ulrich Grimm

ist einer der führenden Nahrungsmittelkritiker Deutschlands. Viele seiner Bücher wurden Bestseller. Er ist ein bekennender Anhänger von Selbstgekochtem, genießt am liebsten Frisches von Märkten und Bauern.

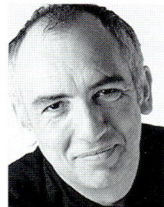

Bernhard Ubbenhorst

ist Wissenschaftsjournalist und Autor. Er liebt einfache Hausmannskost aus frischen Zutaten und verwendet zum Kochen ausschließlich regional erzeugte Produkte.

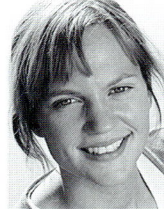

Maike Ehrlichmann

ist Oekotrophologin und Journalistin. Sie kocht gesund, achtet auf Frische und ausgewogene Nährstoffe, und darauf, dass es der Figur nicht schadet. Schmecken soll es dabei auch.

Fotos: Klaus Hennig-Damasko

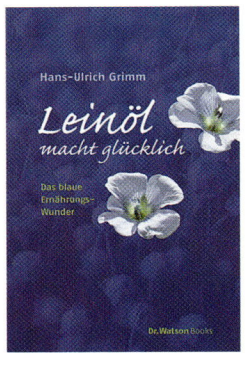

... nicht auszuschließen,
dass das Buch
ansteckende Wirkung haben kann.
Berliner Zeitung

Hans-Ulrich Grimm

Leinöl macht glücklich

Das blaue Ernährungswunder

2., verbesserte Auflage, 176 Seiten, Leinen, Lesebändchen,
Dr. Watson Books 2007 ISBN 978-3-9810915-2-6

Ein Buch über die fast unglaublichen Wirkungen eines uralten
Lebensmittels. Leinöl und Leinsamen können, nach neuesten
wissenschaftlichen Erkenntnissen, helfen bei Hyperaktivität
und Lernstörungen. Sie wirken vorbeugend gegen Herzinfarkt,
hohen Blutdruck, viele Zivilisationskrankheiten, ja sogar
manche Krebsarten. Und: Die Früchte des Leins sind gut für
das Gehirn. Sie schärfen den Verstand, stärken die Seele, wirken
gegen Depressionen.

Höchste Zeit für eine Renaissance des wertvollen Öls.
Slowfood-Magazin

Bücher über Heilpflanzen gibt es viele. Doch nur wenige sind
so gelungen wie Hans-Ulrich Grimms Werk über Leinöl.
Natur + Kosmos

Es ist im Übrigen sehr liebevoll ausgestattet. Stuttgarter Zeitung

... hat mich Grimms Leinöl schon auf den ersten Seiten
ein bisschen glücklicher gemacht. Südkurier

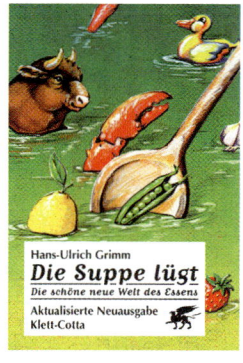

Ein Buch für jeden Haushalt
Stuttgarter Nachrichten
zur aktualisierten Neuausgabe
von »Die Suppe lügt«

Hans-Ulrich Grimm

Die Suppe lügt

Die schöne neue Welt des Essens

Aktualisierte Neuausgabe. 207 Seiten, geb., Klett-Cotta 2005.
ISBN 3-608-93613-0

Erdbeeraroma aus Sägespänen: die seltsamen Geschmacksver-
irrungen der modernen Nahrungsproduktion hat Hans-Ulrich
Grimm in diesem Buch zum ersten Mal enthüllt. »Die Suppe
lügt« ist mittlerweile zum Klassiker der Ernährungsaufklärung
geworden, 150.000 Mal verkauft, in viele Sprachen übersetzt.

*Eine grandios geschriebene, geballte Ladung Essinformation,
die auch im Detail konkret bleibt, Namen und Adressen der
Geschmacksfälscher nennt.* Kölner Stadtanzeiger

*Grimm klärt auf, unterhaltsam und informativ. Der Leser sei
gewarnt: Die Lust am Essen könnte ihm bei so viel künstlichem
Aroma vergehen.* Frankfurter Allgemeine Zeitung